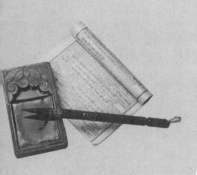

唐宋

医论医案集

李广 尹国有 主编

U0200416

学苑出版社

图书在版编目（CIP）数据

唐宋医论医案集/李广，尹国有主编．—北京：学苑出版社，2017.5

ISBN 978 - 7 - 5077 - 5228 - 1

Ⅰ.①唐… Ⅱ.①李…②尹… Ⅲ.①医论 - 汇编 - 中国 - 唐宋时期 ②医案 - 汇编 - 中国 - 唐宋时期 Ⅳ.①R249.4

中国版本图书馆 CIP 数据核字（2017）第 098645 号

责任编辑：黄小龙
出版发行：学苑出版社
社　　址：北京市丰台区南方庄 2 号院 1 号楼
邮政编码：100079
网　　址：www. book001. com
电子邮箱：xueyuanpress@ 163. com
销售电话：010 - 67601101（销售部）67603091（总编室）
印 刷 厂：北京画中画印刷有限公司
开本尺寸：880 × 1230　1/32
印　　张：12. 75
字　　数：287 千字
版　　次：2017 年 5 月第 1 版
印　　次：2017 年 5 月第 1 次印刷
定　　价：69. 00 元

编委会

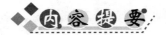
内容提要

　　本书分为上、下两篇。上篇为医论篇，主要论述唐宋教授的学术思想及辨治经验，如治疗脾胃病、肝胆病、心脑病、肺病、肾病和妇科病的经验等。下篇为医案篇，就唐宋教授的临床医案进行了整理汇编，在验案当中贯穿着唐宋教授的学术思想。

目 录

上篇 医论

下篇　医案

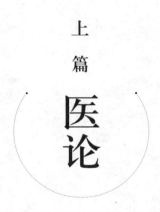

上篇

医论

求学与探索

立志岐黄　成就卓越

　　唐宋教授出生于 1940 年，祖籍河南省驻马店市平舆县。幼年时期，我国正在经历日本帝国主义的猖狂侵略和国民党反动派的腐朽统治，民不聊生，流离失所，老百姓深受社会动荡和疾病痛苦的折磨。他入学堂后，学习四书五经，兼修现代科学知识。他常以孟子"穷则独善其身，达则兼善天下"的名言勤勉自己，从小就立下治病救人的宏大志愿。新中国的成立为青年一代的成长创造了良好的环境，在党的关怀和教育下，唐宋教授开始了正规的学校教育，并于 1960 年如愿以偿地考入河南中医学院。唐宋教授为河南中医学院第 3 届学生，他在校学习刻苦，精勤博览，多才多艺，经过 6 年的本科教育，于 1966 年以优异的成绩毕业。毕业后曾去江西省基层医院工作，因其医德高尚、医术精湛、为人谦和而闻名乡里。

　　1972 年唐宋教授调回河南中医学院从事医、教、研工作，他以古代医家孙思邈为榜样，以"学者必须博极医源，精勤不倦方能成为大医"为座右铭。唐宋教授治学严谨，仁心仁术，堪为中医理论大家和临床大师，这在他的著作《唐宋临证心悟》中多有体现。唐宋教授先后担任河南中医学院第一附属医院副院长、河南中医学院中医系主任和教务处处长，兼任全国高等中医药院校教学管理研究会理事、全国高等中医教育临床教育研究会常务理事、河南省中医药协会中医基础理论分会副会长等职。期间曾当选为郑州市九届人大代表，荣获河南省模范教师、全国卫生文明先进工作者等称号。

2013 年国家中医药管理局授予成立"唐宋名老中医工作室"任命唐宋教授为全国第四、第五批名老中医学术经验继承工作指导老师。唐宋教授擅长治疗内、妇科疑难杂症，如奔豚气、顽固性腹泻、厥阴头痛、肝胆病、脾胃病和不育症等，曾发表学术论文 50 余篇，出版专著 10 余部，获省、部级科研成果奖 4 项，厅级成果奖 6 项。

教书育人　诲人不倦

　　作为全国名老中医，唐宋教授一直关心支持中医药事业的发展，也目睹并经历了中医药事业在新中国建国前后的巨大变化，但是对当前中医药教育事业发展造成的中医断层现象忧心忡忡。唐宋教授十分健谈，在每年各级组织的老中医、老专家座谈会上，每每与人说到中医的现状和存在的问题，就会侃侃而谈，发表自己对中医药教育事业的一些见解和看法，抑或将自己的讲解形诸文字，字里行间全是对中医发展的忧虑和一些真知灼见。

　　唐宋教授常说："国家实行了名医带徒工程，这个工程很大、很重要，将重任交给我们这些老大夫，我们就要尽心竭力培育新人，维护中医根本，发扬光大中医药事业，做到无愧于心。"作为一名中医教育学家，他无论是初登讲台，还是历任一附院副院长、学院教务处处长期间，或退休以后都始终牵挂着中医药事业的发展，牵挂着中医学子的教育工作，经常应邀为本科生做学术讲座和报告，为振兴中医药事业的发展不懈奋斗，并为此做出了许多研究，提出了很多重要的教育思想和观点。

（一）注重经典和师承教育

　　唐老师熟谙《黄帝内经》《伤寒论》《金匮要略》等经典著作，时至今日，经典中的许多段落、句子，每每用时，均信手拈来，朗朗上口。在其经验继承中，唐老师常告诫学生，虽然在大学"院校式教育模式"中，对四大经典有系统的学习，但对其他医籍几无顾及，加之上班后，诊疗工作的繁忙，故对经典的学习，与古代医家相比，相距甚远。重温经典，学习新的未读经典，对于继承与学习前人的经验都是必备的理论修养。为达此目的，传承经验的学生们，在唐老师的严格要求下，制订自修计划，深刻理解学习经典著作，书写读书笔记，对其中的名段名句熟练背诵，力争对经典的理解从"必然王国"到"自由王国"。

唐老师说，中医学的发展全在于其核心思想不动摇，当前在中医学院教育教学中存在着重西医、轻中医经典的倾向，医学院校重视现代科学、外语、计算机等课程，对中医课程的重视下降了，甚至一些经典课程被压缩，成了考查课，这些现象对于中医学的发展十分不利。中医学院的学生必须树立中医为本的理念，只有学好中医基础和经典的知识才是合格的中医大学生。因此，他常常要求学生学习中医，必须端正思想，从进入中医学院开始就要树立牢固的中医思想，从学习经典著作开始，训练扎实的中医基本功，在临床上要勤于钻研中医典籍，不断提高自己的业务水平。

针对学校设立仲景传承班，唐宋教授在每一次的论证会上都积极发言，阐述老中医对中医教育的一些思想，特别强调将中医经典作为必修的课程，加大课时量，同时营造一种勤于学习经典的氛围。业余时间他担任了仲景班导师，积极培育学生，为学生灌输中医经典医学知识。

（二）树立牢固的专业思想

当前中医院校办学规模不断扩大，招生规模日益增加，唐老师经常拿出建校当初的学生数与近十几年来学校在校生数量进行对比，谈及中医教育展示的良好局面。但是在此之余，唐师发现现在很多中医大学生盲目选报志愿，学习中医热情不够，专业思想不牢固，转行报考西医研究生的很多。对于大学生普遍存在的专业思想不牢固的问题，唐老师常常在给学生做报告的时候，十分重视对学生自信心的引导和对学习中医良好前景的分析。

唐老师说，中医中药前途广阔，不仅在中国，而且在世界130多个国家和地区，都在不断深入人心。很多国家对中医机构，纷纷通过立法途径加以规范管理。部分国家已将中医中药纳入医疗保险范围，对中医师、中药师正在进行注册。有些国家还成立了中医药监管局。据不完全统计，中国针灸已传播到140多个国家，中药出口已达到130多个国家，每年的中药流通量达近百亿美元。世界卫生组织在世界各地设立了近30个世界卫生组织传统医学合作中心，其中7个在中国。在我国学习自然科学的留学生人数中，学习中医药的每年都始终位居第一位。从国内国际形势来看，中医发展已经步入了从鸦片战争之后至今最好的时期，尤其是随着我国医药卫生体制改革的不断深入，党和政府对中医的发展十分重视，中医展示了良好的发展前景。

对于当前中医面临的舆论压力，网络上很多学者随意发表论调，高举科学大旗打压中医，否定中医，甚至说中医是伪科学等，在社会上造成了恶劣的影响，严重影响了在校大学生和一些青年中医工作者学习中医、从事中医的信心。对此，唐老师经常对学生讲，对于中医的疗效必须进行客观的实事求是的研究，中医是千百年来我国人民与疾病做斗争经验和智慧的结晶，是实实在在的科学。他要求，学生要坚信中医不动摇，要从信念上相信中医的科学性和实践价值的无可争辩性。他常常用临床有效的案例，强化学生对中医临床的信心，教育学生树立一种意识，那就是中医的疗效是与自身的中医临床水平和理论素质分不开的，是与群众的认可分不开的，只要疗效肯定、百姓认可，中医就不会受到个别人的别有用心的污蔑，就是对中医事业发展最大的肯定，中医就一定能够不断地壮大，健康地发展下去。

唐老师认为中医前途是光明的，中医所有专业（中医、针灸、推拿）不仅在国内吃香、紧俏，而且在国外也日渐受到重视，就诊数量不断增长。在临床带教期间，经常会遇到学生专业思想动摇、对中医信心不足的时候，唐老师常常语重心长地与学生交流，希望学生们既然考上了中医学院，那就安下心来好好学习中医，"既来之，则安之"，"学一行、爱一行，要有信心、有决心，持之以恒、锲而不舍，要有勇气地去追求，干它一辈子"。奉劝学生要巩固专业思想，不要朝三暮四、三心二意、忽冷忽热，不管别人怎么说，要坚定信心，立志学成一个"高级中医师"，勉励广大同学们要学好专业，弘扬中医药事业，让更多的人了解中医药、使用中医药。

（三）培养中医的思维方式

中医药是中华文化的瑰宝，是几千年来维系中华民族生存繁衍的纽带，在健康领域许多方面，它有不可替代的优势，但随着西方医学在国内的迅速兴起，使传统中医药受到严峻的挑战。

由于西医药的速效性和方便性，越来越容易被人们接受，加上当前一部分学生对中医学之不深，学之不精，对中医缺乏信心，欠缺中医思维，临床能力薄弱，其中有少部分中医毕业生甚至攻击中医，或成为伪中医、庸医，这种状况严重影响了中医药事业的传承和发展。针对这种状况，唐老师提出，培养中医大学生，必须首先培养中医思维，具有中医思维者方为中医。当前，利用中医药治病大有人在，但若离开辨证论治和理法方药，就不是真正的中医，仅仅是用天然药治病而已。正如一家报纸所说："用中药的医生不少，但用中药的医生并不等于中医。"面对现况，必须正本清源、返璞归真、坚定信念，牢固树立并坚守中医思维，让中医大学生牢固掌握中医学理论，熟谙中医学的自然观和方法论，才能培养出当今时代具有坚定的中医信念和较高的中医思维能力、临床水平的优秀中医人才。作为高等中医教育者，首先要坚定中医信念，传道授业做到四个坚持不西化，即思维不西化、教育不西化、临床不西化、科研不西化。

现今，中医临床中出现部分医生采用西医诊断、中医治疗，如乳腺癌用什么方，喉癌用什么方，均一一对应，没有辨证分型。这种现象，表面上用的还是中医治疗，实际上已经偏离了中医的传统思维，偏向了西医学的还原思维，最终导致临床诊疗西医化，影响了中医的临床疗效。针对这种情况，唐老师提出，应积极培养中医师运用中医临床思维的能力，在临床诊疗中，抛弃西医观念，完全使用中医的思维方法及望、闻、问、切等手段，在中医理论指导下，分析疾病的病因病机、辨证分型，选用适当的治则方药。

唐老师对于当今中医西化现象总是忧心忡忡，他说中医西化问题到了不得不关注的程度，他不反对中医医生开检查、开西药，但他说我们是中医，中医是我们赖以生存之本，没有了中医思维和临床，就不能被称为中医，中医就会灭亡。因此，作为中医就必须树立中医思维，这很重要。这个思维不仅仅是要求学生做到在学习的过程中培养中医兴趣、中医思维，勤于用中医理论思考问题，更需要临床大夫在临床中保持中医思维，能中医不西医，遇到疾病先用中医的思想进行分析研究，保持中医临床的特色不丢失。

　　在唐老师的诊室里基本上是不开西药、不大开化验单的，有时候开化验单、检查项目、开西药纯粹是举手之劳，但是唐老师常常在患者要求开西药的时候，告诉患者或者将患者推荐到纯粹的西医大夫那里去，即便开化验单，也是那些非常必要的或划价低的化验单，如 X 线、B 超、尿常规等。实际上，唐老师对现代医学也有很深的造诣，但在临床上，作为名老中医他执意坚持"能中不西"的思想，使用中医中药为患者解决病痛。他认为，中医大夫就应该先具备基本的中医思想，不能患者来了，上来就是大检查、大处方，要充分运用中医理论和简便廉验的优势为患者解除病痛。实践也充分证明，群众对于纯中医是欢迎的，疗效是肯定的。在带教过程中，唐老师也进一步通过中医疗效，培养了实习学生和徒弟们的中医思维，起到了良好的作用。

学以致用　重视实践

　　唐老师特别重视临床实践，即使执教期间也从未间断。他经常教导我们，中医学作为一门经验医学，是几千年中华民族与疾病抗争的经验总结，今天学习和继承这一传统医学，就是要遵循中医实践思维的特点，培养学生的实践能力、动手能力。中医院校学生专业技能的培养，除了课堂上学好理论课之外，还应走进中医临床，及早接触中医的诊疗过程，让年轻的中医人有机会实践中医，感悟中医，强化中医独特的思维方式，从而对中医产生学习的兴趣。

　　唐老师同时指出，中医学是一门实践性极强的科学，中医学对人体与疾病的研究皆以临床需要为前提，离开了临床，中医学理论便失去了实用价值。因此，中医学理论的现代研究，必须以中医临床服务为前提，以阐释和发展中医学基本理论为目标，注意做到"继承而不泥古，创新而不离宗"。2003年春夏之交的中西医结合抗击"非典"，国家中医药管理局组织的"全国著名中医药专家学术继承人"及"优秀中医临床人才的研修项目选拔"都充分体现了加强中医临床工作的重要性。

　　在谈及中医的临床实习方法时，唐老师更是娓娓道来、语重心长，像老师对学生的谆谆教诲、殷切希望，又像是家长对孩子的拳拳爱心、绵绵深情。他告诫学生，临床实习中应注意以下几点：①先背方剂，然后把中医基础理论讲义，从头到尾地再复习一遍，以便理论与实践结合起来，再对比中医诊断的望、闻、问、切、脉象、诊断方法，看老师是怎样看病的。

②把内科、中医诊断这两本讲义带着，手不离卷地看，好了解内科所讲的病症，且与门诊病症对号。③准备个小本子，作为临床实习记录，甚至老师说的话，可能就是"医话"，要立即记下来，下班时整理成笔记。④要多留心看看老师是怎样接诊，怎样问病，怎样辨舌、辨苔的。各位老师各有各的诊断方法，甚至是书本上没有的。⑤注意复诊患者反映，如果治疗效果特别好，你应该在笔记本上记个记号，把该方、该证记下来。不懂的时候，等老师闲了问问老师。⑥了解每一位老师的用药特色和治疗某一种疾病的经验，实习结束时认真总结。⑦做到三勤：手勤、嘴勤、腿勤，但不要说过多闲话。⑧学习老师的医德、医话、医技，学习老师是如何处理医患关系的，对有些难治病是怎样处理的，对有些贫穷人看病是怎样用药的。

　　唐老师作为教务处长期间，一直致力于中医教育教学的改革，在教学过程中，十分注重教学相长、教学与实践相结合，强化大学生三基训练。主持完成了多项针对中医教育教学课程改革的课题研究，并对医学生实习做出了强制性的规划，在原有基础上增加实践课程，增强大学生的动手能力，以适应临床工作的需要。在临床带教中，也十分注重对实习学生和徒弟们的实践教育，注重对学生中医诊疗技能的训练和考核。另外，唐老师还注重从细节上培养学生，强调平时要学学书法，临床抄方时注意字迹清晰，工整大方，他经常风趣地对我们说："一笔好字，两口二黄，三杯美酒，四季衣裳。"练就一笔拿得出手的好字是成功的基础，而且可以帮助学生养成耐心细致、锲而不舍的习惯。

博览群书　熟谙经典

　　唐老师认为，中医各家之说，是在特定的历史时期内，主客观因素交互作用的结果。不同的历史时期内，客观的历史条件、社会环境、地域因素造就了患者体质的差异和疾病谱的形成，不同医家因所见病案不同、临床思路不同、体会不同，从而产生了独特的学术观点和诊疗思想，且被后世医家推崇、继承、发挥和发展，经过师承或学术沿革而形成所谓的"学术流派"。众多医家遵古守经，承古拓新，提出与当时疾病相契合的理、法、方、药，从而自成一家，为后人继承、发展。如读《伤寒论》，可学仲景六经辨证，悟经方效专力宏之奥妙；读《素问·玄机原病式》，可知方药用药需随地域、时令、季节、疾病性质之不同而灵活变化，"用辛热之药……而郁结不能开通者，旧病转加，热证渐起"，以致"内火外火俱动"，同时，使用寒凉之品，须先知寒凉药物的性味与主治，"善用药者，须知寒凉之味"；读《脾胃论》《内外伤辨惑论》，可深刻理解"脾胃为后天之本"之含义，脾胃虚弱，元气不充，"为百病之始""若胃气本弱，饮食自倍，则脾胃之气既伤，而元气亦不能充，而诸病之所由生也"。临证治疗脾胃之病，可借鉴诸如补中益气汤、升阳除湿汤等方剂精华；读《瘟疫论》，可了解吴又可"静心穷理"，产生对温疫一病"非风、非寒、非暑、非湿，乃天地间别有一种异气所感"的创新性认识；读《温热论》，可了解外感温病的传变由浅入深、由轻而重的卫分、气分、营分、血分病变过程；读《温病条辨》，可窥吴塘三焦学说；从《温热论》《温病条辨》中，可学习到方药轻、清、灵、巧之特性在治疗温热病中的重要意义。再如从《素问·五常政大论》所载"西北之气散而寒之，东南之气收而温之"，《备千金要方·序》所载"凡用药，皆随土地之所宜"，到《诊宗三昧》中"西北之人，惯拒风寒，素食煤火，外内坚固。所以脉多沉实，一切表里诸邪，不伤则已，伤之必重，非大汗大下，峻用重剂，不能克应。滇粤之人，恒受瘴热，惯食槟榔，表里疏豁，所以脉多微数，按之少实，纵有风寒，只宜清解，不得轻用发散，以表药性皆上升横散，触动瘴气，发热漫无止期，不至津枯血竭不已也"，可了解地域因素所形成的体质差异，以及治疗疾病选方用药的细微讲究等等。因此，唐宋教授强调，医学生当广读各家，领悟不同医家、医学流派临证识辨和立方用药之精髓精妙，灵活地掌握各家经验精髓，做到古为今用。

唐老师深酣岐黄，熟谙经典，其于教学、临床之中，《内经》《伤寒》《温病条辨》中的经典条文，常随口朗诵，信手拈来，并强调只有重视中医经典著作，牢固根柢，才能"学有根本"。唐老师认为，中医经典著作乃中医学之根本，《本经》乃本草之宗，弃《本经》则会不明药性，混淆药效；《内经》为中医理论之根，无《内经》则中医无以溯源；《伤寒杂病论》首集理、法、方、药于一体，首创六经辨证，乃方书之祖，抛《伤寒杂病论》则用药法无所依，方杂而无章；《温病条辨》《温热论》乃温病学之大成，为治疗温热、湿热等温病之全书，若背离经典，学无根本，基础不坚，所学则成无源之水，无本之木，必不能成良医也。唐老师此观点，与著名医家哈荔田的观点如出一辙。唐老师指出，重视、深究中医经典乃大医、良医之共性。春秋战国和秦汉时期，中医学与当时传统文化的发展"同步演进"，出现了中医学发展的第一次高峰——《内经》《难经》《伤寒杂病论》等经典著作相继问世，也宣告了中医学理论体系——理、法、方、药俱备的体系的形成。纵观历代中医名家，习医有所成者，无不熟谙经典，此乃中医名家成才之共性，临证辨治，分析脉理，制定治法，选方用药，无不宗《内经》之旨，守《内经》之法，摘仲景之方；凡疗疑难杂症，更是固守经旨，于经方中探治病之秘诀。唐老师还强调，学习经典，须详审互参，切忌顾此失彼。因《本草》《内经》《难经》《伤寒》《温病条辨》，皆为经典，又各有侧重。《本草》重在阐释药性、明载药效，《内经》重在阐明医理，《难经》则申明己见、辨证是非，又创立"独取寸口""三部九候"脉诊法，《伤寒》重在立法、立方，《温病条辨》则是对《内经》《伤寒》的极大发挥。因此，研读中医经典，需全面掌握各部经典之精要，探究其中之精微，临证应用，须综合互参，不可片面掌握，顾此失彼。

唐宋教授常告诫学生，大学"学院式教育"模式，课程较多，教育内容较广，造成了学生对经典的重视、学习和掌握不够，因此，不断研读中医经典，成为当今医学教育的迫切要求和重要任务。为达此目的，唐老师严格要求学生制订自修计划，深刻理解学习经典著作，并要求学生书写读书笔记，对其中的名段、名句要熟练背诵和切实掌握，并能理论联系实际，指导临床诊断和治疗用药。

博学深思　宁静致远

　　大凡古人治学，皆强调治学门径和方法，强调选择良师、益友及学业、专业的重要性，从而练就人格，提高素质，这便是成功的重要一环。唐宋教授谦虚谨慎，博学多思，并经常强调学习的过程，不仅是知识和临床经验积累的过程，而且是人格形成、素质提高的过程，而博学笃行、学而深思往往是事业成功的关键。

　　为医者需要兴趣广泛，博学多思，更需要坚定志向，认定目标并百折不挠，勇往直前，这样方能成功。人之所学如果眼界狭窄，就会固执于一孔之见；如果广学博览而无定向，穷高极远而没有归宿，也终会一事无成。我们时常说博而专，从小处讲是学习，从大处讲就是做学问，就是人生目标的选择和事业成功的关键问题。唐宋教授多年来喜欢读书，且泛读与精读相结合，在中医学方面，更多专注于脾胃论和内科、妇科疑难病的学习研究。唐老师强调，一个人读书治学，如果不是博学笃行，学而深思，持之以恒，而是走偏路子，放任自流，浅尝辄止，最终将一事无成。学习中医，临证治病也是一样，要一个病一个病地学习，一本书一本书地认真研读。通过学习增加自己的经验和学识，增强仁、智、信、直、刚、勇之品德，增强悟性，学思并重，这才是事业成功的关键。

　　孔子曰："学而不思则罔，思而不学则殆。"只有那些工作多年、学有所成的仁人志士，才能真正懂得其深刻的含义。多年来，唐宋教授反复告诫我们要懂得思、学、悟的深刻含义。学即收集、了解、摄取，思即归纳、总结、吸收，然后体悟升华成为自己的知识财富。学与思，学与悟若有偏颇，就会知识营养不良，知识结构偏移，不能灵活运用。所以一个真正的学者宜"博学之，审问之，慎思之，明辨之，笃行之"，以老师的学术经验，结合自己的实际情况，奠定最理想的知识基础，使自己学有所获，事业有成。

　　唐宋教授强调学习中医不能速成，必须要耐住寂寞，博学笃行，学而深思，不可急功近利，否则忧患大而学无成。诸葛亮在《诫子篇》中谈到"淡泊以明志，宁静以致远"，唐老师认为淡泊蕴涵着平和，淡看名利，淡看世俗，无欲无求，也无所羁绊。正因为心中无尘杂，志向才能明确和坚定，既不会被贪念侵蚀，也不会被虚荣蒙蔽。宁静是一种禅意，心中宁静就不会困于喧嚣的市井，不会被流言蜚语扰乱心智。宁静意味着能静下心来思考，人因思考而得到灵魂的洗涤和思想的升华。江水澄澈千里，在平淡中执着地奔流；群山巍峨千年，在静默中恒久地伫立。自然界早已将这种境界展现给我们，如同日夜更迭，季节流转，如同清泉流淌，松涛起伏，一切在淡然之中，一切在平静之中。没有欲望和杂念，一切都是和谐美好而且生生不息。这就是智慧，一种大的智慧，如果谁能悟到淡泊宁静的真谛，他就不会再被生活逼迫，不会再因人事而精疲力竭。

　　现代社会节奏变快，物欲横流，世风浮躁，若能耐得住寂寞，潜心钻研，守而有成，这的确难能可贵。孔子曰"遭遇仕进，志在利禄，鲜有不安于小成者"，又曰："三年学，不至于谷，不易得也。"唐老师常常告诫我们：学习是需要潜心思悟，戒除浮躁，守住志趣，淡薄宁静，不懈努力，博学深思，悟明事理，穷极医源，精勤不倦，这样才能达到理想的彼岸。

广采古方　合方治病

　　合方是指两首或两首以上方剂相合为用，是方剂加减变化的一种特殊形式。合方是方剂化裁的一种特殊形式，是在中医辨证论治思想指导下的重新组方，是以契和的病机为基础，而非任意两方的组合。利用方方配伍的临床经验，可有效涵盖复杂病机，扩大治疗范围，增强疗效。

　　唐老师认为，单一方剂虽能治疗多种病症，但临证中若病情复杂，超越了单一方剂的功效主治范围时，势必要考虑以某一方剂为基础方，同时增减药物，以更好地切中病机，涵盖病症。其临证善用合方，或经方与经方合用，或经方与时方合用，或时方与时方合用。唐老师强调，纵古方繁多，然病症多变，疾病谱及其相应症状亦随着时代的不同而不断变化。临床中治疗症状较少或病机单一的病症，一方加减或守用原方即可；凡遇症状繁多、病机复杂之病证，若仅固守成方，必不能完全中病，可采用"奇之不去则偶之，一方不去则复之"的原则，根据病症的不同，将两方或多方合用，灵活化裁应用经方、时方、验方，方为治病除疾之上策。唐老师强调，采用合方治病，具有以下优点：

　　首先，合方治病，为临证选方用药的捷径。唐老师指出，任何一有效方剂之创立，均须以疾病为基础，经严格的理、法、方、药标准的衡量，故创立新方，实属不易。中医药历经几千年的发展，积累了大量的疗效较好的方药，既有各家推崇之经方，又有历时代洗礼、疾病考验之时方，还有众多医家临证总结之验方。诸多方剂，量多而效验，临床中根据病症之不同，病机之差异，灵活加减古方、验方，既可获得良效，又便捷实用。反之，临床面对复杂病症，若抛开方方合用这一有效的选方用药途径，不但会影响方药的治疗效果，还会为临床解决疑难病症而寻求有效方药徒增烦劳，费时费力而又不确定其疗效如何。唐老师指出，早在秦汉时期，便有方方合用治疗疾病之先例，如麻黄汤可发汗解表除伤寒，桂枝汤可解肌发表调营卫，仲景将二者合用，便创立了麻黄桂枝各半汤小发其汗，桂枝二麻黄一汤微发其汗，是治疗外感风寒之方剂多样而灵活的体现。宋代医家对合方的应用，亦是灵活而有效，如以四物汤补血，四君子汤补气，若气血虚者则将二者合用而成气血双补之八珍汤。这表明，合方的使用，已被前人验证，具有其组方的合理性、使用的便捷性和疗效的确切性。

其次，合方治病，可增强疗效，拓宽方剂的主治范围。唐老师指出，方方相合，具有诸多优势，其中增强疗效、拓宽主治范围当居其首位。根据疾病特点的不同和治疗病证的需要，以某一方剂为基础，适当增加一个方剂以增强或扩充疗效，采用"方方相合"之法，既有效地继承了古方之精华，又避免了自行组方的疏漏，还能起到增强疗效的作用。如经方柴胡桂枝汤乃小柴胡汤与桂枝汤合用，功具调和营卫、和解少阳，兼疗太阳、少阳之邪，亦增强了解表散邪之力。由四物汤、四君子汤合用所成之八珍汤，功兼以上二者之功效，因气为血之帅，血为气之母，补气之四君子汤可助补血，补血之四物汤可助补气，故八珍汤之补气或补血之功，理当胜过单用四物汤或四君子汤。

再其次，合方可产生新的功效。唐老师指出，因合方不是简单的方方叠加，而是以中医理论为指导所采用的不同方剂之间的灵活化裁，是以病因病机为依据的重新组方，是方剂加减变化的一种特殊方式，故新方的功效，也不是不同方剂功效的简单累加，而是所产生的与疾病病机相契合，具有新功效的新方剂。如经方桂枝去芍药加麻辛附子汤，由桂枝去芍药汤合麻黄附子细辛汤组成，可治"心下坚，大如盘"，可谓治疗心下水饮内停之代表方剂。然温通阳气、温化水饮之功，桂枝去芍药汤、麻黄附子细辛汤均不具备，可见该方之功效，乃以上二方合用所产生的新功效。再如桃红四物汤、四逆散加桔梗、牛膝而成之血府逐瘀汤，可散胸中之气滞血瘀，然四逆散单用能散胸中之气滞，桃红四物汤单用能散胸中之瘀血。血府逐瘀汤散胸中之气滞、血瘀，实乃二方合用所产生的新功效。

最后，方方合用，可"相反相成"，减少方药毒副作用。唐老师认为，当今社会，生活环境、致病因素与古代有较多差异，导致疾病的致病因素更加复杂多变，病机亦随之而复杂多样，病症多虚实夹杂、寒热错杂，临证选方用药，亦须灵活而多变，多数情况下需寒热并用，虚实兼顾，气血共治，阴阳协调。这种情况下，若严守一方，临证既顾此失彼，捉襟见肘，又会因单一方剂的寒热之偏性而助寒助热或使病症益虚益实，疗效必不理想。因此，灵活采用合方，既可兼顾复杂多变的疾病病机，又能使不同方剂之功效之偏相互佐制，"相反相成"，从而起到协同治疗疾病的作用。

唐老师临证常合方治病，如治疗咳嗽，常根据疾病病机以华盖散与止嗽散合用，或华盖散与小青龙汤，或补中益气汤与止嗽散、三拗汤合用。治疗外感兼气虚发热，常以补中益气汤、竹叶石膏汤、人参败毒散合方化裁。治疗失眠，虚证者常以酸枣仁汤合归脾汤、酸枣仁汤合甘麦大枣汤，或酸枣仁汤合天王补心丹等。实证者，常以龙胆泻肝汤合丹栀逍遥散、柴胡疏肝散等。因临证使用合方，疗效确切，很多经唐老师治愈的患者对所用之方如获至宝，想加珍藏甚至竟相传抄。

唐老师指出，"方以类聚"，合方绝非简单的不同方剂的累加，更不是庞杂药物的堆砌，更是各方各司其职，每药各行其功，药物各司其职，合方之药物，存在着明确的君、臣、佐、使关系。

何种方剂能相合为用呢？唐老师认为，凡两方或三方相合能更针对病症，切中病情，能更好地发挥疗效的方剂，方能称之为"合方"。反之，凡两方甚至三方相合后，方剂的整体功效减弱，甚或产生毒副作用，则不能称之为合方，临床使用更是毫无意义。诸如将发汗解表之麻黄汤与固表止汗之牡蛎散相合而用，将白虎汤与通脉四逆汤相合而用，将大承气汤与参苓白术散合用等等。临证需全面了解病因，详审病机，分析病情，结合证型，灵活而严谨地使用合方。

德艺双馨　济世为民

　　唐宋教授从医 50 余载，始终把医务工作作为神圣而崇高的职业，他常说："医学是关系到人们生命的大事。作为一名医生，应以天下苍生为己任，有天地之心，操术不可误人，不但要具备渊博的医学知识和精湛的技能，还必须对患者有高度的责任心，才能为人民治病，治好病。"他要求学生学习首先要树立仁术、仁心的意识，把医德的培养放在首要位置。

　　唐宋教授十分推崇唐代名医孙思邈《千金要方·大医精诚》一文，他说孙思邈的《大医精诚》堪称医德教育的名篇，其中"凡大医治病，必当安神定志，无欲无求，先发大慈恻隐之心，誓愿普救含灵之苦。若有疾厄来求救者，不得问其贵贱贫富，长幼妍蚩，怨亲善友，华夷愚智，普同一等，皆如至亲之想。亦不得瞻前顾后，自虑吉凶，护惜身命。见彼苦恼，若己有之，深心凄怆。勿避险巇，昼夜寒暑，饥渴疲劳，一心赴救，无作功夫形迹之心。如此可为苍生大医，反此则是含灵巨贼"一段，语言朴实，可以作为行医济世的标准和规范。在临床中，他喜欢背诵这段格言并一直恪守，将此作为自己行医和做人的准则，无论是教学工作、行政工作还是临床工作，都兢兢业业，恪尽职守，廉洁行医而自律，几十年如一日。虽年逾古稀，仍坚持以解除病家痛苦为己任，凡门诊坐诊日，风雨无阻，一心奉职，无论时间多晚，无论再累，只要是挂了号的患者，唐老师都坚持看完，绝不让患者多跑或白跑一趟。求治者不分贫富贵贱、亲疏远近，都是一视同仁，态度和蔼，精心诊治。记得有一次坐诊时，天气炎热，患者也特别多，已到中午十一点钟，后面还有八九个患者没有看。这时进来一位60岁左右的长者，操着驻马店口音，亲切地给唐老师打招呼，看起来像很熟的样子，说是从老家过来看病。唐老师平静地对他说先登记一下，排个队吧！待前面几个人看完轮到这位老人时，我们才知道原来是唐老师的亲弟弟。唐老师这种大公无私、先人后己的品质感动了很多患者，当时就有人说："真不愧是一位名医，品德就是高尚。"

唐老师还经常教导学生和进修人员要谦虚平和，始终要有一颗为患者服务的心，无论患者怎样，都应以礼相待、细心察治，凡随学者无不深受启示。记得有一位处于更年期的患者来就诊，当被问及婚育史时，显得特别反感，十分不配合，并且冷言相讥，实习的学生一时气不过，和她顶了几句嘴。事后，唐老师婉言劝导学生不应该和患者一样，行医者应有大度的胸怀，容天下难容之事，尤其对待患者更应该这样。因为患者本身受着病痛的折磨，又加上长途寻医问药、挂号、排队，已经是身心俱惫，心情当然会非常烦躁，应该体谅他们，时时刻刻从患者角度出发，处处为患者着想，全心全意为患者服务，只有站在患者的立场考虑问题，我们才知道需要做什么，该怎么样去做。在接诊时，首先应该礼貌用语，使用敬辞，如果遇到态度不好的患者，可以改变问诊方式，避免正面冲突，绝对不能和患者针锋相对，恶语相向。诸如此类的事情还有许多，从这些点点滴滴的事例中，可以看出唐老师的高尚品德和作为医者的神圣情操。

学术思想与辨治经验

儒家文化对中医学的重要影响

儒学是中国思想文化的主流和基础，儒学的形成和发展有其深刻的社会历史文化根源。儒学创立于先秦时代，儒学中的许多思想在孔子之前是不系统的，是孔子在前人的基础上，以"仁"为中心，倡导仁、礼并重，完成了儒家特有的价值体系的构建。孔子生活在"礼坏乐崩"的春秋晚期，他收集了鲁、周、宋、杞等故国文献，删《诗》《书》，定《礼》《乐》，赞《周易》，修《春秋》，是为儒学六大经典，从而奠定了儒家文化的理论基础。

儒学世称"显学""孔学"。自汉武帝"罢黜百家，独尊儒术"后，逐渐确立了在思想文化领域的统治地位，成为中国文化的主体。儒家文化，尊祖宗、尚人伦、重感情，注重人与自然、人与物、人与人之间的统一与和谐，善于对客观世界加以整体的理解，习惯于以直接的、形象的方式把握对象，形成重视人伦道德的价值取向，具有重道轻器、重神轻形的特点，主张顺应自然，将对自然世界的探讨纳入整个社会的伦理之中。

医学思想的形成、发展和演变，绝大多数情况下受制于整个社会的文化环境。中医学作为一门具有鲜明人文特色的传统医学，其历史渊源、学科模式和实践应用无一不与儒家文化息息相关。中医学多采用直觉顿悟和意象思维方式，侧重于整体、综合功能的概括，追求和谐完善的动态平衡，在人体的养生保健、疾病的诊治与中华民族的繁衍生息方面做出了不可磨灭的贡献。儒家思想的一个重要特征就是以伦理政治为纲，强调天人合一及人与政治体制的合一。修身、齐家、治国，救世、利天下为儒家的人生理想，而医疗作为一种社会活动，必然要受到儒家社会伦理观的影响。所谓一人之身，一国之象也。在传统医学看来，治病、救人、济世三位一体，不可分割，并依此来评定医生的优劣："上医医国，中医医人，下医医病。"现从以下几个方面论述儒家思想对中医学的影响：

（一）丰富了中医学人才队伍

儒家倡导积极入世，"学而优则仕"是众儒生的理想。元代戴良说："医以活人为务，与吾儒道最切近。"古人有"不做良相，便做良医"一说，医、相功德大小不等，但拯救众生的本质相同。"大医必大儒"，大批儒士常把从医作为重要的人生选择。医、儒结合，从而形成了一个人数众多的"儒医"群体。许叔微、李时珍、王肯堂等，皆因仕途坎坷而转投杏林。"孝道"是儒家伦理观的基本道德准则，"仁"则是儒家最高的道德标准。儒家强调"孝悌之本"，作为"活人之术"的医学，本身就带有儒家博爱济世的特征，被称为"仁术"。历代医家皆以治病救人而践行这一仁义思想，通过行医而事亲、敬长、忠君、爱民，知医为孝、医孝合一的理论基础是儒家奉亲养老的"仁孝观"。孝以事亲，忠以事君，竭忠尽孝激发许多仁人志士踏上从医之道。儒家积极入世、济世施仁、行孝尽忠的思想观念，激励了众多儒生悬壶济世，极大地扩大了中医学人才队伍。

（二）完善了中医学理论体系

《周易》一直被儒家尊为"六经之首"。《类经图翼·医易义》曰："《易》具医之理，医得《易》之用。"更有"医源于易""医易同源""医易会通"之说。易学影响的最重要之处就是为中医提供了取类比象的思维方法和太极象数的思维模型，中医学以此模型为基础，建立了脏象经络的生理学模式，阴阳失调、邪正盛衰的病理学模式，八纲辨证、六经辨证的诊断学模式，调和阴阳的治疗学模式及君臣佐使的方药配伍模式，进而构建了中医理论体系的基础框架。《易》肇医之端，医蕴《易》之秘，此言不谬。《外科正宗·医家十要》提到"要先知儒理，然后方知医业"，医家们不但在整体上把医学纳入儒学体系之中，而且在许多生理、病理、诊治、养生防病等具体问题上，更引儒论医。如根据理学关于道心人心、天理人欲的思想，提出"节欲"的养生主张，元代朱震亨倡之于前，明代赵献可、张介宾等和之于后。此外，关于人的先天、后天、寿夭、修行、养德、养生等问题的探讨，皆以儒学理论为根据。总之，言医必引儒，从而使中医学染有浓郁的儒学色彩。金元四家之一的张从正的医著《儒门事亲》更直接以儒名之，可见受儒学影响之深。

（三）规范医生的职业道德

儒家的仁、礼观念表现为以"求善"为目的的"伦理型"文化及重义轻利的价值观，经过千百年的积淀而逐渐嵌进众医家的精神文化之中，内化为"发大慈恻隐之心""普救含灵之苦"的从医动机，外化为"博及医源，精勤不倦"（《千金方》）的大医风范，铸造了高尚圣洁的医学伦理观。"医乃仁术"，既是实践儒家固有的道德理想的途径，又是升华儒家道德理想的手段。医者不仅诊疾治病，且应将仁爱之心播散于百姓之中，"使百姓无病，上下和亲，德泽下流，子孙无忧，传于后世，无有终时"（《灵枢·师传》）。具备仁爱之心方能博施济众，对患者要一视同仁，不避艰险，不计报酬，一心赴救。孙思邈把心怀仁爱、济世救人这一传统医德概括为"大医精诚"。所谓"精"，是指医者必须博及医源，恒心不倦，勤求古训，博采众方，此乃"仁爱救人"的前提；所谓"诚"，原是儒家的道德修养方法和通过修养所达到的道德境界。医者更应同道相惜，见贤思齐，虚怀若谷，"年尊者恭敬之，有学者师事之，骄傲者逊让之，不及者荐拔之"（《外科正宗》）。医者关乎性命，既要心怀仁爱，又要学识渊博，方能保证活人济世。

（四）儒家思想对中医学发展的负面影响

儒家文化在中医学发展中的负面影响主要有：一是儒家的爱有差等的思想，在不少医家论述中表现出来；二是轻视解剖，致使人体解剖成为伦理禁区；三是儒学的尊经复古思想，客观上造成了医家的聪明才智受到压抑，遏制了不断开拓创新的精神；四是儒家对自然科学方面的知识多不重视，从而影响了中医学的全面发展。

综上所述，儒家思想不仅影响着中医理论、思维的形成，而且广泛渗透于中医学的生理、病理、治疗和养生等理论之中。中医学在儒家文化的孕育影响下，沿着固有的轨迹向前演进，顽强地生存、发展，显示出强大的生命力和学科优势。儒家文化乃中医药学的精神家园，其思想精华从人本精神、天人合一、阴阳五行、执中权时、君子人格等五个方面引导和成就了中医学的形成和发展。

"脑主神明"辨析

近年来，有不少学者发表文章，提出"脑主神明"的观点，并上溯《内经》原文，下撷明清医家有关理论，作为立论的依据，甚至有的教材也曾载道："根据现代生理学的认识，人的精神思维活动是大脑的功能，即大脑对客观外界事物的反映。由于历史条件的限制，古人没有认识到精神思维活动是脑的功能，而误把这些活动归之于心。"究竟是心主神还是脑主神？溯源于《内经》，笔者认识如下：

（一）"脑主神明"立论不足

倡"脑主神"者，其论据概括说有两个：一曰"头者，精明之府"，二曰"脑为元神之府"。然笔者认为，这两种论点俱不能说明脑有主神明之功，对此，有必要做以剖析。

"头者，精明之府"一语出自《素问·脉要精微论》，正确理解本句的关键主要是对"精明"一词的理解，脑主神论者认为"精明"即"神明"，头为"神明"位居之处。脑位于头颅之中，故脑主神。然若细玩经文，就不难发现这种观点与经义是相悖的，本句是在论述"五府"时提出来的。此处的"五府"，为贮藏脏器或组织器官的位置。原文中谈道："夫五脏者，身之强也。头者，精明之府，头倾视深，精神将夺矣；背者，胸中（在此指心、肺）之府，背曲肩随，府将坏矣；腰者，肾之府，转摇不能，肾将惫矣；膝者，筋之府，屈伸不能，行则偻附，筋将惫矣；骨者，髓之府，不能久立，行则振掉，骨将惫矣。得强则生，失强则死。"可见其他四府分别是"心肺""肾""筋""髓"之居处，而心、肺、肾、筋、髓都是人体有形可见的内脏或体表组织、器官，若将"精明"理解为无形的"神明"功能，显然与下文义及对仗工整的句式不符，而将其理解为眼睛则与之较为贴切。其实，对于什么是"精明"，该篇已做了明确的解释，前文曰"夫精明者，所以视万物，别白黑，审短长"，可见"精明"当指"眼睛"无疑，正如姚止庵说："精明以目言。"那么《内经》为何可将眼睛称作"精明"呢？这是因为"五脏六腑之精气皆上注于目"（《灵枢·大惑论》），也就是说，目为脏腑精气彰明之处，故曰"精明"。眼睛位于头部，当然头为眼睛的所在地，亦即"头者，精明之府"。正因为眼睛为脏腑精气彰明之处，而神乃脏腑精气所化，因此，两目为神的重要显露之处，故临床望诊察神时，主要是望目睛。两目有神，视物清晰，是精、气、神充沛的表现；若目陷无光，头垂不举，则为精、气、神衰竭之征，故曰"头倾视深，精神将夺矣"。可见，以"头者，精明之府"立论"脑主神"，是不符合《内经》原义的。

"脑为元神之府"，是李时珍在《本草纲目·三十四卷》中分析"辛夷"的功能主治时提出来的，脑主神论者也借以作为立论的主要依据，错误地将"脑为元神之府"理解为"脑为神藏之处"。其实，"神"在这里指"精气"；元，原也，真也。"脑为元神之府"，即脑为真精聚集之处。《灵枢·海论》云"脑为髓之海"，《素问·五脏生成篇》亦云："诸髓者皆属于脑。"髓为肾中真精所化，素有"精髓"之称。肾中精气化生髓汁，夹脊上汇于脑，充填颅腔。《灵枢·经脉》言："人始生，先成精，精成而脑髓生。"这是说髓为肾精所化，髓既化生，上汇于脑，脑聚真精所化之位，故可云为真精聚集之处。需要指出的是，脑聚的"真精"尚需后天水谷之精的不断供养，故这里的"神"，也包括水谷之精微，如《灵枢·平人绝谷》云："神者，水谷之精气也。"水谷之精微借肾化为真精，上充成为脑中"元神"，是先天赖后天以养也。李氏深明经训，并将之指导临床用药，他认为辛夷之所以能治"鼻塞涕出""鼻渊、鼻鼽"，是因为"鼻气通于天，天者，头也，肺也。肺开窍于鼻，而阳明胃脉环鼻而上行，脑为元神之府"。这就是说，脑为精气聚处，鼻上通头颅脑橄，古人认为，鼻病多因于脑，如《素问·气厥论》曰："胆移热于脑，则辛頞鼻渊。"王冰注云："脑液下渗，则为浊涕，涕下不止，如彼水泉，故曰鼻渊也。"张志聪也说："盖脑为髓之海，髓者，骨之充也。脑者，阴也，故脑渗则为涕。"故治"鼻渊、鼻鼽"之病，必先升阳通脑，宣通肺气，使脑中真精不再妄漏为度，而"辛夷之辛温，走气而入肺。其体轻浮，能助胃中清阳上行通于天（头脑），故有此功"。此脑藏"元神"之本义，非云脑有主神之功耳。同时，纵观李氏之《本草纲目》，仍倡"心主神明"，而"脑主神"说，几无一言，这在他治疗神明病变的用药中可以得到印证。如治健忘用"人参开心益智，令人不忘"，"石菖蒲开心孔，通九窍"，"山药镇心神，安魂魄"，"莲实清心宁神"等。再如治惊悸一证，选"知母定心安魂魄"，天南星治疗"心胆被惊，神不守舍"等。可见李氏论脑藏"元神"，果是从"精"而言，与心主神论绝无乖背之处。

（二）"心"与"脑"中西医有别

"脑主神"说的出现，其主要原因是将中医的"心""脑"概念与西医的"心""脑"概念等同了，以至于产生了理论上的分歧。众所周知，祖国医学与现代医学是两种不同的理论体系，两种医学在认识问题的方法上有很大的不同，以认识内脏的功能而论，西医多采用局部解剖观察，而中医强调的则是整体恒动观念。祖国医学的藏象学说，乃是以五脏为中心。六腑、奇恒之腑及体表组织、五官九窍的功能隶属五脏，这不同于西医解剖学中的各个实质器官。西医所说的"心脏"只具备推动血液循环一功，而中医所说的"心"功能范围广泛，不但包括了循环系统的功能，而且把现代医学所称的大脑皮质的功能也归属到"心"。但在明以后，随着现代医学逐渐传入我国，传统的"心藏神"理论开始受到挑战，如明代李梴《医学入门》即将心划为两种，"有血肉之心，形如未开莲花，居肺下肝上是也；有神明之心……主宰万事万物，虚灵不昧是也"，为心主神、脑主神争论的肇端。至清代，西方医学理论进一步渗透，大有否定"心藏神"之势，如王清任在《医林改错》中说："人之记性，不在心在脑。"并进一步认识到："灵机记性在脑者，因饮食生气血，长肌肉，精汁之清者，化而为髓，由脊髓上行入脑，名曰脑髓。两耳通脑，所听之声归于脑；两目系如线长于脑，所见之物归于脑；鼻通于脑，所闻香臭归于脑。"显然，这些论述无非是以现代医学理论为据来认识人体的脏器功能，其实，说轻了是对中医藏象学说的特点不理解，说重了则是否定中医的藏象学说，实不足取。

至于"脑"，两种医学更是有截然不同的看法。中医学认为，脑是一个"藏而不泻"的奇恒之府，它与西医所说的主管精神活动的脑实质有着本质的区别。其实，中医所说的"脑"，实际指颅腔，这是因为奇恒之府的特点是形态中空似腑，功能藏精似脏。颅腔既形态中空，又贮藏由精髓汇聚而成的脑实质，符合奇恒之府的特点。从《灵枢·海论》的"脑为髓之海，其输上在于其盖，下在风府"，《灵枢·经脉》的"膀胱足太阳之脉……其直者，从巅入络脑，还出别下项"等论述中可以看出，"脑"当指颅腔无疑。以其实质脑正居颅腔，其间髓汁为充，故将颅腔代称为"脑"，其主要功能是贮藏精髓。所以，若言"脑主神"，则是背离中医理论体系的。

综上所述，中、西医"心""脑"概念有本质的不同，前者为功能单位，后者指解剖脏器。因此，研究内脏功能要从整体观念出发，以能正确地指导中医的辨证施治为原则，不能将中西医两种不同的理论概念进行简单的对号入座，更不能用西医理论来取代中医理论。

(三) "心主神" 名副其实

对心主神明，《内经》用了大量的篇幅从其概念、范围、生理、病理等诸方面都进行了较为详尽的论述，初步形成了一个较完整的理论体系。《内经》不仅确定了"神"藏之处，如"心藏神""心者……神明出焉""心者，神之舍也"等，而且对心主神明还从多方面进行了认识和探讨，从而进一步揭示了心与思维、意识、知觉、感觉、情感、记忆、智能、意志等人体功能之间的内在联系。如《灵枢·本神》曰"所以任物者谓之心"（心与思维），《灵枢·五色》云"积神于心，以知往今"（心与记忆、智能），《灵枢·本神》云"心有所忆谓之意，意之所存谓之志"（心与意志），《素问·八正神明》载"目明心开而志先，慧然独悟……昭然独明，若风吹云，故日神"（心与感觉、知觉），《灵枢·本神》说"心气虚则悲，实则笑不休"（心与情感）等，可见心主神明是《内经》论述心脏功能的理论核心。

心主神有其特定条件，在生理情况下，血液是神明活动的主要物质基础，如"心藏脉，脉舍神""血者，神气也""血气者，人之神"即此含义。正因为神明活动需要血液的时时供养，而心主血脉，其生化血液，鼓血运行之功，无疑是神明活动的根本保证，故神明之主，非心莫属。神明与心血密切相关，心血充盈，则神志清晰，思考敏捷，记忆力强，精力充沛，正如《灵枢·平人绝谷》所说："血脉和利，精神乃居。"大量的临床实践可以证明，精神情志方面的疾病，虽也可见于其他各脏腑，但总以病在心者居多，如心血不足，则见失眠、多梦、健忘、神志不宁等症；若血热扰心，则可见烦躁不安、情绪不稳，或见发狂，甚则神昏谵妄、不省人事等。不仅如此，诸如痰火扰心、瘀血阻心，饮邪上泛及水气凌心等因素，也常导致神明失常之病变，足以证明心脏主宰神明。不仅如此，在治疗神明病变上，亦主要是从心论治，可见心主神明，不仅理论正确，而且符合临床实际。

从《内经》析"心藏神"

"心藏神",即心主神,或曰心主神明,为心的一个重要生理功能,《内经》对此从概念、范围、生理、病理诸方面都进行了较详尽的论述,形成了一个完整的理论体系。然现行《中基》教材对"心藏神"概念的认识,却有不妥之处,兹结合《内经》有关原文,提出商榷如下。

(一)心藏之"神"非为"神志"

何谓"心藏神"?1978年出版的高校教材《中医学基础》(即四版教材)认为:"心藏神"为心主神志,其云:"古人之所以把心看作'五脏六腑之大主',与心主神志的功能是分不开的。"1984年出版的高校教材《中医学基础》(即五版教材)则将"心藏神"的功能直言为"主神志",并解释曰:"心主神志,即是心主神明,或称心藏神。"把"神"简单地理解为"神志",笔者对此不敢苟同。遍览《内经》,心的这一功能或曰为心主神明,或曰心为神之舍、居,如《素问·宣明五气》篇之"心藏神",《素问·灵兰秘典论》之"心者……神明出焉",《灵枢·大惑论》之"心者,神之舍也"等,而未见"心主神志"之说。将"心藏神"理解为"心主神志",不仅有失《内经》原义,而且把心的这一功能狭隘化、片面化了,因神志与神(或神明)在概念上差距甚大,难以等同。神志,似单指意识,即人对周围环境和自身状况的认识状态及识别能力,如通常所说的"神志清醒""神志昏迷",即是指意识的存在或丧失而言;而"神"的意义则非常广泛，且不说广义上它统指人的整个生命活动，即是从狭义的精神活动上讲，也包括了人的思维、意识、知觉、感觉、情感、记忆、智能、意志等多方面的功能活动。

（二）心主之"神"即广义之"神"

"神"有广义、狭义之分，广义的神指人体的整个生命活动的外在表现，如整个人体的形象以及面色、眼神、言语、应答、肢体活动姿态等；狭义的神，则是指人的精神、意识、思维活动。那么，心主之"神"是指什么呢？目前教科书俱认为心主之"神"即是"狭义之神"，如五版教材说："狭义的神，即是心所主之神志，是指人的精神、意识、思维活动。"这种认识，亦有商榷。笔者粗考《内经》所论，认为心主之"神"与"神"义同，不仅指人的精神活动，而且也包括了整个人体的生命活动。心主精神活动，前文已述，现仅结合《内经》原文谈一下心主生命活动。

人的生命活动，其本质是脏腑功能活动的外在表现，心则通过统藏神明之功，而居于五脏六腑之首，从而主宰着整个人体的生命活动。《素问·灵兰秘典论》明确指出："心者，君主之官，神明出焉。"《素问·六节脏象论》亦云："心者，生之本，神之变也。"这里之所以将心比作"君主"，视为"生命之本"，即因心乃"神明出焉""神之变也"之故。因此，"心藏神"的功能正常，则五脏六腑功能协调，人的生命活动就旺盛不衰；反之，若"心藏神"的功能失常，则导致五脏六腑的功能紊乱，人的生命活动也就随之衰退，甚至危及生命。诚如《素问·灵兰秘典论》说："故主明则下安，以此养生则寿，殁世不殆……主不明则十二官危，使道闭塞不通，形乃大伤，以此养生则殃。"可见，心盛则神旺，神旺则生命存；心伤则神败，神败则生命终，故欲使生命健康，当以护养心神为要。

关于六淫阴阳属性的异议

六淫阴阳属性的明确划分，不载于《内经》《难经》等书中，究竟肇始于何代何人，尚有待考证。而其划分情况，是否有严密的科学性和广泛的实用性，笔者认为值得商榷。即如燥邪属阴，抑或是属阳，尚存分歧，自河间首倡"金秋虽属燥阴"之后，聚讼纷纭，争辩不休，可见六经是否有必要划分阴阳属性，尚需探讨，本文就此略陈管见，管窥锥指，敬请斧正。

划分事物的阴阳属性，其依据大致有二：一者，事物本身的个体特异性。二者，阴阳学说的自身规律性。六淫之邪的个体特异性应从季节性、自然属性及致病性三方面而论，考察其季节性、自然属性及致病性是否具备特异性，从而可衡量六淫的阴阳属性是否具有理论上的科学性。但是六淫邪气并不具备季节上的明显界限和致病的明显特异性，且其划分的属性与阴阳学说的自身规律性大多不符，故应重新讨论六淫是否应划分阴阳属性的问题。

首从六淫的季节性而论，六淫邪气的季节性大部分不明显。风、暑、湿、燥、寒，分主春，夏，长夏，秋，冬，应时而至者则为六气，并非六淫。六淫是六气太过或不及，它包括两个方面：一是指时限性，二是指程度。所谓时限性是指六气是否应时而至，程度则是指六气的轻重是否适度，其中与划分六淫属性有关的是其季节时限性。"至而不至，不至而至"是谓太过与不及，太过与不及均可致人以病，方可称为淫邪，既然非时而至，才是邪气，那么其季节时限性就不会明显，此其一。六淫致病在季节上也无明显的界限，诸如风应主春，但风邪致病，四时皆有；寒应主冬，但有暑月外感风寒；湿为长夏主气，《内经》中有"秋伤于湿"的说法，此其二。长夏主湿，久旱无雨则成燥，金秋主燥，秋雨绵绵则生湿，是淫邪所生，实乃关乎气候，而不关乎季节，是以邪气并非都与其季节严格对应，此其三。由此可见，六淫的产生在季节上并无明显的界限，因而也不能以四季的阴阳属性作为标准，来划分六淫的阴阳属性。

其次从六经邪气的自然属性而言，现行的六经阴阳属性的划分，与其并不相符。如长夏湿热蒸腾，酷暑炎热应属阳，而却把湿邪归属为阴；秋天敛劲肃杀，霜露熠熠，而却把燥邪归属于阳，这是划分的邪气性质与其相应的季节性不符。风为"阳邪"，吴瑭则指出"无论四时之风，皆带凉气"（《温病条辨·杂说》），而凉属阴与风阳不符；寒为"阴邪"，石寿堂则指出"寒搏则燥生"（《医源·百病提纲论》），燥属阳与阴寒不符，这是划分的六经属性与其自然属性不相吻合。

再从阴阳学说的法则而论，六经属性的划分，更存在着许多矛盾，阴以制阳，阳以制阴，阴能伤阳，阳能伤阴，这是阴阳学说的自身规律和法则，任何事物都可以阴阳来归属，毋庸置疑，但必须有一个标准，必须遵循阴阳学说自身的规律和法则。若将六淫之邪分阴阳，那么阴邪应伤人之阳，阳邪应伤人之阴，但实际并非如此。诸如"火为阳邪"，气亦属阳，《内经》却有"状火食气"之说；暑亦属"阳"，气亦属阳，景岳却倡暑热伤气之论，与"阳盛则阴病，阴盛则阳病"不符，此其一。暑为"阳邪"，湿为"阴邪"，夏季暑湿之气当属阴还是属阳；燥为"阳邪"，凉为"阴邪"，凉燥又该属阳属阴，此属阴阳互混，概念模糊，此其二。以阴阳对立法则而言，六经划分阴阳，则兼邪之说，更是矛盾。风为"阳邪"，却能兼寒、热、燥、湿；湿为"阴邪"，却能兼寒、热，同性相兼，尚可说通，异性相并，殊觉难以成理，此其三。总之，既然要用阴阳属性归类事物，那么就必须遵循阴阳学说的法则，但对六经的划分属性，则有诸多的相悖之处，可见以阴阳归类六淫属性，并不恰切。

最后从六淫致病表现而论，也并无个体特异性。淫邪伤人，必须结合机体的病理反应，脱离了病人的个体特异性，就无从认识病因（林齐鸣．也谈燥邪的阴阳属性［J］．山西中医，1986，2（2）：41—42）。若据现已定义的六淫的属性，结合阴阳学说，那么"阳邪"应伤人之阴分，致阳盛或阴虚，而见热证（包括实热和虚热）；而"阴邪"应伤人之阳，致阴盛或阳虚，而见寒证（包括实寒和虚寒），但实际并非如此，诸如风邪伤人，"其人肥则风气不得外泄则为热中而目黄，人瘦则外泄而寒则为寒中而泣出"（《素问·风论》）；寒为"阴邪"，而阳明伤寒则多见实热之证；暑为阳邪，虽可致热、汗、烦、渴四大症，但亦可致阳气虚脱证；燥为"阳邪"，又有凉燥、温燥两证；湿为阴邪，又有寒湿、湿热之分，可见六淫致病，总是以病人的体质特异性为依据，与其淫邪的性质属阴还是属阳并无多大关系，六淫之邪致病无其明显的特异性，因而六淫划分阴阳属性并无科学依据。

综前所述，六淫之邪阴阳属性的归属，只是一个人为的片面的划分，六淫之邪既无严格的季节性，也无统一的致病性，而是以体质的阴阳从化为主要依据，故其不具备个体特异性，而且与阴阳学说的规律又有互相矛盾之处。可以认为，六淫不能简单进行阴阳属性的归属，而应结合病人的体质状况，进行全面的认识。况且作为病因，七情内伤、饮食劳逸等并无归属其阴阳性质，但也不妨碍临床上辨证求因施治，这也否定了六淫划分阴阳属性的必要性。

六淫之邪阴阳的归属，不但没有严密的科学性，那么临床上是否具有实用性呢？回答是否定的。首先从辨证来看，审证求因，对于外感病因的判断，是以其临床病因推理而得的，这些表现已经是内外因相互作用后的结果，由于内因为主导，所以不能反映出外因的真正特性，而禀赋强弱，体质盛衰，可使外邪发生从化之变，据此得出的邪气的特性归属阴阳，是完全靠不住的。诸如同为湿邪伤人，内热者成湿热，内寒者成寒湿，同为暑邪所伤，体质盛实成实热证，元气素亏者成虚脱证；同伤风寒，有汗出表虚者，并非寒不收引，有无汗表实者，并非风不开泄，体质使然也。所以淫邪致病，并不以其邪气的阴阳而致相应的病证，被归为阴邪者，不一定致阴证；被归为阳邪者，不一定致阳证，既然辨证以临床表现为依据，不考虑邪气的阴阳属性，那么划归六淫的阴阳属性，并无多大价值。

再从治疗用药方面来看，立法和处方也不以阴阳属性为依据，并无阳邪用阳性药、阴邪用阴性药的一定之规，而是以邪气的自然特性为据。如散风邪则用辛凉或辛温，除湿邪则用苦寒或苦温，治热以寒、治寒以热、治湿以燥、治燥以润等，都是根据其自然特性立法处方的，与邪气的阴阳属性无关。因而可以认为，临床上辨证及治疗都无须考虑其病因的阴阳属性，而只依据证候辨证立法处方。可见归属六淫的阴阳属性，临床上并无多大实用性。如燥邪的阴阳属性至今仍争论不休，难以定论，而这并不影响对燥邪致病的正常治疗，这便是否定六淫划分阴阳属性的一个明证。阴阳学说虽是中医理论的说理工具，但不能生搬硬套。

据此，六淫之邪阴阳属性的归属，既无理论上的科学性，又无临床上的实用性。没有科学性，就不能以阴阳划分其属性；无实用性，就无须归属其阴阳属性。既然如此，六淫的阴阳属性之说可以休矣，如此既免去理论上的繁琐，又免得为其属阴属阳，争论不休，岂非两得之举乎。

气津互化在三阳中的体现

气和津的关系，先贤概括为"水化于气，气生于水"（清代唐容川《血证论·阴阳水火气血论》）或"气可化水，水可化气"（清代程杏轩《杏轩医案续录·答鲍北山翁》）。脾胃健运，水谷合化，借三焦元阳蒸腾，津液流布辅以脏腑功能活动，使水谷津液中精微部分自脾输肺，通行百脉而为营气，慓悍部分自上焦宣布皮肤肌腠化为卫气，合以天阳之气聚于胸中而成宗气，濡养脏腑而成脏腑之气。而正气流行，浊物即还原为水液，正如明·张介宾《类经·藏象类》所谓："元气足则运化有常，水道自利。"故而津液的化生、循环、升降、输布、排泄，实赖三焦元气的推动蒸化和统帅。因此气与津之间盈则俱盈，亏则俱亏，是一对互为生养的统一体，人体的生命活动、病理变化，以及疾病的治法用药，无不从气津互化入手，无不与气津互化有关，本文拟就气津互化在三阳病中的体现，做简要分析。

（一）三阳气津互化的生理

六经之所以能行其正常的生理功能，全赖气津互化来维持，只有在气津互化正常的情况下，方能维持人体的和融协衡状态。

太阳膀胱为津液之府，"膀胱津液，随气化而出于皮毛"（清代唐容川《血证论·阴阳水火气血论》）"气既生则随太阳经脉布护于外，是为卫气"（清代唐容川《血证论·阴阳水火气血论》），太阳之气为膀胱津液所化，然而膀胱津液化气，又赖鼻吸入天阳，从肺管引心火，下入脐，蒸其水液升腾而为津液。达行皮毛而为汗，气化于下则水道通而为溺，由此可知，太阳之气，生于膀胱津液，具有固护肌表，抗御外邪的藩篱作用，此即为太阳为六经藩篱的由来，而"气之所至，水亦不止焉"（清代唐容川《血证论·阴阳水火气血论》），这种气津互化的自稳状态，既维持了太阳固护肌表的作用，又保证了津液的正常输布代谢。

阳明胃与大肠为津液之腑，"饮入于胃，游溢精气"，阳明之气的冲和，一则能化水谷而生津液，二则能降腑气而助传导，而胃肠津液的充足，既能滋养阳明使胃气不刚不燥，又能使阳明之气源远流长。阳明津气之间除了互相滋生之外，又表现为互相制约，阳明气旺，则能蒸腾输布津液于胃肠，而阳明胃肠津液的充足，又能制约阳明的亢阳之气，从而起到"饮食入胃，阳气上行，津液与气入于心，贯于肺，充实皮毛，散于百脉"（金代李东垣《脾胃论·脾胃盛衰论》）的作用。

少阳气津互化的正常与否，关系着少阳气机的条达舒畅、三焦水道的通调运使和少阳胆气的升发条达，起到"气始而生化，气散而有形，气布而蕃育"（《素问·五常政要大论》）的作用，少阳之气通调，才能使三焦津液充盈而通利，也只有津液的充盈，才能滋养少阳春生之气，"春气升则万化安"（金代李东垣《脾胃论·脾胃虚实传变论》），因此，少阳的生理功能仍旧是依靠气津互化的正常协调来维持的。亦即津液的充盈输布，滋生了少阳升发条达之气，而少阳之气的升发条达，又促使了津液的生化和输布，"三焦为水谷之道路，气之所终始"（隋代巢元方《诸病源候论·三焦病候》），这正是少阳三焦气津互化的高度概括。

总之，无论是太阳、阳明或少阳，它们要发挥正常的生理功能，都必须保持气津互化有度的协调状态，无论哪一经气津互化的失常，都可导致疾病的发生。

（二）三阳病气津互化的失常

引起三阳气津互化失常的原因有多种，除气津本身因素外，还包括外来之邪的侵扰，破坏了原来的协调自稳状态。

邪入太阳，困遏闭阻太阳经气，或因外邪侵袭而使卫气浮而抗邪，都是太阳之气失去了化布津液的功能，导致气津互化的失常，表现为两种不同的症状，即无汗和自汗不止。前者是气遏不能化津作汗，后者是气浮而致津液输布障碍，而气津不能互化，生于膀胱肾水的卫阳之气亦相应减少，气实不能布散津液而无汗，气少不能温养分肉故而出现自汗不止，这就是邪侵太阳而致表实和表虚的两个典型证候。津滞不化，外则太阳之气不达，而汗不得出，邪结太阳之腑，伤及太阳气化功能，气不化津，一方面津生无源，不能淖泽上布而见口渴，一方面水不化气，滞于膀胱而小便不利，可见太阳病经腑两证的病理机制与气津互化的失常密切相关。

阳明为多气多血之经，邪入阳明，多化为热，而致阳明气实。"气实者，热也"（《素问·刺志论》）。阳明气实，不能化津，加之热邪过盛，损伤津液，使津液一则化源不继，二则消耗殊多，故而出现口渴便秘。气为阳，津为阴，津亏则阴少，气盛即火盛，火盛扰神而见谵语昏乱。阳明病除气实火盛津生不继，热炽灼阴外，尚有津亏不能化气的病理改变，由于热邪鸱张、汗出津泄等原因，使津液消耗过度，津亏不能化气，以致气津两虚，出现虚羸少气，时时恶风，背微恶寒等症状。在承气证中，气实不能化津，而在白虎证中，则为津亏不能化气，故知阳明的病理变化也主要体现在气津互化失常这一关键上。

少阳病气津互化的失常，主要表现在气郁不能生津和气郁不能行津两个方面。气郁不能生津，则津亏不能濡润，故见口渴咽干，气郁不能行津，则津液代谢失常，故见小便不利。因此，在少阳病的症状中口渴和小便不利是其主要的兼变证。另外少阳病本因"气弱血尽"而致邪气侵扰，而当邪结少阳之后，不仅妨碍了少阳之气对津液的化生和输布，而且又影响了津液气化的正常状态，形成少阳病，既有气郁不能化津，又有津滞不能化气；既有邪气侵袭，又有正气不足的虚实夹杂状态。

（三）三阳病气津互化失常的治疗

太阳表证的病理，在气津互化失常的方面，主要表现为气对津液的化生输布失常，而之所以津液的化生输布失常，关键在于气遏和气浮，故治疗大法在于祛除邪气的同时，协助卫气发散和扶助卫气布津，以恢复太阳之气的化津布津功能，故而在麻黄汤及桂枝汤中，皆用桂枝化气补卫阳，前者伍麻黄以发散卫气布津化汗，后者伍芍药以行津液益阴止汗。而太阳蓄水证治以五苓散，助气化以行水化津，使膀胱津液得以化气，升腾于上，敷布于脏腑口舌，还原而为津液，不生津而渴自止，气化正常则所停之水能够排泄，故柯润伯指出"发汗利水"是治疗太阳病的两大法门，这两法皆是从化气入手治疗津液代谢的失常，体现了气津互化的关键作用。

阳明腑实证由于气实而不化津，出现便闭、口渴等症，故用承气汤类泄下，前贤云降气即是降火，清火即是清气，方中枳实、厚朴能降气宽中，以泄气实，气实疏通，实热泄下，则津液能正常化生，口干便秘自然痊愈。而因津亏不能化气导致气阴两虚者，则宜着眼于补益气阴，方选白虎加人参汤或竹叶石膏汤重用石膏、人参。因石膏、人参甘寒生津，而且益气，使机体津液充足，自然能够化气，不需强调补气则气自旺矣。

少阳病气津互化的失常，重在气郁不能生津行津，故其治疗以小柴胡汤为主方，借助柴胡、黄芩，半夏、生姜两对寒温升降相反为伍的药物，调达少阳三焦及胆气以恢复其通调水道升发条达的作用，使气对津液的输布化生作用得以恢复，同时"用人参、大枣、甘草补胃气以滋津液"（胡希恕．北京中医学院三十年论文选［M］．中医古籍出版社，1986：42），调气与生津同用，开郁与补气共施，双管齐下，既改善了气郁不能生津行津的病理状态，又滋生津液，化生少阳升发之气，以达邪外出，故该方在临床上应用颇为广泛。

总之，气津互化的生理功能，在人体正常的生命活动中起着关键作用，一旦气津互化的状态失常，人体就产生疾病，每一经、每一脏气津互化失常所反映的疾病症状各不相同，各有所侧重，因而在治疗时，就必须针对气津双方哪一方面的失常，如何失常而立法用药，才能够做到方药中的，收到满意的疗效。

浅谈气血的本质及其与现代医学的关系

气血是祖国医学理论体系的核心内容之一，在中医生理、病理、药理、诊断、治疗学中均占有极为重要的地位，是祖国医坛上盛开千年的一朵奇葩，它与中医学其他部分一样，是在当时历史条件下，以长期大量临床实践为基础，从宏观的角度总结整理出来的，一直有效地指导着临床。但有关气血的本质是什么？它与现代医学有何联系？是目前医学界正在深入探讨的问题之一。下面笔者略陈管见，以供参考。

（一）气血之本质

1. 气血属性辨

"血气"一词较早的史籍记载见于《国语》。《国语·鲁语上》说："若气血强固，将受宠得没，虽寿而没不无为殃。"在这里，血气指的是决定人的健康状况和寿命长短的重要因素。《左传》最早将"气血"用于医学，《左传·襄公二十一年》云："楚子使医视之，复曰：'瘠则甚矣，而血气未动。'"意即人尽管很瘦，但血气未动不会危及生命，这里的血气不同于形肉，是生命内在的物质基础，之后血气概念开始广泛用于医学领域。

气的概念在《内经》中使用极广，可以看作《内经》医学理论的基石。那么气研究的是物质实体还是精神性的东西呢？《内经》所说的气种类很多，如天气、地气、风气、寒气，还有人身中的营卫之气、脏腑之气等。这些气虽然无形无状，但不是虚幻的，不是超越感觉的。《素问·阴阳应象大论》说："地气上为云，天气下为雨，雨出地气，云出天气。"就是说天地之气与云雨之物是一脉相通的，所以《内经》总括地说"善言气者，必彰于物"。从《内经》对气及气与物间关系的描述可以看出，《内经》所言之气是肉眼不能看见的极其微小的物质微粒。

《内经》在解释气与人体的关系时，认为"人以天地之气生，四时之法成""天食人以五气，地食人以五味，五气入鼻，藏于心肺，上使五色修明，声音能彰，五味入口，藏于肠胃，味有所藏，以养五气，气和津液相成，神乃自生"。即人必须依赖天之五气，地之五味，才能生存，气既是构成人体的最基本物质，又是维持人体生命活动的物质基础，说明了人与气密不可分的关系。

何谓气？何谓血？《灵枢·决气篇》分别概括为"上焦开发，宣五谷味，熏肤，充身，泽毛，若雾露之溉，是谓之气"，"中焦受气取汁，变化而赤是谓血"。把血看作是"赤色"的物质，把气看作是具有"熏肤、充身、泽毛"功能的雾露般的物质。

人体之气主要包括以下几个部分：①元气（真气）：《灵枢·刺节真邪篇》说"真气者，所受于天，与谷气并而充身者也"；②宗气：《灵枢·邪客篇》曰："宗气积于胸中，出于喉咙，以贯心脉而行呼吸焉"；③营气、卫气：皆由脾胃中的水谷精微所化生；④脏腑之气、经络之气等，由元气所派生。总之这些气的生成不外乎肾中精气所化，水谷之气所生，自然界清气所入三个方面，而这三种气皆为极微小的物质微粒，均具有物质性。如肾中之精气来自父母，藏于肾中，它具有生命体的各种信息和遗传物质，能够化生出人体的各部组成。经云："两精相搏，合而成形，常先身生是谓精。""人始生，先成精，精成而脑髓生……"这说明先天之精是构成人体的定性因素。现代遗传学证明，父母通过生殖细胞，把带有遗传信息的 DNA 传给子女，有了一定结构的 DNA 便产生一定结构的蛋白质，由一定结构的蛋白质，带来一定的形态结构和生命特性。假若肾中之精气中没有 DNA 分子的存在或 DNA 分子畸形，将不会有生命体的生成或出现生命体的畸变，这就说明肾中精气是物质的。肾中精气具有生命体的各种信息和遗传物质，能化生出人体各部位组织，是构成人体的决定因素。

水谷之气，即水谷的精气。《素问·阴阳应象大论》说："谷气通于脾。"《灵枢·营卫生会篇》也说"人受气于谷，谷入于胃，以传于肺，五脏六腑，皆以受气……"谷气通过脾的运化，上输于脾而散布到全身，营养五脏六腑，四肢百骸，以及皮毛筋肉等各个组织器官，以维持人体的正常生命活动。故李东垣在《脾胃论》中说："人受水谷之气以生，故以胃气为本。"人若无后天水谷的供养则难以生存。故《灵枢·五味篇》曰："谷不入半日则气衰，一日则气少矣。"所以谷气——水谷的精微，既是人体赖以生存的营养物质的主要来源，也是其他气化生的物质基础。

自然界吸入的清气，即天气，它是指大自然中的新鲜空气，亦是人类赖以生存的物质基础之一。《素问·阴阳应象大论》说"天气通于鼻"，鼻吸入新鲜的清气后，通过肺转输到全身，为各组织器官功能获得能量所必须，故《素问·六节藏象论》又说："天食人以五气。"说明"天气"是人体行使呼吸运动的物质基础。目前化学家似已能模拟空气，合成氨基酸、核酸、腺嘌呤等生命基础物质。这些研究成果已能初步证明，生命来源于原始的"天气"。假若空气中之营养成分（氧气等）缺少或缺如，将会影响人类之吐故纳新，甚则造成呼吸运动衰竭，危及人体生命。

至于脏腑之气和经络之气，实际上都是元气所派生的，是元气分布于某一脏腑或某一经络，即成为某一脏腑或某一经络之气，它属于人体元气的一部分，既是构成脏腑经络的最基本物质，又是推动和维持各脏腑经络进行生命活动的物质基础，并非指脏腑或经络之功能。例如心，它的功能是主人身之血脉，但心脏只是一个实质脏器，它的正常搏动还依赖于心气的推动，心气充沛才能维持正常的收缩力、心率和心律，血液才能在脉内正常地运行，周流不息，营养全身，故心气是心脏行使正常功能的物质基础，并非指心脏之功能。余脏类推。试想如果心气指心功能，脾气指脾功能，那么心主血脉和神志，脾主运化和升清，又指的是什么呢？就好像三羧酸循环以糖、脂肪、蛋白质为原料，最终产生能量，但这并不等于糖、脂肪、蛋白质就是能量一样。同样也不能认为以心气、脾气为基础产生了心主血脉、脾主运化等功能，就可以说心气是心功能、脾气是脾功能等。

也就是说，脏腑之气乃脏腑功能活动的物质基础，非脏腑之功能；经络之气乃经络功能活动的物质基础，非经络之功能。

总之，无论元气、宗气、营气、胃气、脏腑之气和经络之气等均是指不断运动着的精微物质，它是人体生命活动的最基本物质，血液是指脉管内流动的红色液体。人身充满了气血，人体片刻也离不开气血的营养作用，正如《内经》中说"出入废则神机化灭，升降息则气立孤危"。

2. 气与血的关系

气属阳，血属阴，"气主煦之，血主濡之"简要地概括了气与血功能上差别。但血和气又存在着"气为血帅，血为气母，气行则血行"的密切关系，但对此怎样理解，不同的医家有不同的见解。余以为"气行则血行"所指的气应当是心气和经络之气，此气乃心气（心脏功能活动的物质基础，"心主身之血脉"的原动力）之推动经络之气（经络功能活动之物质基础）统摄调节，因为只有心气不虚，心脏无损，心主血脉正常，心才能有足够的收缩力，以排除足够的血量；另外还必须有经络之气的充盛，外周神经的调节，血管平滑肌的舒缩才能有序有力，才能推动血液在脉管内运行。现在有实验证明心气虚的病人静息态的心搏出量显著低于正常人，说明心气虚时，心脏行使其功能无物质基础，而致舒缩无力，心搏量减少。并有人发现气虚病人，红细胞电泳速度较正常对照组减慢，电泳时间相应延长，说明血液有形成分间的聚集性有所增高，已存在有血瘀的倾向，亦说明气虚而致经络之气不足，无力推动血液在脉管内运行，血行缓慢而瘀滞。故心气、经络之气有推动血液在脉管内运行的功能，现代生理学家亦充分肯定了古人"心主身之血脉"论断的科学性。

血是气之母，是指血是气的载体，并给气以充分的营养。前已述及气为活力很强的流动着的精微物质，易于逸脱，需依附于血和津液而存在于体内，到达五脏、六腑、经脉、四肢，成为名称不同的脏腑之气或经络之气，从而产生不同的功用。如血虚时呼吸之气缺乏载体，不能被运送到各脏腑组织，脏器缺氧，就会出现代谢紊乱，最终导致脏腑虚损等。

3. 经气与卫气的关系

气血在体内的运行，主要表现为卫气与营血的流通情况，而营卫的运行必赖经脉为其通道，故《灵枢·本脏篇》说："经脉者，所以行血气而营阴阳，濡筋脉而利关节者也。"外周神经与血管在中医宏观生理学统称为经脉，气血在脏腑中和经脉间不断地运行，调节脏腑阴阳，供给经脉关节的营养，感应传导及调节人体各部分机能，经脉实现这些功能的物质基础是经气。经气何指？《素问·离合真邪论篇》曰："真气者，经气也，经气太虚故曰其来不可逢，此之谓也。"这就明确地指出，经气是由"真气"所派生的。《素问·经脉别论篇》又说："食气入胃，浊气归心，淫精于脉，脉气流经，经气归于肺，肺朝百脉，输精于皮毛。"进一步说明经气乃水谷精气所派生。水谷精气乃卫气营血生成的物质基础，那么经气与营卫有何关系呢？

中医学认为卫气属阳，营血属阴，两者都在经脉内运行，循环不休，一昼夜五十周。营与营血所指是同一的，但卫气何指？《灵枢·卫气篇》说"其气内干五脏而外络肢节，其浮气之不循于经者为卫气……"《素问·五脏生成篇》又说："人有大谷十二分，小溪三百五十四，少十二俞，此皆卫气之所留止，邪气之所客也，针石缘而去之。"《素问·八正神明论》又说："凡刺之法，必候日月星辰，四时八正之气，气足乃刺之，是故天温日明，则人气淖液而卫气浮，故血易泻，气易行……月廓空，则肌肉减，经络虚，卫气去，形独居，是以因天时而调血气也。"从上论可知针灸所调之气乃卫气，施针时要密切注意卫气之留止和盛衰，方可针到"得气"，消除病痛。"得气"即得经气，《素问·宝命全形论》曰："经气已至，慎守勿失。"《素问·针解》又说："经气已至，慎守勿失者，勿变更也。"这些均说明得气乃经气来至。上已述及针灸所调之气乃卫气，而针下得气乃经气来复，经气由水谷精气所派生，乃经脉行使其功能之物质基础。卫气亦由水谷精气所化生，故经气可能是卫气的一部分，但因卫气有弥散于皮肤分肉之间者，故卫气并不等于经气。

4. 从"三论"看气血联络与调节功能的实质

"三论",即控制论、系统论和信息论。《内经》认为人体内部各种脏器、组织及四肢百骸之间有密切的联系,实现这种联系的就是气血,气血沿经脉循行将营养物质、内分泌激素和免疫物质等输送给脏器组织发挥作用,产生生理效应。但气血沿经脉循行是一个周而复始的循环圈,在此循环过程中不断地产生自动调节和控制作用,这种自动调节和控制作用是通过信息的传递而实现的。笔者认为气实际上就是信息的载体,可行使调节功能使机体各部与机体内外环境保持动态平衡。

人体之"气"平时看不见,摸不着,又由于缺乏现代科学之研究,很难理解。现代研究发现,气功师练功时,用仪器测量,可确切测出其物理量,例如用红外线辐射技术观察,气功师练功时身上气血运行明显加速,练功者本身也会感到有热感,据此推测,气可能是作为信息载体起到调节的作用。"气"可以治疗疾病,并使人感到舒服,只是因为"气"所携带的信息起调节作用而出现这样的效果;近年来国内气功研究报道,癌症患者通过练功能提高机体免疫功能,减轻化疗产生的副作用。这说明气可能是一种信息流,人体片刻不能没有这种信息流的调节作用,一旦信息流停止运动,生命也终止。从上论述可知"气"是作为信息载体行使生命的基本功能的。

在应用针灸治疗疾病时,同是一根针,只是由于施针手法不同,却可产生"补"和"泻"两种截然相反的效果,这是因为施针手法不同,就将不同的信息输入人体,人体按照一定的编码,将这些信息交换成"气血"的不同形式,沿着经络传导到全身,引起相应组织的反应,从而产生不同的治疗效果。同样道理针刺、艾灸、按摩等不同的施治方法,可以向人体输入不同的信息内容,产生不同的治疗效果。

由此可知《内经》所描绘的藏象经络，是人体这个自控系统被简化了的模型，气血在这个自控系统中扮演了信息及载体的角色，腧穴是医治信息的输入端，又是机体内信息的输出端，经络是传递信息的通道。总之，人体是脏腑组织、四肢百骸、五官九窍等组成的整体功能系统，它们之间存在着复杂的功能联系。其调节过程是借助于气血所携带的信息进行的，并且有自动控制性质，使得各部间的生理功能相互配合，维持内环境的稳态，以适应内外环境变化。气血调节作用与天人相应，脏腑形体统一而气血为中介，疾病的治疗就是调节气血。调节通路多样，调节机制复杂，调节作用可控，皆体现了"三论"的方法。

（二）"气"与现代医学的联系

随着自然科学和社会科学的不断发展，人们对中医学"气"的本质的客观化研究发生了浓厚的兴趣，近年来，现代医学的发展揭示了气的某些现象和本质，说明气是物质的，并有其特定的物质基础和功能。

一般认为寻找气的客观指标是相当困难的，但从哲学观点和医学实质看，气应是在一定的物质基础上产生的运动形式，任何物质都有运动，任何运动也必有物质，结构形态和机能统一是一个整体，不能分割。古人感知气存在的一种最直接的方法是在练气功时会自我感到气在人体中运动，近年来，我国科学工作者也陆续地发现了气的物质性。例如气功师发气时，他的劳宫、印堂、百会附近可测到脉冲信号，在练功时有热气团的运动。早在1991年，人们便首次用科学的方法证实了皮肤辉光的存在，至于其原理目前尚未做科学的解释。曹氏还发现健康人体皮肤辉光鞘大小的日夜变化规律，就阴阳盛衰而言，从晚上到白天由小变大，由弱变强，和卫气日夜运行的变化规律一致，中等量体力劳动后，卫阳得以激发，辉光鞘增大（P＜0.05）据此认为辉光鞘的客观存在，将揭示卫气的某些现象和本质，说明卫气不是一个抽象的理性概念，而是物质运动的表现形式。龚氏认为体温既是气化的产物，又是保证气化正常进行的内在条件。据观察，室温5℃时，健康人皮肤表面0.5厘米处7℃，比外界高2℃，得知人体表周围存在着一个巨大的热能场，推测可抵御寒冷的巨大热能场可能是"卫气"的本质之一，有人提出"气"是ATP中的生物能的概念在逻辑上并无矛盾。另外从补气药的分子药理作用，也可说明气的物质性，目前科学界公认DNA为生命遗传信息的物质基础，而实验证明中药"生脉散"能广泛调节内脏细胞的DNA，尤其是生脉散能增加一般情况下极难增加的心肌DNA的合成；日本也有工作表明人参等单味补气药，能增加肝脏RNA的合成，这就用分子生物学证明了气调整作用的存在。

正气和免疫力两者均起着抗御病邪，保持健康的作用，正气来源于先天，但靠后天得以不断增长完善。而非特异性免疫也源于先天，在此基础上逐渐产生特异性免疫，从免疫学基础上理解"正气"，实质上表现为机体的抗病力，其物质基础可能相当于免疫学中的屏障结构、吞噬细胞、补体等，因此近年来不少学者从机体的免疫力来探讨气的实质。据报道属肺气虚的呼吸系统疾病患者，淋巴细胞转化率为45.2%±11.9%，正常对照组为68%±7.3%，两组之间差异显著；另有报道呼吸道疾病肺气虚者血清免疫球蛋白lgM，lgG均低于对照组（P＜0.01）。湖南中医学院普查了356例人白细胞、中性粒细胞和淋巴细胞的均数，结果是气虚组＜其他虚证组＜正常人组，且三组间F检验差异显著。另外气虚证在白细胞减少患者中的发生率明显高于白细胞不减少的患者，二组间的t检验也有显著意义，这些证明了气虚证与白细胞之间确实存在一定的关系，主要是由于防御机能减低所致。上述资料说明气虚时人体免疫功能低下。

对生命的认识，古人认为气是世界万物化生的根本，是生命的本源，气绝则死，生物的生长、发育和繁殖等都是气的作用。近代医学对生命的认识，认为新陈代谢是生命最显著的现象，机体的新陈代谢是蛋白质的新陈代谢，促进了机体的繁殖和进化，机体的新陈代谢一旦终止，生命也就随之终结，结果便是蛋白质的分解。在古今对于决定生命存在的问题上，前者认为是"气"，后者认为是蛋白质的新陈代谢；前者认为"气"绝则物死，后者认为这种代谢一旦终止，结果便是蛋白质的分解；前者认为生物的生长发育繁殖都是气的作用，后者认为是机体新陈代谢的作用，因此可以认为蛋白质与周围自然界的不断新陈代谢决定了机体生命的存在，生长、发育和繁殖，这种代谢与祖国医学所说的"气"有相似之处。

（三）结语

中医学宏观"气"概念是指机体生命活动的物质基础，血是指流行于脉管中的红色液体，气血和经络将人体的四肢百骸、五官九窍、五脏六腑等联系起来，形成一个特殊的自控系统，气血在这个自控系统中扮演了信息和载体的角色。气血是怎样调节机体各部的功能活动的，现代生理学认为机体各部生理功能活动主要由神经、内分泌和免疫系统来维持，由新陈代谢提供能量，因此我们认为中医学之气血包括现代医学之能量代谢、神经、内分泌和免疫系统的作用等。假如我们能用科学实验方法，充分肯定气血调节功能与现代医学之能量代谢、神经、内分泌和免疫系统的关系，再进行研究机体稳态调节的客观规律，那么就提高预防和治疗疾病的效果，为人类保健做出更大贡献。

关于 "证" 的研究思路

(一) 研究 "证" 的意义

医学就是要认识疾病、剖析疾病、解决疾病，中医认识、剖析、解决疾病从哪里着手呢？其关键是什么呢？就是 "证"，故辨证论治是中医的精髓，是中医特色的集中体现。中医称临床又谓临证，中医治疗任何疾病，都必须先辨证，而后确立治则治法，议方用药。所以对 "证" 的理解与否、深浅程度，是衡量一个诊断技术高低的问题。

既然认识、理解、把握、运用 "证" 是学习中医的一个至关重要的环节，所以我们就应该对 "证" 的含义、内容、结构以及认识 "证" 需注意的问题有一个全面深入的了解。

(二) 证的概念及内容

1. 概念

证，古作 "證"，中医古籍中，"证" "症" 有混合使用者，目前，"症" 做症状，"证" 做证候，应严格分开。"证" 是中医学术思想中具有特殊内涵的概念。

"证" 的概念是对疾病处于一定阶段的病因、病位、病性、病势的病理概括。即对发展变化中的疾病，既考虑到外界环境对疾病人体的影响，又考虑到机体素质以及对疾病不停地对抗状态，从而对现阶段疾病做出最本质的认识。

2. 内容

证所具有的内容，也就是疾病的本质变化反映出的病因、病位、病性、病势四个方面的改变。

以下就四个方面的内容略谈如下。

（1）病因

见于每一证的病因与发病的病因二者含义不一样，二者有的相对应，有的不对应。对于证的病因认识，即"审证求因"，说明证中之因，必须审证明求，不是追溯最初发病原因能完全了解的，因为发病原因在疾病的不同阶段是可以转化的、改变的。例如：伤寒表寒证，病因为寒邪所感，此时的证中之因，与最初发病原因是相对应的。若入里化热，出现里热证，病因则由寒转化为热，此时的证中之因与发病的最初之因已不一致了。故求因必须以当前的见证为准。又如：外邪传里结成邪薮，证见蓄血、停饮，而外邪已罢。此时原发病因已消失，而是由继发病因作祟，那么证中之因只能是蓄血、停饮。见于每一证的病因，又称证因，总之证因不同于最初的发病原因。

（2）病位

证的定位与发病部位是有区别的，虽然任何病都有其发病部位，如白喉病在咽喉部，腹泻病在肠部，但这不是证中之病位。如白喉其证中之病位，可有肺热、胃热、肾虚内热之分。腹泻其证中之病位，可有表邪内陷、肠胃湿热、肾虚不固之异。或者有的腹泻在初期为湿困脾阳，到后期为肾阳虚衰。这样同一个病，其病位就会在疾病的不同阶段而不同，因此须知，辨证定位与疾病症状表现的部位、含义不同，故定病位亦为证的特殊内容之一。

定位的方法，根据中医学有关内容，大致有以下几个方面：

①从患者临床表现部位上的特点进行定位

这方面主要根据脏腑归属部位及经络循环部位来定位，如头顶及两颞侧头痛、耳部疾患、两侧胁肋部位胀满疼痛、少腹病、腹股沟疾患、外阴疾患等，属于肝胆。

②从各脏器功能上的特点进行定位

如肝胆有主疏泄、藏血、主筋、主决断、藏魂等功能，因此凡属上述功能方面的失调，可定位在肝胆。

③从各脏器在体征上的特点进行定位

如肝胆其华在爪，开窍于目，在志为怒，在声为呼，在变动为握，在味为酸，面色为青，脉象为弦等，因此凡属患者见上述体征的，均可定位于肝胆。

④从各脏器与季节气候方面的关系和影响来进行定位

如肝胆旺于春季，"风气通于肝"，当然这里所说的"旺"是指一种偏亢现象，是一种病象，所以凡属春季发病或者发病明显与受风有关的，可定位于肝胆。

⑤从各脏器与病因方面的关系和影响来定位

如"郁怒伤肝"，因此，凡属患者发病等有明显愤怒或抑郁病史可定位于肝。

另外，还可以从各脏器与体型、体质、年龄、性别的关系和影响以及发病时间及治疗经过上的特点来定位。

（3）病性

疾病均有寒热、虚实的不同属性，疾病的性质决定于所感邪气与人体素质的状况。如阳虚之人，易感寒，呈寒证；阴虚之人易受热，呈热证。判断病性，可以指明治疗的方向，不至寒温不分，虚实不辨。随着人体的阴阳消长变化，病性亦可变化。如伤寒病，少阴阶段亦有热化之证，方用黄连阿胶汤的。湿热病后期，亦有寒化之证用大顺散、冷香饮子的，因此具体到某一证都存在着辨证定性的问题。

（4）病势

疾病都有一定的发展变化趋势，疾病每个阶段的所有见证，就是分析病势的着眼点。因此，疾病一定阶段的证，不仅揭示了病因、病位、病性的本质变化，而且还揭示了其发展变化的趋势。"证"虽然是疾病某一阶段认识的关键点，但这个关键点不是孤立的，是放在整个疾病发展变化过程中这个"线"中而考虑的。所以"证"不仅说明当前的状况，还能分析出其之所以到这一步的"来龙"，更重要的是揭示出疾病以后的发展"去脉"，确定治疗大法。如温病的"热入营分"这一证，不仅可以说明病因、病位、病性，而且可以知道其多从气分发展而来，如果治疗不当，则能深入血分，伤血动血，故应"透热转气"。

特别是病情复杂，各种见证相互交错时，对病势更应有比较明确的认识，如表里兼见证，表里兼见偏于表证，表里兼见偏于里证。寒热夹杂证，寒热夹杂偏于寒证，寒热夹杂偏于热证等等。疾病总是在发展变化的，孤立、静止的证是少见的，要对疾病各阶段所有见证进行动态分析，因此，病势是证不可缺少的内容之一。

上面说了证的四个方面的内容，还要明确的是这四个方面的内容不是彼此分割而不相涉的。如寒热求因与以寒热定性，两个方面的寒和热，并没有本质上的区别，只是前者指一个证与一个证而言，后者则包括一类证与一类证的关系，范围有大小不同而已。

3. 与"证"有关的几个概念

有些概念与证有关系，有些概念容易与证混淆，所以要正确认识、理解证的含义，就要弄清以下几个概念的含义以及与"证"的关系。

（1）证候：证候是在疾病发展过程中表现出来的一组具有内在联系，可以揭示疾病现阶段本质，并在一定程度上能反映出病因、病位、病性、病势四个方面的病理改变的脉症。

证候是指每一证的外候而言，就是"证"的临床表现形式。"有诸内必形诸外"，证是"有诸内"，证候是"形诸外"。证，是对疾病最本质的高度概括，证候则有具体内容和一定的形式。

证候不是一大堆无内在联系的症状，不是若干症状的简单凑合。如一病人表现为口渴、腹胀、肢凉等，对于"口渴"这一症状，还要具体说明是大渴引饮，还是渴不欲饮等，对于"肢凉"，要具体说明冷凉的程度、部位的大小，腹胀是拒按还是喜按等，这样才能断定其证为"郁热于内、阳不外达"或"阳虚不化，津不上承"。

所以从各种不同的临床表现出发，分析证候不同的表现形式，分析各种不同的表现形式构成的千差万别的证候，分析复杂的外表现象与证候本质的关系，分析各种不同形式内在之间的联系和转变等等，都属于证候所涉及的范围。

（2）辨证：辨证是医生通过四诊收集病人全部病情资料之后，再经过一定程序的分析，做出结论，从而确定"证名"。

证是客观存在的，辨是主观分析，具体对待一个证候，通过分析辨别，主观分析能与客观实际相符，这就达到了辨证的目的，证候与辨证的含义不同，即在于此。

辨证，虽然要以症状（包括舌苔、脉象）为依据，但不是按照症状对号入座，如看到腹胀便溏，就认定是"脾虚"，看到腰痛阳痿，就认定是"肾火不足"，而是必须分析每个症状的内在联系，进行逐症甄别，才能判定一个证候。例如：腹胀便溏，如兼有身重苔腻，就应考虑湿困脾阳，而非脾之本气自虚。腰痛阳痿，兼见小便赤痛淋漓不断，就应考虑"湿热下注"，而非肾阳虚损，肾火不足。因此临床辨证，做出初步断定之后，还要看全身症状和舌苔脉象是否对得上号，这叫作"丝丝入扣"，也就是内部联系。如果发现有些症状与初定证候联系不上，不能丝丝入扣，就要考虑是否判断错误，是否应重新审辨。

（3）疾病：疾病是在一定的发病原因作用下，正常健康状态遭到破坏，机体与周围环境及机体内部各系统之间的相互关系，发生混乱，出现了机能或形态方面的异常变化反映出一定的病理演变过程。

每种病都有不同的病因病机，包括病位、病性、病的传变趋势，因此每种疾病都有特定的临床症状、诊断要点及与相似疾病的鉴别。不同的疾病在一定的阶段亦可反映出相同的证，在疾病的发展过程中，随着病性变化各阶段可表现为若干不同证候，所以证当然不同于西医的"病"，也不同于中医的"病"，故有"异病同治""同病异治"之说。每种病由于本质上的差异，发展结果不同，因而预后也各有不同。

（4）症状、主症：症状是病人自身感到的异常变化及医考通过诊察所获取的客观上的特征（包括舌苔、脉象等）。

症状是病人形体上反映出来的病理状态，因而是诊断疾病、辨明证候必须凭借的依据，但是症状只是疾病的个别现象，一定的症状组合成证候。

在症状中构成证候的比较固定的症状，在证候中占主导地位，具有一定的内在联系和决定性作用，这种症状称为主症。

（5）病、证、症的关系：三者既有联系，又有严格界限和区别。其联系是三者均统一在人体病理变化的基础之中，症状是诊断疾病、辨别证候的依据。其区别，简单来说，病重在全过程，证重在现阶段，症是外表的各个表现。

疾病是人体内、外环境动态平衡失调所表现出来的病理变化的全过程，是由疾病根本矛盾所决定的，这种矛盾贯穿于疾病过程的始终。

证是疾病某一阶段的本质反映，也就是这一阶段的主要矛盾，但又受疾病的根本矛盾所决定。

证候与证候的变换，首先表现为主症的变化，辨证就是从主症着眼，通过对主症变化的分析，逐步摸清证与证之间的传变关系，就可以揭示疾病发展变化的规律。

4. 证的类别、结构层次

即如何分门别类，从而找出其结构的规律、明细其层次的问题。通过以上"证"的概念，我们知道"证"是疾病的某一阶段的本质病理概括，那么临床上疾病数以百计，每一病的变化又是千变万化，"证"简直难计其数了。对于这么繁多的病证是否"有章可循"呢？是否能归纳出其结构、层次的规律呢？

个人认为证的结构层次可分为总纲、提纲、目这样三个基本的结构层次。

（1）总纲：任何病证从大的方面来说可以分属三大类之中，即外感邪病、脏腑主病、邪留杂病这三大类，可谓是"三纲鼎足"。

外感邪病：指外来邪气侵袭人体表现的病证，治当疏散清解；脏腑主病：是由脏腑阴阳气血失调或脏器有所损害所致，治当调节脏腑阴阳气血的平衡；邪留杂病：是体内的病理产物，如水饮、蓄血、食积等所致，多见于外感、内伤之后，其病皆属有形之积，治以祛邪为主。

（2）提纲：每一总纲之下又可分为若干提纲。

①外感邪病：主要指六淫（风、寒、暑、湿、燥、火）

为患。火、暑，临床上常以"热"而代之。各证的证候皆表现为各个邪气的致病特点，称为风证、热证、寒证、燥证、湿证等等。

②脏腑主病，指五脏六腑本身发病，病在脏腑都以每个脏腑的功能失常反映出来的症状为主证，如心证、脾证、肾证、大肠证、膀胱证等等。由于脏腑与整体的正常相互关系受到干扰或破坏，病变还可反映出在形体局部或有关经脉的循行部位。需要说明的是，脏腑主病都是病从内生，起病慢、病程长，与外邪传伤脏腑或形体中病邪留积不去而产生脏腑症状，均有本质上的不同。

③邪留杂病：包括痰证、饮证、水气证、瘀血证、食积证、虫积证等等，其证候表现皆为其各自的致病特点。

（3）目：每一提纲下，还必须再落实到更具体的地步，即提纲下再分下去，这就是目，每一提纲下可以分为若干目。

如热证为纲，其目为肺，则成热邪犯肺；其目为胃，则成热邪犯胃。

如胃证为纲，其目为燥，则成胃燥冲伤；其目为寒，则成脾胃虚寒。

上述各种提纲证，虽然临床适应范围不同，但彼此可以互为纲目，一个证既有纲，又有目，在此证为纲，在彼证又可为目，现举例如下：

风邪犯肺：总纲是六淫为病，纲证为风证，目证为肺证。

热郁成痰：总纲是六淫为病，纲证为热证，目证为痰证。

心火上炎：总纲是脏腑主病，纲证为心证，目证为火证。

气滞血瘀：总纲是脏腑主病，纲证为肝证，目证为瘀血证。

浊痰阻肺：总纲是邪留杂病，纲证为痰证，目证为肺证。

血瘀发热：总纲是邪留杂病，纲证为瘀血证，目证为热证。

从而可以看出外感病，由于外邪伤害脏腑故可出现脏腑见证及水血痰食诸证。脏腑发病，亦可出现水血痰食诸证。水血痰食等邪留不去，亦可影响脏腑功能，出现寒热等证，所以各种提纲可互为纲目。按照"三纲鼎足，互为纲目"的章法去认识"证"，就可提纲挈领，纲举目张，否则对待千差万别的证候就无法区别，亦无从认识各种证候的本质。因此掌握各种证候的组成，不仅对证候的认识更加系统，而且应付各种错综复杂的证候也能够若网在纲，有条不紊。

5. 辨证必须分清主次

我们知道辨证中要注意"主症"，就是要在繁多的症状中分清哪些是主症，哪些是次症。所谓"主症"是比较固定的可以作为辨证依据的症状，是能表达病变主要方面的症状。

（1）疾病复杂，分清主次是关键

一个证候若病情单纯，主症和次症全部对号，丝丝入扣，苔、脉亦相符，这是不难辨的。若病情复杂，则不易辨其证，这就要分清主次，也就是分清主次在认识"证"中有重要意义。

复杂病情，常常有以下几种：

①病情隐藏，主症不明显突出，如"阴盛格阳""阳盛格阴"之类。

②症状、脉象、舌苔不符，如"热结旁流""脾湿留垢"之类。

③同时出现两种证候，其中有伤轻、伤重之分，如"寒热夹杂""湿热交感"之类。

④虽同时出现两种证候，而其病只在于一个方面，如

"肺病累脾""脾病累肺"之类。

⑤症状表现在这一方面，而病根实起源于另一方面，如"心火下注""肺热下迎"之类。

⑥因病情转移，原来主症降居次要地位或主次相互变易其位首，如："热邪犯肺"与"肺虚内热"，"脾虚生痰"与"痰饮停胃"之类。

对待这类证候，如果辨认不清，本末倒置，便会陷于头痛治头、脚痛医脚的被动局面，所以辨证要分清标本、主次，只有辨证准确，才能对证下药。

上述六种复杂的证候，在表现形式上可以分析出更多的层次，如外寒内热、表寒里热等，实际上是两种证候结构所组成。因此，皆当按照确定主次的标准，从病情的轻重缓急，发病上的先因后果，证象的真假异同分析两方面的症状谁是起决定和影响作用的，谁是随着其他症状的产生而产生，随着其他症状的转变而转变，从而确定哪些是主症，哪些是次症，这样才能比较全面地系统地掌握、辨别主次的关键。

（2）分清主次的几个反方面

①辨轻重缓急

在复杂的证候中出现两种证候结构，应从两方面病情的缓急轻重分清主次，中医治病历来有"标本缓急"之分，所谓"急则治标，缓则治本"。

新病、痼疾：不论新病引发痼疾或痼疾不愈兼有新感，都要按"急则治标，缓则治本"的原则，一般当先祛外邪，具体有以下情况：

外邪内扰：外感病影响内脏功能活动，称为外邪内扰，治疗只宜祛散外邪。如有风寒外证的同时，偶尔出现咳喘、呕恶、胸腹痛、食纳减退、心悸失眠等脏腑症状，这些症状皆可随汗出而解。

外内合邪：外感引发原有的内脏病，已有明显的脏腑症状，为外内合邪，只要外证未罢，仍当以治疗外感为主。即使病程较长，只要有外邪存在，仍当祛散外邪为主。如有人咳嗽数月不愈，予止咳平喘药疗效欠佳，此时往往用祛散外邪之药数剂，便可收到良效。

内外并病：内脏病在发展过程中兼有新感，为内外并病。此时虽原以内脏病为主，如出现明显的外感病，内脏病也可暂时退居次要地位，因外邪未罢，内脏病不能缓解，甚至可使病情增剧。

危证、急证：外感病失治、误治，邪深入里，产生闭证、脱证等严重疾病，宜及时采取开闭、固脱之法，待闭、脱解除，再议其他。

慢性病在发展过程中，如出现失血量多，剧痛难忍，呕吐不止，食饮难下，高热神昏，二便闭阻或失禁等危急状况，首先就应考虑这些问题，采取治疗措施。

②辨先后因果

辨先后因果，就是对某些证候中的症状，要按出现的先后来分清主次。由于某些证候复杂多变，有时两种病证所见症状几乎完全相同，对此不但要掌握当前的全部症状，而且要注意症状出现的先后，从因果关系上来确定其主症。如前人总结出"喘胀相因"的经验，"先喘后胀治在肺，先胀后喘治在脾"。前证为"肺病累脾"，后证为"脾病累肺"，两病均有气喘、腹胀。主要病变究竟在肺，还是在脾？如果辨别不清，病在肺而温补健脾，必致肺气壅满而喘促更甚；病在脾而清降肺气，必致中气受损而胀满欲烈，结果气喘、腹胀都不能解决。所以必须以因果关系找到它的主要病证所在，绝不能机械地按脏腑的分证法对号入座。

③辨真假异同

在复杂证候中出现两种证候，如何去假存真，同中辨异以分清主次，即如何辨真假异同。由于病情隐蔽，所出现的证候往往表里不一，如"阴盛格阳""阳盛格阴""虚见实象""实见虚候"等等。这类证候，主症不明显突出，必须深入细致地进行审辨。"阴盛格阳"其本质为阴寒盛极，内寒除则假热症状自止；"阳盛格阴"者为阳热盛极逼阴于外，阳热除则外寒自消；"实见虚象"，如"干血成痨""血瘀成臌"等多见面黄、消瘦之症，其本质为邪实，治宜祛邪，邪去则营卫气血输布自然恢复；"虚见实象"，如脾虚引起的水肿，肾虚所致的哮喘等，治宜健脾益肾，则水肿、哮喘自然缓解。

脏腑主病，由于脏腑相互关联，所见证候有时相互出现。这种证候虽然同时有两种表现，而病根却在某一方面，这就更应同中辨异，才能真实地找到其主要发病的脏腑，例如：肝阳上亢引起的心悸病，临床表现为目赤，眩晕耳鸣，心悸怔忡；泄泻本属大肠，但肺热下迫，则后重不爽，肛门灼热；尿频本属膀胱，但心火下注，则见口舌生疮，尿赤涩痛；腹胀本属脾胃，但肺病累脾，则见咳喘气逆，胸腹胀满。

（3）症、苔、脉的舍从

某些疾病症状大致相同，只是舌苔、脉象有差异或脉、症不符，就要"舍症从苔""舍症从脉"或"舍脉从症""舍苔从症"。

如风湿相搏，痰阻经隧，血瘀经络三证皆有四肢关节疼痛、升举、屈伸不利的症状，但风湿相搏者，舌苔白腻，脉濡涩；痰阻精隧者，舌苔滑腻，脉滑；血瘀经络者，舌质暗，脉涩；这就靠舌、脉定证。热结旁流者，大便泻下，腹痛不可按，脉实有力，泻下症状不是凭证，当"舍症从脉"；胃热传肾者，渴饮无度而小便清长、频繁，苔白如积粉。小便清长、频繁的症状不是凭证，当"舍症从苔"。

至于"舍苔从症""舍脉从症"的证候，多见于素质与众不同的人。例如素嗜肥甘，舌苔厚浊，脉体狭小，脉形细微，这类患者舌苔、脉象有时不足为凭，当"舍苔从症""舍脉从症"；又如心肾阳虚，气喘不续而脉数无力；水溢皮肤，脉为水格而脉见沉伏；脾湿留垢，浊阴不化而苔秽臭腐。诸如以上病证，苔、脉亦不足为凭证、当"舍脉从症""舍苔从症"。

上述诸证有的苔、脉不足为凭，有的症状不足凭，究竟如何取舍，就要看苔、脉或症状哪一个在本证中起决定作用。因此临床上若遇到某些病证，脉、症不符或苔、症不符或脉、苔不符，治之无效，就应当全面考虑，分清主次，酌情取舍。

辨证论治在临证处方中的运用

大家都知道，辨证论治是中医诊病的精髓。外行人也知道"中医看病是根据四诊八纲，辨证论治的"，讨论这个题目好像是老生常谈，但我认为真正能够把握辨证论治，运用得非常灵活准确的，还是少数。就好像下棋一样，会下得多，真正高手不多。

（一）辨证论治的含义

辨证论治亦叫辨证施治，是祖国医学的一大特色，是中医学的基本特点之一，是中医理论在临床上的应用，亦是理论指导实践的具体体现。辨证和论治是临床治疗过程中的两个阶段，辨证是论治的前提，论治是辨证的目的，辨证是决定治疗的依据，论治是治疗疾病的方法，二者关系非常密切。概括地说辨证即是分析、辨别、认识疾病证候，论治又叫施治，即是根据辨证的结果确立治法。要下定义的话：辨证论治，既不是"对症疗法"，亦不是"辨病治疗"，而是通过四诊、八纲收集症状体征，通过分析脏腑、病因等理论进行综合分析，将病变的原因、部位、性质、抗病能力的强弱，加以概括判断为某种性质的证，然后根据证的结果，拟定出合理的治疗原则，施以相应的治疗措施，这就是辨证论治。

辨证论治，包括辨证和论治两个方面，它是中医治病的基本法则，是理论和实践相结合的体现。二者的关系是：辨证是论治的前提，论治是辨证的目的；辨证是决定治疗的依据，论治是治疗疾病的方法。

（二）辨证必须树立统一整体观

辨证必须在"统一整体观"的思想指导下进行。

1. 熟悉脏腑经络的关系

既要了解脏与脏，腑与腑，脏与腑之间的关系，以及经络的循行部位，又要掌握人与自然的密切关系，因为人是一个统一的整体，凡是各脏腑经络发病都可以相互影响，互相传递。《素问·玉机真脏论》："五脏受气于所生，传之于所胜，气舍于其所生，死于其所不胜。"《金匮》："夫治未病者，见肝之病，知肝传脾，当先实脾。"这是以五行的生克乘侮关系说明各脏腑发病都可以影响，互相传变。子来犯母，如肾病及肺而应用滋养肺肾法；母病及子，如脾病及肺而应用培土生金法；肝病传脾为传之于所胜，则病气留止；肝病传肺为传之于所不胜，则邪盛病危。

2. 掌握人与自然的关系

人生活在自然界中，因而自然界的气候变化，也时刻影响着人体。《素问·邪客篇》："人与自然相应也。"《素问·六节藏象论》云"天食人以五味"，又曰："心者……通于夏气。肺者……通于秋气。肾者，通于……冬气。肝者，通于……春气。"都说明人与自然界气候休戚相关，时刻也不能脱离自然而生存，四时气候的变化，对五脏各有不同影响，所以辨证也必须注意这一环节。例如夏季多患热病、火病（上焦火病、暑温）——热应夏，春季肝病多发（慢性肝炎）——风应春，秋季多患燥病（秋燥、口鼻干燥）——燥应秋，冬季多患寒病（寒痹、哮喘）——寒应冬，长夏多患湿病（湿温、痢疾）——湿应长夏。

3. 了解地区环境的差异

特别是我国地大物博，人口众多，东南西北相距几千里，地有高下，气有温凉，高则气寒，下则气热，东南近海洋，气候就湿润，西北多高原，气候就干燥，所以人们患病除有季节性外，还存在有一定的地区性。例如：南方多雨，易受风湿，善患湿痹、心痹；北方多寒，易遭受寒凉，善患寒痹、哮喘。

近代气象学家对四季及寒热温凉的划分标准，除以温度为标准外，还兼顾动植物的生长标准。如温度低于10℃为冬，温度高于22℃为夏，温度在10℃～22℃之间为春秋。如对河南是这样划分的：春季始于3月27日（55天），夏季始于5月21日（115天），秋季始于9月13日（60天），冬季始于11月12日（140天）。

（三）辨证要善于抓主症

什么是主症？一般来说为全身症状中特别严重的症状，或病人最痛苦的症状。把主症弄清楚，可以得到一个初步印象，然后还要观察脉、舌在内的兼症，方能做出正确的判断。例如衄血、吐血、大便下血等症状，这些都是主要症状，但是究竟属实、属虚，属寒、属热，就要结合其他兼症来鉴别，如吐血证若兼面红、脉数、口干咽燥、舌质红，这是火邪内盛，阳络损伤，血热妄行所致，治宜清热泻火，凉血降逆，方用泻心汤（大黄，黄芩，黄连）；相反，若脉沉细而迟，畏寒肢冷，颜面㿠白，舌质淡，此为阳虚不摄阴，亦就是气虚不能摄血，即所谓"阳虚阴必走"之说，治宜温中止血，益阳固阴，方用柏叶汤（柏叶，干姜，艾叶）。《金匮要略》："吐血不止者，柏叶汤主之。"所谓吐血不止，是指吐血日久不止，多为中气虚寒，气不摄血所致。如张某某，女，农民，以便血6年来诊。症见：面黄肌瘦，脉沉细无力，舌质淡。治宜补脾摄血，方用黄土汤（附子、阿胶、炒黄芩、炒白术、生地黄、甘草、黄土）加当归、党参、川军炭、姜炭、地榆炭。结果服3剂病轻，6剂血止，18剂后病愈。

疾病不是固定不变的，而是时刻都在发展变化，急性病变化快，慢性病变化慢，今天的主症可能明天就变成了次症。如伤寒表实证，今天"脉浮，头项强痛而恶寒"是主症，明天可能会变成以"寒热往来"为主症的少阳病，亦可能变为以"发热而渴，不恶寒反恶热"的阳明证。再如感冒，开始见头痛、发热恶寒，脉浮、咳嗽、鼻塞、流清涕等症，这时发热恶寒，头痛为主症，通过治疗，发热恶寒，头痛皆愈，但唯咳嗽未除，这时咳嗽就为主症，治疗也应该随之而改变，以止咳化痰，兼解表邪为主，方用止嗽散治疗（桔梗、荆芥、紫菀、百部、白前、陈皮、甘草）。

慢性病虽然变化慢，无须每天辨证，但也在逐渐地发生变化，故《素问·阴阳应象大论》曰："故邪风之至，疾如风雨，故善治者治皮毛，其次治肌肤，其次治筋脉，其次治六腑，其次治五脏。"《素问·痹论》云："五脏皆有所合，病久不去者，内舍于其合也。骨痹不已，复感于邪，内舍于肾。"《素问·咳论》云："五脏之久咳，乃移于六腑。"以上经文说明无论急慢性疾病，都在不断地变化中，所以辨证也要根据病情的变化而随时改变，才能辨得准确无误。一个病不是通过一次辨证就能完成，要依据病情的变化而进行灵活的辨证。况且临证时也不怕症状多、病情复杂，只要熟练掌握了辨证方法，全面分析，就不难做出正确的诊断。

（四）辨证与辨病结合运用

中医诊断必须辨证与辨病综合运用。在临证时对一个病人所患之疾从辨证提出病名，从辨病提出证名。二者结合起来，才能构成中医诊断的完整内容。

1. 辨证的步骤

（1）辨病因

辨病因是探求疾病发生的原因，一般可通过问诊，询问病史、起病方式来辨识。如痹证，可因涉水淋雨、久居潮湿、长期阴雨、外伤雾露等而致。泄泻可因多食生冷、误食不洁，损伤脾胃，大肠传导失常所致。但病因的辨识，多通过"审证求因"，即从辨识证候来推求疾病产生之因。因为一种病因侵袭人体可以表现出特有的症状，这就是利用"有诸内必形其外"的辨证关系来寻求病因。目前主要运用"病因辨证"分析发病的原因。例如《素问·至真要大论》曰"诸躁狂越，皆属于火……诸暴强直，皆属于风"等。

（2）辨病位

辨病位就是确定发病的部位，当致病因素作用于人体发生病变时，一般来说总是有一定的部位。譬如《内经》所云："五邪伤人，各从其原，风伤肝，寒伤肾，火伤心，湿伤脾，燥伤肺。"同一种病邪，亦可因体质强弱、抗病能力的不合，而客于不同的部位。但从整体观来分析，任何部位的病变都不是孤立的，它与人体整个的机能状态有着密切联系，只不过是通过对病变部位的辨别，可以使我们对疾病的认识更具体化罢了。

一般中医学所说的部位多指五脏（脏系统），六腑、奇恒之腑（腑系统），十二正经，奇经八脉（经络系统），五体、五官、九窍（体窍系统）等，尚有一些与内在联系的表里（半表半里）、膜原、三焦等部位的构成。这些部位彼此之间都存在着相互影响、传变、合病的病理关系，所以临证时不可忽视。

（3）辨病性

辨病性，就是判断疾病的性质，是属阴属阳，属虚属实，属寒属热。人体生命活动是属于阳的机能与属于阴的物质对立统一，相互协调平衡的结果，一旦阴阳失衡就会出现一系列的病理表现，因此在辨别病性时还要以阴阳确定疾病的总体属性，因为阴阳是八纲辨证的总纲。里虚寒属阴，表热实属阳。《素问·阴阳应象大论》说："善诊者，察色按脉，先别阴阳。"至于病的虚实，一般多以病之新久，苔之厚薄，舌之老嫩，脉之虚实，症之有余不足来分析。病的寒热，则可以从病人有否怕冷发热，口渴与不渴，渴而欲饮不欲饮，饮食之喜凉与喜热，小便之长短赤白，大便之溏薄与干结，苔之薄白与黄燥，脉之沉迟与滑数来分析。

（4）辨标本

辨标本，就是辨病变过程中各种证候矛盾双方的主次关系。"本"，就是主要矛盾或矛盾的主要方面；"标"，就是次要矛盾或矛盾的次要方面。标和本是相对而言的，如从正邪双方来说——正气为本，邪气为标；从病因与症状来讲——病因为本，症状为标；从病变的部位来谈——内脏为本，体表为标；从疾病的先后来议——旧病为本，新病为标；从疾病原发与继发来论——原发为本，继发为标。尤其对于复杂的病变、兼证、错杂证、合并证、危重证，只有通过标本的分析，才能抓住疾病的主要矛盾，把握疾病的本质，进而以标本缓急的原则确定治疗，解决疾病的要害。有新病和旧病同时存在者，治新病不治旧病，如原来有痹证又患胃病当先治胃病。有表证和里证同时存在者治表证不治里证，如原有胃病新患感冒当先治感冒。

（5）辨病势

辨病势，是认识疾病发展和演变的趋势，即从各种病变的特点、病邪的性质、感邪的轻重，气候与环境，情志与饮食，人体的素质，抗病能力的强弱，辨证方法的特性及治疗作用的影响等多方面来综合考虑，概括起来不外乎三种：

辨疾病发展的缓急：外感病和阳证的病势一般较急，内伤杂病和阴证的病势一般较缓。若人的抗病能力强，疾病易趋好转，但抗病能力低下时，疾病可以迅速恶化。

掌握疾病的传变、病程、分期：主要是根据各科辨证方法的特性进行分析。如六经辨证的三阴三阳辨，卫气营血辨证的卫、气、营、血辨，三焦辨证的上、中、下焦辨以及脏腑辨证中的五脏生克乘侮辨来揭示疾病的互相影响、传变趋势、演变规律等，这都是用来说明这些问题。

辨病证的动态：也就是辨别某一证候和类型本身可能出现的变化。如脾不统血，一般有气虚伴出血的症状，可见衄血，重则出现便血、尿血，妇女轻则可见月经稍多，重则可见崩中漏下。病证虽未变，然而随病情轻重程度的不同，而出现不同的症状表现。总之，辨病证的动态，可以掌握病变的全局，能获得治疗的主动权，以便随时采取扭转病势发展的治疗措施。

（6）辨病机

病机即是病理，但不要混同病因。辨病机，是分析认识疾病发生、发展、演变的机制和原理，也就是将上述病因、病位、病性、病势诸方面加以综合分析，归纳判断，揭示其内在联系，掌握其病变本质的。

如《金匮要略·肺痿肺痈咳嗽上气病脉并治》对肺痈证的叙述特别详细，如怎么知道患者得的是肺痈？怎么知道肺里面有脓血？他的脉象是如何呢？原文是这样说的："问曰：病咳逆，脉之，何以知此为肺痈？当有脓血，吐之则死？其脉何类？师曰：寸口脉微而数，微则为风，数则为热；微则汗出，数则恶寒。风中于卫，呼气不入，热过于营，吸而不出。风伤皮毛，热伤血脉。风舍于肺，其人则咳，口干、喘满，咽燥不渴，时唾浊沫，时时阵寒。热之所过，血为之凝滞，蓄结痈脓，吐如米粥。始萌可救，脓成则死。"

此条论述说明：①肺痈的成因为外感风热病毒引起。②病位在肺。③病性为热毒。④病势有三个阶段（风伤皮毛——为表证期，风舍于肺——为成脓期，脓成——为溃脓期）。⑤疾病的预后为"始萌可救，脓成则死"。最后归纳其病机为风热病毒，壅滞于肺，热壅血瘀，蕴毒化脓而成痈（热之所过，血为之凝滞，蓄结痈脓）。

（7）确立证名

确立证名是指在辨准病机的基础上对病证所下的诊断而言。对于证候的命名，一般以病位结合病因、病性或病机为常见的命名方式。如气滞血瘀，阴虚阳亢，风气内动，风热湿痹，风寒束表等等。总之，只要能高度概括疾病的本质，以语言精练、符合中医的特点为准。

值得注意的是，中医各科辨证方法是在不同的历史条件下，由不同的医家对不同的病证归纳总结而成的。因此其分析的内容、论证的方法、运用的范围就不尽相同。这就难免在证名的确定中错综复杂，重复混淆或名同实异，或名异实同，局限不全等现象存在，这样就给学习和临床实践带来诸多不便。不过我相信随着中医辨证学的发展将会逐步制定出统一的、规范的、标准的证名来。

2. 辨病

每个病都有其固有的特征和临床表现、发病特点及演变趋势。根据各种疾病的这些特征，综合全面地对病变做出相应的诊断就是疾病的诊断，也称辨病。

辨病的过程和辨证一样，要经过对疾病各种病变的表现分析综合，依据对构成具有某一特征病变的主要临床表现和特定的证候群及病史进行分析，即可做出相应疾病的诊断。

例如哮喘病，其临床表现是喘咳哮鸣，呼吸急促，胸憋闷胀，甚则张口抬肩，难以平卧。诱发特点是：①与节气时令变换有关。②多有外感时邪引发。③或由饮食不慎，七情劳倦等内外因素所诱发。④或所禀赋体质有关（遗传、过敏）。⑤或有夙根可寻（麻疹、百日咳）。

3. 辨证与辨病相结合

辨证与辨病相结合是中医诊断的特点，自古以来，历代医家就十分重视，既辨证又辨病。如果说辨证是对病因、病位、病性、病势、病机等方面概括的话，那么辨病就是把分析病情所得与其他类似疾病进行鉴别，得出最后的疾病诊断。

由于病与证所反映的内容不同，因此在临床上有"同病异治，异病同治"的现象，即相同的病，因发病的原因、时间和患者机体反应性的不同，可以反映出不同的证候；相反，不同的疾病，由于相同的病因和方式作用于人体，产生同样的病理机制，可以表现出相同的证候，因此就要求我们在临床上要做到辨证与辨病相结合，才能全面认识把握病变。

例如痢疾：辨病：多发于夏秋——季节。饮食不洁引起——病因。腹痛，里急后重，下痢赤白脓血——症状；辨证：从病因辨证——寒痢、热痢、湿热痢、时疫痢；从病证辨证——赤痢、白痢、赤白痢；从病机辨证——气滞痢、血瘀痢、噤口痢；从病程辨证——暴痢、久痢、休息痢。

辨证论治和辨病论治相结合的必要性

唐老师很重视辨证和辨病的结合，指出虽然辨证论治是中医最显著的特色，是中医独特的诊疗手段和方法。但是辨病论治也有一定的重要性，应该把二者有机地结合起来，这样才能掌握疾病演变规律。

中医学历经千年而不衰的原因，主要是具有现代医学所缺乏的整体观、辨证观、系统观的辨证论治思维方法，即辨证论治。但辨病论治在中医临床思维中也是一种重要的方法，也很重要。因为有些病无症状，或者当证候消失，病理改变尚未完全恢复时，如果不辨病，只辨证，往往无证可辨而失去治疗的机会。譬如艾滋病、乙肝、丙肝的无症状期，急性肾炎水肿症状消失后仍存在蛋白尿等，这并不意味着疾病已愈，仍需要继续治疗。况且有些病如果只辨证不辨病就会误诊误治，而达不到理想的效果，如有一患者大便出血，时作时止，原来经辨证治疗，应用收涩止血或凉血止血法久治不愈。后来诊断是内痔，经用枯痔法，便血就不再发作，病遂告愈。如果初期辨病把痔疮鉴别出来，就能及时治愈了，这说明辨病的重要性。又如治疗麻疹病人，麻疹的初期类似外感，如果对麻疹的整个发病没有认识的话，对于麻疹初期，光采取辨证，也容易误诊为外感疾病，就容易出现治疗上的差错。

西医的病名，崇尚同中求异，务求将病变落到人体病原体实处，虽同一病变，力求分析出细微差别，故西医一百多年来，恒于理化、检验上着力，以求取病源为贵。中医的"证"，崇尚异中求同，病变万端，努力指向阴阳五行。故中医千百年来，恒于阴阳五行上下功夫，凡大医必精于哲理、易理，以把握阴阳五行为贵，故《内经》曰："善诊者，察色辨脉，先别阴阳。"

中医的首要任务是辨证，然后才是辨病。疾病是医学的基本概念，病指病人的痛苦之处。由于各种疾病的病因、症状、病程各不相同，因而冠以特定的病名，不论中医病名还是西医病名，代表该病的本质及特征的是"证"。每一个具体的"证"都是医学上对该疾病某过程的特点（病因、病机、主要临床表现）与规律（演变趋势、转归、预后）等所做的病理概括，是对疾病的本质认识。任何疾病都有各自的本质变化及其发展变化规律，这些变化都是由疾病的根本矛盾决定的，由于疾病的根本矛盾不同，各种疾病也就有本质的差异，只有把握住"证"才能掌握疾病的发生发展变化规律。因此说治病必先识"证"，一个符合客观实际的"证"，一般都是对某种病的病因病机在机体演化过程的综合概括，这个过程通常具有相对独立性和一定的发展演化轨迹。所谓辨证论治，就是根据某种疾病的自身生理病理变化的特点和规律，结合临床表现诊断为某种病，然后按照疾病影响的主要脏腑组织、主要发展趋势给予调整，施以对应的专方、专药治疗，这说明"证"是关键，治疗时必须对证下药，才能抓住纲领，有的放矢。诊治疾病是一个认识完善的过程，由证到病，由病到证，目的是找出疾病的发展传变规律，以利于治疗。辨病论治一般着重疾病的整体性，突出治病的针对性，它是辨证论治的重要补充。辨证论治着重疾病体质和变化规律，同时辨证论治能充分发挥医家的创造性。疾病是复杂多变的，医生治病的手段远远不能满足要求，甚至对有些疾病至今仍束手无策。因此，要求我们在辨证论治时，思维方式上不能拘泥于成规，要敢于开拓创新。

许多新发病，人们一时还难以把握其整体规律性，所以临证时要求医生对疾病的每一个环节、症状、体征等，都要做具体全面辨证地分析，把医学理论和个人的经验紧密结合起来，才能充分发挥自己的创造性。

有人认为，中医是辨证不辨病，这种说法不妥，唐老师认为中医看病是既辨证也辨病。如《素问·咳论》："肺咳之状，咳而喘息有音，甚则唾血……肝咳之状，咳则两胁下痛，甚则不可转，转则两胠下满。"《灵枢·胀论》："胃胀者，腹满胃脘痛，鼻闻焦臭，妨于食，大便难。"这些都是从患者的自觉症状或他觉症状来推测病变部位，是在脏，或是在腑，既辨清了证，也明晰了病，因此，我们在临证时既要辨证，又要辨病，努力掌握疾病的演变规律。只有这样，才能辨清疾病的病因、病性、病位、病性、病势、病机及其演变规律，以便提高诊疗效果。

辨证论治体现了疾病发展变化的常变观

　　疾病的发生发展是一个动态的过程，人们认识疾病也是一个动态发展变化的过程。由于疾病的复杂性，病情的变化性，结合中医学的整体观念，要求中医学者要有丰富的知识范围，才能把握住病证的阴阳动态和静态的变化。《素问·阴阳应象大论》云："善诊者，察色按脉，先别阴阳，审清浊，而知部分；视喘息，听音声，而知所苦；观权衡规矩，而知病所主；按尺寸，观浮沉滑涩，而知病所生。以治无过，以诊则不失矣。"《内经》就是用常变观认识生命运动、疾病规律、治疗法则和人体生理、病理、治疗方法的常与变的问题，力争把握好病证的动态和静态变化。但是因为医生的知识范围的局限，不可能完全熟悉各种疾病的发展规律，就是所熟知的疾病也有被误诊的时候，而"证"能反映疾病的某一阶段的本质。对"证"的把握成了判断医生水平和提高疗效的关键，因此辨证论治具有系统思维、整体思维，讲究程式和套路，如六经辨证、八纲辨证、三焦辨证、卫气营血辨证、气血津液辨证等，并且具有动态变化性，以适应疾病变化的规律性、系统性和复杂性。辨证论治融辨识病证和治疗为一个体系，而不把"证"与治分开，"证"变而治亦变。辨证候、识病机，斟酌轻重缓急皆用系统思维和整体思维确定，以便优选治法。辨证的理法落实于方药，方药又是医生辨证论治的具体物化，也就是说辨证思维诊断的过程包含了治则方药的确定。

　　辨证是论治的依据，论治是辨证的体现。二者合则为一，分则为二，有如阴阳太极一样，动静之间，奇妙无穷。辨证是治疗的依据，所以"证"辨得准确与否，在疾病诊疗过程中尤为重要。所谓"证"是人体疾病所反映的综合状态，它随着病势的消长，病机的转换，时刻都在变化当中。其变化的各阶段既有区别又有联系，其中包含着静态的稳定性和动态的变化性，所以中医有同病异治，异病同治的概念。同病异治是指同一疾病，可因人、因时、因地的不同，或由于病情的发展，病机的变化，以及邪正消长的差异，治疗时根据不同的情况，采取不同的治法；异病同治是指不同的病证，在发病的过程中，出现了相同的病机变化或相同的证候表现时，可采取相同的方法进行治疗。"异病同治"和"同病异治"是中医辨证论治的临床思维方法的充分体现，体现了辨证论治的灵活性、规律性和普遍性，也就是诊治疾病的常变观。辨证论治的过程并非能简单的一次完成，有主次之分和先后缓急之别，医者要时刻把握住病证的动态、静态变化。病证的静态稳定性要求我们临证治疗慢性病时要"有方有守"，不能急功近利；但静态是相对的，动态是绝对的，动态的变化性要求我们要"药随证变"。

从临床实践中探讨中西医结合的方法

（一）意义

中医、西医都是研究人类与疾病做斗争的医药科学，中西医结合可以完善医学模式，启迪、开拓人的思路，可以深入探讨疾病的本质、生命的奥秘，提高临床疗效，更好地造福人类，这是越来越清楚的问题。自从西医传入我国以来就不断有人进行中西医结合这方面的探讨，从清末的中西医论通派一直到现代利用先进仪器进行实验研究，可以说仁者见仁、智者见智，有的从客观上以"三论"探讨解释中医的认识方法，有的从微观上用各种生化指标来解释中医的认识、方法，有的从微观上用各种生化指标来揭示说明中医的各种现象。总之，中西医结合的工作归纳起来不外乎两个方面：一是力图从理论上使二者统一起来，使中医这个黑箱彻底成为白箱，二是从临床上对具体的疾病用中西医的方法来提高疗效。由于中西医产生的历史条件不同，理论体系不同，认识角度不同，思维方法不同，因而两者从理论上是无法完全结合的，但从临床实践上来看，二者可以从很多方面互相取长补短，提高治疗效果。

笔者认为从临床实践上探讨中西医结合的方法，不仅可以提高疗效，而且也可以使中西医结合在理论上做到不断深入的发展。

（二）临床结合的有效方法——辨病与辨证结合

那么在临床上如何搞好中西医结合？中西医怎样结合？如

何充分发挥二者之长以提高疗效，个人认为能搞好用西医辨病，用中医辨证是一个有效的重要的中西医结合方法。

所谓西医辨病，就是用西医学知识和方法，对某一疾病做出更具体的诊断，如大叶性肺炎、十二指肠球部溃疡、糖尿病等。西医能说明疾病的基本病理变化，揭示病变全过程的根本矛盾，这样在治疗上就会有效明确方向。如果单纯利用中医的辨证，有时针对性不强，如"肺阴亏虚"证，可见于一般的机体阴阳失调，在肺结核中可见，肺癌中也可见到。若一律采用滋养肺阴的方法治疗，肺结核可能有所好转，但对病灶改善不力，肺癌或有所改善或无效或使病情加重。再如胃的癌性溃疡与良性溃疡有时往往症状差异不明显，如不辨病，治疗针对性不强，疗效就不好。因此认识疾病的整个基本病理过程，针对性较强的治疗是西医的特长，但它偏重于人体局部病变，往往忽视人的整体表现。

辨证是中医的特长，也是中医的优势，从多方面考虑问题，重视具体情况具体分析，重视整体变化，既考虑病人所处的环境对疾病的影响，又注意调整人体内在的抗病因素，注意正邪双方在病程中的消长变化，并根据病情的发展和特点进行灵活施治。尤其对一些西医不易确诊的疾病，如"阴虚内热""阳虚外寒""惊恐""癔病""神经官能症"等用中医辨证更能弥补西医的不足，可收到较好的治疗效果。

1. 辨证、辨病结合在诊断上的应用

临床诊断时最好把中医辨证和西医辨病结合起来，形成了所谓"双辨诊断""双重诊断"。西医是在现代生物学基础上发展而来，其发展又受到现代自然科学的影响，发展到今天利用了大量的现代科学技术，如在显示体内病灶上有 X 线、B 超、CT、核磁共振等，在探讨病理变化上有细胞学、生化检查等，能从微观上、实质上说明一些问题，特别是体内的占位性病变，在一些实质性的病灶，对其性质、结构可以清晰地、直观地显示，如内脏肿瘤的诊断可以诊断出其部位的大小、性质，这样就为治疗提供了极大方便。

中医辨证能从脏腑之间的联系和整体观念出发找出疾病变化的症结，诊断时除了同西医一样询问病情外，还着重望舌和切脉，这是中医诊察疾病的宝贵经验和独特的方法，临床上确有指导意义。怎样运用中西医的"双辨诊断"方法呢？如急性肾盂肾炎，用西医的诊察方法得出疾病诊断，再用中医辨证法得出下焦湿热的证型。这样病证结合，既便于用药，也能提高疗效。要做好"双辨诊断"必须重视写好中西医结合病例，除详细记录西医病史外，还要详细记录有关中医四诊的内容。如腹痛应记述疼痛的性质，是刺痛、胀痛或是灼痛，是喜按或是拒按；口干应记述喜饮与否，是大渴引饮，还是渴不欲咽，是喜热饮，还是喜冷饮等等。望诊中，如黄疸应记录颜色，是黄如橘子色，鲜艳有泽，还是黄如烟熏，晦暗无泽，然后把所有的资料分析归纳起来以便确定中西医诊断，从而提出治疗方案。这样辨证与辨病结合的双重诊断，既有利于全面考虑，又能扩大思路与治疗方法。

2. 辨证与辨病结合在治疗上的运用

中医治病着重于全局，重视内因，强调辨证施治。西医治病重集体的生理病理，主张病因治疗，二者各有所长，应互补所短，先西医辨病，然后中医辨证分型，是当前较常用的方法。如传染性肝炎，经辨证一般可分为：①肝郁气滞型：治宜疏肝理气，可用柴胡舒肝散加减。②脾虚湿困型：治宜芳香化浊，燥湿健脾，可用平胃散加减。③气滞血瘀型：治宜活血化瘀，疏肝理气，可用桃红加物汤加味。④肝阴不足：治宜滋阴养肝，可用一贯煎加减。如果不分证型，统统用护肝药治疗，往往效果不佳。

由于辨病与辨证的结合，更加明确了病情，治疗时针对性更强。如溃疡病与肝炎同样均可变现为肝郁气滞证，均需用疏肝理气治疗，不过由于认识了疾病不同，肝炎是由病毒引起，治宜护肝解毒，因而在疏肝理气药中加入半枝莲、白花蛇舌草、黄芩等清热解毒之品效果就较好；而溃疡病因有溃疡的地方往往胃酸增多，且局部有龛影的特点，若在疏肝理气药中加止酸解痉、保护胃黏膜、促使溃疡愈合的药物，如海螵蛸、牡蛎、瓦楞子、合欢皮、白及、凤凰衣等，效果就会更好。

例如肝硬化腹水，西医对于肝硬化腹水潴留的认识主要有三方面的因素：①血浆白蛋白过低。这是由于功能的肝细胞量减少及变性的肝细胞增多和肝细胞营养不足不能制成白蛋白。②门静脉高压。由于门静脉高压使渗透压改变并且因肝内纤维增多，肝静脉回流障碍，含蛋白高的淋巴液由肝表面渗出，形成腹水。③肾脏及内分泌因素。肾有效血容量的下降，使肾小球滤过率减少，肾脏血液重新分布，继发醛固酮升高，且肝脏灭活能力下降也使醛固酮—垂体抗利尿激素升高，从而使水、钠潴留。西医治疗的长处在于上述第③因素，即限制钠的摄入，采用利尿剂，提高肾小球滤过率，抑制肾小管再吸收或对抗醛固酮等。

中医治疗肝硬化腹水，在辨证上属气滞血瘀、脾虚湿盛证居多，并认为"血瘀"为其本，单用疏肝理气法疗效往往不佳，且瘀阻可使气滞加重。因长期肝炎可导致肝硬化，病程中常有湿热留恋之象，且热盛耗阴，晚期常有肝肾阴虚的现象；腹水及下肢浮肿多责之于"脾虚"，不能运化水湿。

国内研究发现，肝组织活检与临床症状之间存在着密切的关系：病理上若肝内出现假小叶形成，纤维组织增多，肝血管栓塞等变化，临床上就会见到肝脾肿大、食道静脉曲张、黄疸、球蛋白升高等类似中医的"瘀"证。病理上肝细胞脂肪变性，临床上常见消化道症状，白蛋白过低，腹水等类似中医的"脾虚"。病理上肝细胞肿胀，灶性坏死，类型浸润，枯否氏细胞反应等，临床上可见发热，肝区疼痛，脑磷脂絮状反应等类似中医的"热"，这样中西医之间有了一些共同的语言和认识。

中医治疗长处的发挥在第一与第二因素。第一因素：若由于湿热久羁而耗伤肝阴，使肝细胞受损，就应当尽早使用龙胆草、败酱草、山栀、黄芩等清热、燥湿、解毒之药，有可能使肝细胞恢复其制造白蛋白的功能。有"湿热"证而不清热燥湿，单靠输入白蛋白等针剂，是治标不治本的体现。临床研究证实，肝硬化患者若表现为气虚的证候，适量加入党参、黄芪等健脾益气之药可改善肝细胞的功能，从而升高白蛋白；第二因素：由于纤维组织增生，肝细胞假小叶形成而肝内血流不畅瘀阻，用活血化瘀药配以补气健脾之药，能够软化增生性病变，疏通血流，从而减轻门静脉高压，这样在病理、生理的基础上，辨病与辨证相结合形成了一个新的诊疗体系，其消退腹水与防止腹水复发的疗效常常较高。

再如肾病综合征：近年来国内外对肾病综合征都做肾组织活检，以电子显微镜及免疫荧光研究，从病理上分为轻微型（主要有肾小球上皮足突肿胀融合）、膜型（基底膜的免疫球蛋白 G 及 C3 外体沉积增厚）、增殖型（上皮、内皮细胞增殖并基底膜增厚）和混合型等。现有资料证实临床与病理的联系是：如果临床上以水肿、大量蛋白尿、低白蛋白血症、高胆固醇血症为主，并无血尿、高血压和氮质潴留，其病理多属轻微型或早期膜型，对激素反应较好，而增殖型、混合型对激素反应较差。但是对激素反应较好者，停激素后的尿蛋白反跳率也高。

中医的辨证经验：肾病综合征病人多见面色㿠白，水肿，怕冷，舌淡而胖等症，辨证属脾肾阳虚证，温阳利尿对消除水肿效果较好，但对消除蛋白尿则是个新课题。按中医理论讲，尿中的白蛋白是人体内的精微物质，宜升不宜降，宜藏不宜泄，脾主升清固摄，清即精微物质，而肾主藏精，故应采用益气补肾的治法，这种方法对轻微型或早期膜型有一定效果，并且取效后反跳甚少，只不过疗程较长。由此可以看到激素和益气补肾法对肾病综合征轻微型与早期膜型的作用结果相似，但激素是通过抑制免疫为主，取效虽快，却易于反跳；而益气补肾则调整内因，改善功能为主，取效慢却较巩固。有人消除蛋白尿，先以强的松每日40毫克，使蛋白尿迅速转阴，在逐步撤除激素至维持量时，加用益气补肾法，结果仅个别有反跳现象，这也是在病理、生理基础上，辨病与辨证相结合。

3. 无"证"从病，无"病"从证

如果根据患者的症状和病程变化，可以很明显地对应中医的"证"和西医的"病"，可以进行中西医各取其长相结合的尝试。实践之中有时患者的病或证不够明显，这时需要医生更加仔细地辨别，以便有所侧重。

（1）无"证"从病

无"证"是指通过"四诊"还未能明确察觉出来，而病则较为明显。如急性肾盂肾炎（辨病），下焦湿热（辨证），采用清热利湿治疗后，如尿频、尿热等已消失，但尿常规培养仍有脓尿、菌尿，若停用清热利湿药，原来的肾盂肾炎就很可能复发，又出现发热、尿频、腰痛、苔黄、脉数等症，这时可从病考虑，坚持清热利尿，直到尿常规培养转阴 1～2 周，才可改方停药。

（2）无"病"从证

无"病"是指目前一时未能诊断出来的病，如一些不明原因的腹泻，大便镜检与培养均为阴性，胃肠钡餐透视或钡剂灌肠也未能发现病变，而用中医辨证去辨，却明显是属脾胃虚弱或脾肾阳虚，再分别采用参苓白术散或附子理中汤之类加减治疗，可调整胃肠系统的功能紊乱而止泻；又如一些不明原因的低热，用各种检查法都未能诊断清楚，只好定为低热待查。而中医辨证可根据季节，患者的体质区分为暑湿、气虚和阴虚等证，分别采用清暑化湿、甘温除热、滋阴清热等法治疗，常可获得较好的疗效。

4. 舍证从病，舍病从证

病与证从表面上看是矛盾的，但现象与本质总是有区别的，需要做认真深入的研究，去伪存真，并看最终的疗效就能明确何者是现象，何者是本质。

（1）舍证从病

例如慢性肾炎与肾病综合征的增殖型、混合型，按中医辨证多属肝、脾、肾三脏，以一般的调理方法，消除蛋白的效果不佳，通过对其病理的了解是肾小球血管内皮细胞增殖以致管腔狭窄，并有纤维蛋白栓子的阻塞变化。若以较大剂量的活血化瘀为主兼以清热凉血，以疏通微循环，使增生性病变软化或吸收，开放废用的肾单位，可使消除蛋白尿的效果大为提高（对于有氮质潴留的无效）。这些病并无明显瘀的现象，但有瘀的实质，当然也不能忽视脏腑的见证，也需根据个人发病的个性，配以健脾、益肾、调肝，调整全身机能给局部病灶恢复创造条件。

（2）舍病从证

例如，上消化道出血是内科常见的急症，西医采取各种止血的药物治疗。由于陈旧血液停留，于是大便隐血转阴时间长，吸收热较多，往往还有轻度氮质潴留，但西医并不愿意用泻药去清除瘀血，唯恐使胃肠溃疡引起再次出血。从中医辨证的角度则不然，呕血可以是胃火旺上逆，黑便是瘀血内留，瘀血不去则胃中之热仍可上逆，故应以大黄之类荡除瘀血，清泻胃火。这种逐瘀止血法既达到迅速有效止血的目的，又及时排除了瘀血，使大便隐血转阴时间明显缩短，并减少了瘀血所致的吸收热和氮质潴留。

（三）辨证、辨病结合的几种思路

1. 中西医分段结合

疾病的发生和发展多具有阶段性，不同阶段各有主要的矛盾，针对不同的矛盾应该采取不同的方法加以解决。例如哮喘在发作时，主要矛盾在平喘，而不发作时在于预防再发作，肝硬化在有腹水的阶段，主要矛盾在于消退腹水，腹水消退后也在于预防再发。若不注意分段结合治疗，疗效常不佳。例如：对肝硬化腹水中西医用药都采用利尿方法，对哮喘发作的病人都采用平喘药物，结果腹水退后容易复发，哮喘平后亦容易再发。

对于这些病中西医各有特长，西药利尿平喘的作用迅速，见效快，但疗效不巩固，而中药调动内因，改善反应状态，容易巩固疗效，中医认为"肺为气之主，肾为气之根"，发作时治肺，未发时治肾，若平喘时用西药，巩固与预防用中药，可取得较好的效果。对肝硬化腹水的病人采用西药利尿，再加中药按辨证采用活血化瘀，健脾理气，比单用中药或单用西药效果为好，这样按疾病的阶段进行治疗，运用中西药的长处，达到了取长补短的作用。当然有时西药平喘、利尿有困难，而有明显的"证"，采用辨证用药，也可取得显著效果。

再如治疗肺脓疡的患者，当病情较重，X线见胸腔有液平面，就要用足抗菌素，内服千金苇茎汤加大量桔梗、鱼腥草等清热解毒药，配合输液等支持疗法，用中西医综合治疗以控制病情。如果肺部炎症已显示局限X线片上脓腔全显而无液平面，就应把治疗重点从清热解毒转移到祛痰排脓方面来，以促使脓腔早日闭合，西医对祛痰排脓虽可采用体位引流，支气管镜引流或其他祛痰药，但不如用中药的祛痰排脓方法简便易引，且疗效好，所以这一阶段就应以中药为主，西药为辅，进行治疗。到病的末期，X线检查炎症消失，脓腔已闭，但由于病邪损伤正气，而出现低热、盗汗、纳呆、神疲等气阴虚证，这个阶段可单用中药调理，以补益肺气为宜。

2. 取中医理论之长进行结合

中医理论的基本特点是概括性强，容易接触事物的共性，并着重从动的观点出发，从局部和整体的关系上去认识人体和疾病的关系，应取中医理论的这些长处去进行中西医结合。

例如，根据中医理论"六腑以通为用"，其共性是"实而不能满"。以"降"与"通"为其常，"逆"与"闭"为其病，因之临床上任何原因引起六腑不通，就会出现"不通则病"。依据这个理论，急腹症的共性就是"不通则病"，所以在治疗上以"通"为总的治疗原则，如肠梗阻、胆道梗阻、阑尾梗阻等，采用"通里攻下"的泻下法治之，可使不少病人免于手术，而收到解除梗阻的效果。又如急性胰腺炎的治疗，西医以往主张禁食，胃肠减压和用药抑制胰腺分泌，使胰腺得到休息，让其自然恢复，但疗效较差，且死亡率较高；中医认为，急性胰腺炎常常是湿热壅滞，通降失调，治疗宜用辛开苦降之法，采用疏肝理气、清热通腑的方药，采取主动、积极的治疗方法，使胰腺的功能很快地恢复，疗效比较好。

又如不同系统的疾病，支气管哮喘、功能性子宫出血、红斑性狼疮、硬皮病、高血压等，当其发展到一定阶段时都可出现"肾虚证"，均可采用"补肾"的方法进行治疗，这也体现了"异病同治"，这种治疗往往取得较好疗效。现在，在这一基础上进一步用现代科学方法进行研究探索，发现上述不同病出现"肾虚"证候患者，具有丘脑—垂体—肾上腺皮质系统机能紊乱，患者24小时尿17-羟皮质类固醇含量偏低，用补肾阳药治疗，肾阳虚随之好转或消失，而且24小时尿17-羟皮质类固醇含量也明显升高或恢复正常，这就给肾阳虚辨证提供了客观指标，同时也给中医的"异病同治"提供了一些理论根据。

3. 取西医理论之长进行结合

西医理论的特点，着重于形态观察，对疾病的发生发展和局部病理变化，认识比较深刻，所以治疗的针对性较强，这是西医理论的长处，我们可以运用西医理论的这些长处，探索中西医结合。

例如治疗胆石症的总攻疗法，就是在西医理论指导下，采用集中兵力打歼灭战，利用中西药的长处，对胆石采取主动进攻的疗法，以达到排石的目的，开始先服有行气利胆作用的排石汤，促进胆汁分泌，同时皮下注射吗啡，使奥狄氏括约肌收缩，使胆汁潴留得到胆道内压力增至最高度时，再进食脂肪餐和服用硫酸镁、稀盐酸、阿托品等药，配合针剂，促进奥狄氏括约肌松弛，胆囊收缩，推动胆石急速排出。这样集中力量，采用中西医有效措施，使许多患者免于手术。

再如子宫外孕，中医认为系气血瘀滞证，采用活血化瘀，消癥止痛之法进行治疗，效果是不错的，西医认为宫外孕是胚胎在子宫外种植所致，而天花粉在药力上具有破坏胚胎的作用，得以治疗宫外孕在中医辨证施治上再加用天花粉的破坏胚胎组织，则疗效显著提高。

4. 取中西医理论各自的长处相结合

临床上有些病单用中医或西医治疗，均有长有短，故必须具体情况具体分析，充分发挥中西医的各自长处。

如原发性肝癌，西医是从治疗肝癌局部出发，采用化疗治疗，对消除癌肿有一定作用，但缺点是会损及肝脏的正常组织，且放疗、化疗多会燥热，易于耗伤阴津，影响全身机能，特别是硬化型或晚期病例，肝功能已有损伤，身体抵抗力差，经用化疗、放疗后，体质更差，病情日趋恶化，造成"正虚邪盛"。而中医辨证论治，从整体出发，采用攻补兼施，以健脾养阴、疏肝理气、清热解毒、化瘀软坚的扶正祛邪法进行治疗，同时加强机体对化疗、放疗的耐受力和抗癌能力。这样把中西医各自的长处发挥起来，把局部治疗和整体治疗结合起来，既能消除化疗、放疗的副作用，又能发挥中医的"扶正祛邪"的作用，疗效就能提高。

5. 药物的中西医结合

在辨病与辨证结合的基础上，利用现代的科研成果针对不同情况，用中西医理论指导用药，使中药西化，西药中化。

（1）西医理论指导中药

如芫花是传统的泻水药，虽有祛痰平喘的作用，但由于腹泻及毒性的作用，一般不用作祛痰平喘药，通过现代药理方法，找出其主要致泻成分是一种刺激性油脂状物，这种油脂状物易溶于苯，去除了致泻成分，在临床上可提高原有的镇咳祛痰平喘的作用。

再如感染隐球菌脑膜炎的患者出现的长期低热，按中医辨证多为阴虚，应养阴清热；按西医理论应用具有灭隐球菌作用的有效药物为川黄连、大蒜等，中医辨治时若加上这些药物可明显提高疗效。

（2）中医理论指导西药

如据中医理论"肺与大肠相表里"，对一些与肺相关的慢性气管炎、哮喘、鼻炎、咽喉炎症患者，若从大肠治肺，采用硫酸镁泻大肠的方法，也可收到一定的疗效。又如小儿水泻，应用中医"利小便而实大便"的理论，采用利尿药双氢克尿噻治疗，亦可收到良效。

（3）中西医理论指导用药

如慢性肾炎患者，出现水肿和蛋白尿，中医认为是由于肾阳虚，气化无力而出现尿少、浮肿；肾阳虚，封藏不固，精气外泄，而出现蛋白尿。西医认为肾功能低下大量蛋白质从尿中外泄，血浆肢体渗透压降低导致水肿，在治疗上中医则用健脾益气、温补肾阳的药物，西医则加强营养，补充消耗的蛋白，经静脉输水解蛋白、右旋糖酐等药物，这样可提高疗效。

又如急性肠梗阻，按"六腑以通为用"的理论，用大承气汤通下，有一定的疗效，但以往肠梗阻常伴有呕吐而不能服药，不能发挥中药应有的作用，通过实验研究证明，大承气汤促进肠管蠕动的作用不受阿托品的抑制，于是对肠梗阻伴有呕吐等，采用大承气汤灌肠与注射阿托品结合，即可达到取长补短的目的。

（4）药物与给药途径的结合

中药的给药途径以口服为主，对于胃肠系统疾病固然较好，但其缺点是胃肠吸收不完全，不能充分发挥作用，有的采用西药的制剂法，就能提高疗效，如心绞痛与心肌梗塞后的胸痛，中医常用活血化瘀类药，但口服效果不如静脉注射。应用西药低分子右旋糖酐虽可扩张微细血管，但不持久。若将丹红注射液或复方丹参注射液加入到低分子右旋糖酐内滴注，效果会明显提高。

（四）结合中容易出现问题

中西医结合不是二者之间机械结合，而是有机地结合，因此其临床思维特点既不完全同于西医，也不完全同于中医，而是形成一种多系列、多元性，而又具有整体性、统一性的综合思维，常见问题如下：

1. 过分强调西医诊断

只重视一些物理检查、实验检查，而中医的四诊知识作为陪衬，缺乏针对证候的措施。如，一见到西医诊断为"炎症"，就只顾虑杀菌、解毒，所以用中药也是一派清热解毒寒凉药物，有的人治疗肝炎，从头到尾都是茵陈、板蓝根、栀子、黄连、龙胆草等，结果有的病人已出现一派阳虚的证候，仍是清热解毒，这样不仅达不到目的，反而会加重病情。

2. 强调中医辨证，忽视西医的诊断价值

临床上，只顾虑"证"，认为反正可以"异病同治"，只要抓住了"证"，什么病都可以按这一个"证"而治。对西医病名在中西医结合治疗中的意义认识不清，这样就容易漏诊、误诊。比如简单地把脉迟断为寒，将完全性房室传导阻滞漏诊，将胸闷、纳少诊断为肝脾不和，将癌症漏诊。在治疗方面忽视针对西医病名的特效中药的使用，习惯于使用补肾健脾，活血化瘀等常规的治疗方法。

3. 不恰当地用西医理论指导中药

如单纯用龙胆草、五味子降谷丙转氨酶，单纯用黄芩、桑寄生降血压，单纯用党参、五味子、麦冬、甘草等治疗低血压等具有片面性。

4. 针对西医病名用专方

如听说茵陈汤可以治肝炎，于是见到肝炎就原方照抄；听说麻杏石甘汤可以治肺炎，于是见到肺炎就原方照抄。

5. 辨证不深入

把西医的病，固定地分作为几个证候，然后机械地使用方药，不再做进一步的辨证分析，用药也不加减。

对复杂的病证，不善于审证求因，只停留一般证候的认识上，由于认识粗浅，从而影响疗效，比如治疗与情绪因素相关的高血压患者，只会守着平肝潜阳之法，其实这时往往平肝潜阳不如滋水涵木法和疏肝解郁法。

6. 将西医病名套中医病名

比如将冠心病认为就是中医的胸痹，肾炎就是中医的水肿，肺结核就是中医的虚劳。因此治法用药一概依照胸痹、水肿、虚劳去考虑，未免思路受局限，治法单纯、呆板，缺乏具体分析，灵活处置的精神。

方证辨识是辨证论治的捷径

　　方证辨识，就是辨识方药与证的对应性。方证对应属中医经验研究范畴，方证对应是辨证论治思维体系的重要组成部分，也是辨证论治的活法，是取得临床疗效的简捷途径。柯韵伯说："仲景之方，因证而设……见此证便用此方，是仲景活法。"

　　方证对应强调的是对方剂与证候两者之间的对应性。方证对应则如百钧之弩，一举贯的；方证不对应，虽功劲矢疾，去的弥远。在中医方剂中有很多行之有效的经方、成方，其方剂配伍很有其鲜明的特点和理论基础，多为中医学理论精华和长期临床经验密切结合的结果。其与特定的证候有较明确的对应关系，而方证对应成为临床取效的前提，有较大的使用价值。方证对应是完整的中医辨证诊疗体系中的一个重要环节，方证对应是方剂与证的治疗，当有正确的临床疗效回应和可重复性。"对"是正确、适合之意，"应"是顺应、回应之意，可重复性表示这种"对应性"是经验的。方剂对应的概念表明，临床上每一病证必有一最佳方剂匹配及最佳的效果。其核心是与方证的最佳对接过程，所以方证对应研究的内容主要是探索这一过程中已知及未知的方证间的规律，总结识证、组方、遣药方面的经验，使方与证之间达到固定的最佳组合，从而确保最优疗效。方证对应追求的是疗效，靠的是经验，涉及到经验的积累和传承。中医的经验多集中在择方选药定量上，故有"千方易得，一效难求""不传之秘在量"等说法。方证对应

源于实践而又指导实践，先有前人方证对应的经验，后有辨证
论治的理论体系。

　　临床上单靠辨证论治的方法，有时并不能解决所有的问
题，因为辨证论治思维的过程会受到医生的水平，流派经验等
多种因素的影响，对于同一种病证不同的医生可能会有不同的
辨证结论，即使结论一样，但在治则治法选方用药上又有更多
的不同，所以辨证论治必须与方证对应的经验相互配合，相辅
相成。辨证论治注重理法方药的连贯性，重在理法，是纲领，
是理论基本功，是治病的手段，关注的是过程。方证对应则注
重方药与主症或特定性主症的丝丝入扣，重在方证，是
"目"，属于"用"，是治病的经验，关注的是结果。辨证论治
理论需要在方证对应的实践中不断创新、升华。方证对应是历
代医家创立构筑的经验传承体系，是中医理论发展的动力。
《伤寒论》第317条："病皆与方相应者，乃服之。"《伤寒论》
不仅是辨证论治的典范，也是总结传承经验方证对应的专著，
所以历代医家都很重视。总之，辨识准方证，用好方证对应，
可开拓临床辨证论治的简捷途径。著名方剂是古今名医临床经
验的结晶，一方有一方之证。作为一名临床中医生，不仅要会
熟背历代名方，而且要会正确地辨识方证，灵活应用。

继承中医学术理论经验也要汲取现代医学知识

　　中医学术体系的开放性要求我们学习中医不仅要继承中医学术理论经验，也要汲取现代医药科技知识，做到古今知识汇通，融贯医学古义新知，清代名医张锡纯著《医学衷中参西录》在这方面为我们树立了典范。有一部分人认为，现在中医临床出现"西化"现象，是因为大量应用现代检测方法的缘故，它不仅弱化了中医临床的辨证论治思维，也加重了患者的负担，并且临床疗效不佳，进而提出回归传统中医临床的本来面貌，才是中医发展的唯一正确的道路。不可否认，现代检测方法的滥用给中医带来的负面影响确实存在，特别是使广大患者错误地认为中医不需要现代检查，只有"三个指头一个枕头"才是真正的中医，而且表现突出。但是这不能说明现代检测方法对中医临床毫无用途，也不能把它们完全归于西医所拥有使用，不能认为只有中医传统的望、闻、问、切等诊断方法，才是中医临床应有的本色。客观地说，出现这种负面情况，不能归咎于现代检测方法，虽然现代检测方法也有不完善和不正确的地方，相反，是忽视了中医学术体系的开放性，而是没有把现代检测方法纳入中医学术体系，进行辨证合理地利用。

　　诚然，要想把现代检测方法等科技成果、手段都纳入中医辨证论治理论体系，不是一件容易的事，但是只要我们认清中医的发展方向，理清头绪，使古今知识汇通，中医西医贯通，一定能做到融贯古义新知。比如纤维胃镜下辨证，胃镜下黏膜和气血循环表现最清晰，古人如果有胃镜观察手段，也一定会用来作为辨证辨病的依据。对胃肠病来说传统的望、闻、问、切四诊，结合镜下胃肠黏膜局部微观辨证，进行施治，才能更准确。如胃黏膜充血、水肿、红斑糜烂或溃疡活动期一般是热证的表现，无论整体辨证是实是虚，是寒是热，治疗胃病的处方中均需加公英、黄连等清热药；若胃黏膜苍白，溃疡浅平、表面覆盖少许白苔，或者是萎缩性胃炎的黏膜特征，这些均是虚寒的表现，治疗在整体辨证的基础上加上黄芪、党参、桂枝、白术、干姜等药。合理地利用现代检查技术进行局部微观辨证，结合传统中医辨治方法，才能发挥中医辨证论治的优势。

《内经》云："善言古者，必验于今。"传统中医和西医各有所长，亦各有所短，中医要发展，要进一步提高疗效，不能不吸纳现代检测方法和现代科技成果。因循守旧的中医是现代社会所不能接受的，也是与开放的中医学术体系和发展方向相违背的。中医不能有门户之见，而且还要懂西医，虚心向西医学习请教，使现代医学知识为我所用。应该树立"拿来主义"的精神，中西互融，古今汇通，融贯医学古义新知，努力形成现代的新中医。

"一源二性"病因病机学说

　　唐老师据长期临床经验，本《内经》《伤寒论》《脾胃论》《易经》等理论，提出病因病机学说，现阐述如下：

　　阴阳五行学说，指导着中医理论的形成与发展，同样病因病机学说也是阴阳五行学说指导下形成的。万物之源本于太极之气，事物变化之道本于阴阳，阴阳即太极之两仪，万物之生杀，疾病之形成莫不起于阴阳之变化。因此，中医的病因理论，首先是以阴阳学说对疾病的病因做出朴素的解释和分类。如《素问·调经论》说："夫邪之生也，或生于阴，或生于阳，其生于阳者，得之于风雨寒暑，其生于于阴者，得之饮食居处，阴阳喜怒。"这就对致病的病因和因素概括地分为阴阳两大类。外因有阴阳之分，内因也有阴阳之分。人体阴阳双方力量对比是处于协调和稳定的状态。虽然由于阴阳量变的关系有阴阳消长的现象，但这种有限的变化属于正常的生理过程，即"阴平阳秘，精神乃治"。如果由于某种原因，内因或外因，导致人体阴阳双方对比失去平衡，协调关系不能相互制约、相互作用，将处于病理状态，谓之阴阳不调，"阴阳不和"，甚至"阴阳离决"。外因主要指外感"六淫"邪气，即风寒暑湿燥火六气。六气变化对人体的健康有直接影响，《素问·五运行大论》说："上下相遘，寒暑相邻，气相得则和，不相得则病。""燥胜则地干，暑胜则地热，风胜则地动，湿胜则地泥，寒胜则地裂，火胜则地固矣。"这虽是自然界气候变化，但由于"天人相应"，人体的发病部位及疾病的性质与六气的反常变化密切相关。内因主要是七情及饮食劳倦。如《素问五运行大论》云："怒伤肝，悲胜怒；风伤肝，燥胜风；喜伤心，恐胜喜；热伤气，寒胜热；思伤脾，怒胜思；湿伤肉，风胜湿；忧伤肺，喜胜忧；热伤皮毛，寒胜热；恐伤肾，思胜恐；寒伤血，燥胜寒。"这说明情志变化与人体的生理、病理密切相关。饮食劳倦伤脾伤肾，使先后天之本受伤则百病由生，同时内因还包括由于情志改变、饮食劳倦导致内脏失调而产生的内生五邪为患。病机即疾病发生发展变化的机理，由于致病因素和发病部位不同，疾病也是有多种多样的，病机也是复杂多变的。但只要掌握住致病因素，谨守阴阳五行进行合理归类，就能"求其属"，据"各司其属"的观点，去掌握自然界气候变化和人体健康与疾病的发展变化规律，故曰："谨守阴阳，勿与众谋。"

唐老师认为，不管疾病千变万化，都起源于"一"，即一元气也。病机变化不外乎"阴阳"。元气的变动产生风寒暑湿燥火六气，万物始能生长化收藏，而成木火土金水之变化。人生成在六气，人受病也在六气，因此说人受病起于一元之气，六气不足则邪气侵之，故病起于一源，一源即伤于太阳寒水之气。张仲景以伤寒作为万病之源，立疾病辨证论治之准绳，后世咸尊之。李东垣从脾胃后天元气不足立论，认为"脾胃不足，百病由生"，故古人有"外感法仲景，内伤法东垣"之说。仲景也治内伤，东垣亦治外感。唐老师深明仲景、东垣学说之旨，常用桂枝汤、补中益气汤等方药治疗内伤外感疾患，效若桴鼓，如用补中益气汤治感冒发热、内伤杂病。阴阳病机变化对于疾病来说，不过寒热水火。自然界一切事物的变化是由于阴阳两种势力相互作用的结果，《系辞》说："日往则月来，月往则日来，日月相推则明生焉；寒来则暑往，暑往则寒来，寒暑相推而岁成焉。"《素问·阴阳应象大论》说："水火者，阴阳之征兆也……阴在内，阳之守也；阳在外，阴之使也。"《生气通天论》说："夫自古通天者，生之本，本于阴阳。"张景岳注："生生不息，天之德也，凡自古有生者，皆通天元之气以为生也，天元之气也，则阴阳而已。"《宝命全形论》说："人身有形，不离阴阳。"疾病伤及人体出现的病机变化也有阴阳之分，可以说任何疾病都有阴阳属性之分，以外感疾病最为明显。张仲景《伤寒论》重视人体阳气，温病学派重视人体阴液，统一起来讲，都重视人体元气。

肝病传脾论治探讨

"肝病传脾"的理论渊源于《难经》，发展于《金匮要略》。有肝病实则传脾，虚则不传脾，脾虚则受肝病，脾旺则不受邪之说，前人尤在泾是其代表；有肝病虚实皆可能传脾，脾旺脾弱皆可受病之论，近人任应秋是其代表，笔者现仅就"肝病传脾"略陈以下管见。

"肝病传脾"，病机演变有多种途径。肝病按其性质来分，不外虚实寒热；按其疏泄功能异常来分，不外疏泄不及和疏泄太过。而前者则往往包括于后者之中，传脾之肝病也不例外，可见"肝病传脾"的证宜从肝疏泄太过和肝疏泄不及两方面来考虑。

（一）肝疏泄太过而传脾

1. 肝气

肝气既是一个生理名词，又是一个病理名词，这里指后者而言。

由于外界某种病理因素的影响（多为情志刺激，但亦少数属内伤），使肝气刚强有余，风木妄动，而肺金肃杀之气不能相制，则肝气横逆；脾土阴柔之气不能敌之，则为肝气乘脾；若上犯阳土，则为肝气犯胃。上述肝气乘脾，脾不虚者尚能乘犯，脾已虚者乘之更易。此时肝脾二脏的病理表现往往兼见。吴国平指出："肝气横逆的证候，为胸闷胁痛，脘闷腹胀，太息，矢气等主要是肝脏气机胀满过盛，同时克犯脾胃的表现。这些都是气的病变，胸闷是气满，胁痛是气窜，脘痞是气阻，腹胀是气滞，太息是气有余，以排出为快，矢气之理相同。"吴国平所论即是这种证型。

2. 肝热、肝火

因肝热证、肝火证而传病于脾的，其传变途径也多是通过气机的影响。肝热证乃邪热郁闭于肝脏所致。由于机体虚实差异，正邪抗争之势不一，特别是肝脾二脏的虚实状况及其气机调畅情况的差异，导致了肝热证病变趋向的不一、临床表现的复杂，或为肝阳被肝热所抚而上亢，肝气为肝阳所动，不走疏泄常道，反因横逆犯胃克脾。其症见：小便色黄，腹痛喜卧，身热，热争则狂言，胁痛，手足燥，不安卧，心烦易怒，脘腹胀满等。此属肝气疏泄太过而传病于脾所致，或为肝气郁而不疏脾土，此论详见后文"肝气疏泄不及而传病于脾"。当由一种病证演变出新的病证时，其病变途径及产生的新病证可以不是单一的，原病证可以不消失而与新病证并存。这在疾病的演变过程中是常常可以见到的，只是病变的次要矛盾往往被病变的主要矛盾掩盖，较急重的征象易为人们所察觉罢了。肝气久郁不解是形成肝热及肝气证的原因之一，肝热证及肝气证也分别是郁证的演变转归之一，所以，肝热证、肝气证、肝郁证可同时见于肝郁证的病理演变之中，只是各种邪气有优劣势之分，这也是肝热证所以既有因"木乘土"而传变于脾者，又有因"木不疏土"而传病于脾者的病理依据之一。其证候特点，无冲逆之象，较之"肝火"则表现为相对的"静"，即"静则为热"。其病变特点为"凡肝脏郁热，亦易暗耗营血，所以经久不愈，能变虚证。"可见潮热、盗汗、失眠、惊悸、妇女月经涩少等虚劳证候。因此，肝热证有"木不疏土"或"肝气乘脾"病机的存在，其病变证候及立法治疗都有着独自的特点。

肝火：肝火可由肝热、肝气直接转化而来，因其属肝脏机能亢进，出现火热冲逆炎上之象，"动则为火"，故称之为"肝火"。肝火上冲可伴发肝气乘脾，只是肝气证易于为肝火证所遮掩，在病变中居次要之位。热为火之渐，火为热之甚，故"肝火"具有"肝热"之证候，但多一火邪上炎的热象，如头痛昏胀，面红目赤，耳鸣如潮；伴发肝气乘脾时可见吞酸胁痛，脘腹痞满或作胀。

肝火、肝热证分别为火热之邪气作祟。火热之邪最易化燥伤阴，传之于脾，每易导致脾阴不足，同时亦往往伴有不同程度的肝阴耗损。临床可见不思饮食，大便干结，咽干唇燥，口干而渴，舌面乏津，脉细，甚则皮肤干燥，肌肉消瘦或痿弱无力，或见目干，耳鸣耳聋，舌红苔少，脉细数或弦数。

肝郁、肝气、肝热、肝火四者均可传病于脾，由以上论述可知，它们的病机侧重不同，传病于脾的角度、程度也都有着各自的特点。

"木乘土"证，由肝实而发生者，其脾未必即虚，如肝气、肝热、肝火证中可见肝用刚强有余，横犯脾土者即是；由脾虚发生者，其肝气未必横逆，也就是脾虚可以招致肝木来克，但需与肝气横逆克乘虚弱之脾土区别开来：前者脾虚是因，肝克是果，而后者则恰恰相反。肝气未横逆，脾因虚而受肝木所克，按照五行学说的相生相制理论，可知主要是通过两条病理途径：①生理上肝对脾的克制力量，脾对肝的抗衡力量是均等的。但当脾虚时，肝对脾的制约力量则表现为相对的有余而成制脾之邪，肝木犯于脾土；②脾土虚弱，不生肺金，肺金肃杀之气不足以制服肝木升发之气，给肝犯脾以可乘之机。须知，就肝脏本身而言，肝气无余，并无横逆之力。

3. 阴虚肝旺、血虚肝旺

阴虚肝旺、血虚肝旺的基本病理是肝阴不足或肝血不足，使肝脏的阴阳气血平衡失调，导致肝气内动，因而横逆，多成脾胃之虚而克犯。阴血易耗，阳气易动。朱丹溪曰："阳道实，阴道虚。阳道常饶，阴道常乏。阳常有余，阴常不足……阴血之难成易亏。"就肝之阴阳来说，阴为之体，阳为之用。处于生理变化中的肝阴和肝阳的相对平衡状态是维持肝脏正常机能的首要条件，肝阳亦有生理性和病理性之异。假若由于某种病理因素的刺激导致肝阴的不足，打破了肝之阴阳的平衡，就会出现肝阳偏亢的病理现象，即"病理性的肝阳"。阴与血，阳与气，我认为它们之间虽有一定本质上的区别，其实仍然是一体的。血气分别属阴阳的一部分，肝阴与肝血，肝阳与肝气亦不例外。肝气温升、疏泄性能的存在和功能的发挥，主要依赖于肝脏之阳气的自我温煦，当然还有君相二火（命火）中阳气的作用，但它们还都主要通过肝阳来温煦肝脏使其发挥功能，维持其性能的。如果肝气受损，渐伤肝阳，可导致肝脏虚寒。肝体属阴，且具有藏血的功能。肝阴靠肝血来濡养，肝血由阴精所化生，二者是相辅相成的。此若损则彼亦伤，只是各自损伤的程度不同。阴与阳，血与气的关系是人们所明了的：生理上的有形之阴—血是产生无形之阳气的物质基础，无形之阳—气是化生敷布有形之阴血的动力，同时阴与阳，血与气之间又能相互制约，以防止对方的偏盛。生理上的这种互制互化的运动是在既对立又统一的相对平衡状态下进行的，一方的偏盛或偏衰必然导致对方的偏衰或偏盛。"阴盛则阳病，阳盛则阴病"。同理，肝阴虚则肝阳亢，肝血虚则阳无所藏而肝阳亢，气无所敛而肝气旺，二者均可使肝气妄动，不主疏泄而横逆，乘土之虚而克犯之，这也是肝阴虚、肝血虚各自的病理转归之一。肝之阴血不足与肝热证同可引起肝阳证，它们之间既有区别，又不能绝对分开：前者偏于虚，后者偏于实。肝之阴血不足引起的肝阳证多见内热，肝热引起的肝阳证可兼阴血亏虚，只是二者病变矛盾的主次不同。阴虚肝旺、血虚肝旺之肝气横逆，虽无肝用强盛有余之势，但亦常有乘脾犯胃病理现象的发生。其临床表现为：①阴虚肝旺：胸闷不舒，易怒，善太息，胁肋隐痛，其痛悠悠不休，喜按，过劳疼痛加重（当然情志影响亦能使其加重），腹胀或食后作胀，脘腹满闷而不甚，纳差，便秘或溏，小便或黄，口干咽燥，心中烦热，头晕目眩，目干涩，耳鸣耳聋，健忘失眠，腰膝酸软，舌红少苔，脉弦细而数；②血虚肝旺：除具有面色㿠白或萎黄，唇舌淡，甲床色白，爪甲脆裂，发枯或脱，头晕眼花，心悸怔忡，手足麻木，脉细或细数无力等症状外，其他临床见症同阴虚肝旺。该类型之肝病传脾多是以脾弱为前提的，故患者平素多见纳差、食后腹胀、泄泻等消化不良、脾虚不运等证，因其亦有肝气横逆的病证存在，故应归于肝气疏泄太过之属。

前述肝病传脾之证，系肝气疏泄太过所致。下面我们再来讨论因肝气疏泄不及而传病于脾之证。

（二）肝疏泄不及而传病

1. 肝郁、阴虚肝郁、血虚肝郁

肝郁，是一个病理名词，也是一个病名。对其形成的机理及其表现的临床证候，秦伯未做过比较精辟的论述："肝郁指肝脏气血不能条达舒畅。一般以气郁为先导，先由情志郁结引起气郁，影响血行障碍成为血郁。在气表现为闷闷不乐，意志消沉，胸胁苦满，饮食呆钝等；在血则胁痛如束，肌肉消瘦及妇女月经不调等。"肝为刚脏、喜疏泄而恶抑郁。一旦由于外界情志刺激伤于肝脏之气，肝失于疏泄而郁结，日久不解则及血，土无木达则重滞不运。

肝脏气血郁闭，不能条达舒畅，秦伯未认为由单纯的情志郁结所致固然正确，但亦可见于阴虚肝郁、血虚肝郁。因此，笔者认为其病理变化主要有二：①非本脏自病，乃是某种病理因素的刺激（主要是情志因素），肝气郁闭于本脏而不条达，失于疏泄，形成肝郁；②由于本脏自病或它因影响，导致肝阴虚或肝阳虚。如果此肝阴虽虚而肝阳尚未上亢，或肝血虽虚而肝气尚未内动，肝体虚弱，肝气疏泄不及而内郁，形成肝郁，即所谓阴虚肝郁、血虚肝郁，这也是肝阴虚及肝血虚的病变趋向之一。在此病变过程中，如果遇到情志因素的刺激，无疑会促进该病证的形成，可见该证中七情的影响也不可忽视。其临床表现为：阴虚肝郁可见情志抑郁不爽，苦闷不乐，意志消沉，乏力，肢痿软、胸胁苦闷而不甚，胁或微胀或隐隐作痛，纳差，不思食，头脑昏沉，大便不爽，或秘或溏，小便不利，且易兼头晕目眩，目干，夜盲，视力减退，口咽干燥而不欲饮，失眠，如妇女则见经闭经少等症，舌红少苔，脉弦细；血虚肝郁除具有虚烦多梦，易惊善恐，妇女则月经量少甚则经闭，面色无华，唇色淡白，头晕眼花，心悸怔忡，手足麻木，脉细无力或微弱，舌淡苔白等症状外，其他见症同阴虚肝郁。由上可知，肝郁、阴虚肝郁、血虚肝郁虽然都能病及于脾，即所谓"木不疏土"，但它们影响脾脏的程度及侧重是不同的，其治则的确立，药物的选择也有着相应的不同。"木不疏土"能使素健之脾脏失运而致虚，能使素弱之脾脏更加虚弱。脾之气机无肝木之条达，则见脏弱，气塞，湿停。肝体未虚，其气郁闭之"木不疏土"，当脾虚时，肝木往往有犯脾土的情况发生，称作"肝郁犯脾"，此由脾虚招致的肝气横逆，其症虽胁腹满闷而不攻撑作胀。阴虚肝郁、血虚肝郁之"木不疏土"

则很少有犯脾的现象，它除可使脾脏虚弱、气塞、湿停等病证外，亦可累及脾之阴血，使其匮乏，导致脾燥出现咽干唇燥，口渴便秘等症，即谓"木枯土瘠"。

值得注意的是肝郁和肝气二证有着严格的病机区别。秦伯未指出："肝气郁结也能化肝气……但是肝郁……没有化为肝气，或者已经化为肝气……截然是两个阶段，两个证候不容含混。""肝郁不疏可以转化为肝气病，但是肝气已经横逆，不可能转变为肝郁"。肝气郁结与一般肝气证恰恰相反，肝气证是作用太强，疏泄太过，故其性横逆，肝气郁结是作用不及，疏泄无能，故其性消沉。同时肝气证能犯胃克脾出现消化不良证，乃属"木旺克土"；肝气郁结也能影响中焦，出现痞满等脾胃症状，则系"木不疏土"。同样，阴虚肝郁，血虚肝郁与阴虚肝旺、血虚肝旺，亦是病机迥别。前两证非但体虚，其用也弱，升发疏泄不及，属体虚而用亦弱，标本皆虚；后两证，其体虽虚，而其用过强、升发、疏泄太过、属体虚而用强，本虚而标实。

2. 肝热

前已论及在肝热证传及于脾的病变中，有木郁不能疏泄脾土而见土壅，燥热传及脾而为土燥者，其临床表现为肝热传脾与肝郁传脾证候兼见，这里不再赘述。

3. 肝气虚，肝阳虚

上文有论，肝脏的温升之性，肝气的疏泄之用，靠肝阳的温煦来维持，肝气属肝阳的一部分。肝脏是否存在气虚和阳虚呢？这是当前争论较为激烈的一个课题。上溯岐黄之论，下及历代医家之说，对这个问题的回答都是肯定的。《内经》云："肝气虚则梦见菌香生草，得其时则梦伏树下不敢起。""丈夫七八，肝气衰，筋不能动。""五十岁，肝气始衰，肝叶始落，胆汁始减，目始不明。"后世医家，明代张景岳也提出了对肝阳虚的认识："或拘挛痛痹者，以本脏之阳虚，不能营筋也。"蒲辅周也指出："五脏皆有阳虚阴虚之别。肝阳虚则筋无力，恶风，善惊惕，囊冷阴湿，饮不欲食。"并谓："肝炎阳虚，亦可用附子汤。"王旭高在四种补肝法中，也涉及肝阳虚和肝气虚。可见肝阳虚，肝气虚病证的实际存在，在岐黄时代就已为人们所认识，并得到后世部分医家的临床运用、充实和发展。那么，肝气虚、肝阳虚之证为什么反被古今部分医家所忽视甚至否认，认为肝之虚证仅有肝阴肝血虚一途呢？我认为其主要原因在于：肝为将军之官，为刚脏，内寄相火，体阴用阳，属木应春，喜升主风，阴易亏损，阳易亢动。如钱仲阳的"肝为相火有泄无补"之说，朱丹溪的"肝常有余"之论，即是因此而来。然而，只因肝的这些生理病理特性，便一概否认肝阳虚、肝气虚的证候实际存在，是为现象所惑，忽视病变的本质，脱离实践的片面认识。

既有肝气虚和肝阳虚病证的实际存在，则必然有产生肝气虚和肝阳虚病理变化的存在和临床证候的产生。正如蒲志孝所说："肝气虚、肝阳虚的客观存在，必然会使人们从不同的角度和程度感觉到它。"笔者认为产生肝气虚、肝阳虚的病理演变途径主要有三：一是因肝脏自病，日久肝阴、肝血暗耗而损及肝气、肝阳。徐灵胎云："阴阳各互为根，阳根于阴，阴根于阳，无阳则无以为生，无阴则无以为化。"肝脏的物质基础的匮乏，使肝阳、肝气无以为化，势必导致肝脏功能之气的削弱甚至衰退，即肝气、肝阳虚衰。二是因他脏之病伤及肝脏，或先伤及肝阴、肝血而后累损肝气、肝阳，或直伤及肝气、肝阳。其病变特点往往伴有原发病脏阴寒内盛之证。三是外寒直中足厥阴肝脉，肝阳、肝气被阴寒之邪阻滞不行，肝失温升而为寒降。其病变特点往往伴有寒滞足厥阴之脉，经络气血凝而不行之证，导致肝气虚或肝阳虚的病理演变途径虽然不同，但其病理演变结果则一，即肝气虚、肝阳虚则肝脏阴寒，温升疏泄不及。若仅伤在肝气，则为肝脏疏泄条达无能，主要是对气血、精神、消化的影响，肝脏气虚用怯则表现为肝脏功能活动的低下。肝脏升发疏泄无权，使肝失去条达之用，则见肝胆气弱、脾虚气阻、清阳不升、清窍失养等证。症见胸胁满闷，四肢乏力，懈怠，不耐疲劳，易怒，懒言，精神不畅，喜悲怒，善太息，腹胀，不思食，食则胀甚，嗳气，阵汗，口干酸，不甚思饮，视力减退，头重而昏，尤以前额巅顶和太阳穴处突出，巩膜微黄，脉沉细或弦数，舌苔白腻或黄腻。这些症状的出现都是由于肝气虚，疏泄不利而影响到气血、精神、消化等功能活动的结果，尤以肝气不达、木不疏土、脾虚气阻、清阳不升为其主要病理特征。气虚为阳虚之始，阳虚为气虚之渐。肝气久虚势必形成肝阳不足，或因温升之气不及，一变而为肝寒传脾，寒湿困脾，气机升降失常、浊阴阻塞而见胸胁满胀连及少腹；浊阴上逆则频频嗳气，呕逆，甚则腹胀如鼓，四肢肿胀，冷过肘膝。或因疏泄无权而致蕴痰，留瘀，积热，形容消瘦，脸色黧黑，口干苦，尿黄，或如浓茶，大便少而干燥或稀溏，舌质黯，舌体或胖或瘦，苔黄燥或黄腻，脉象沉细而虚数。肝阳虚弱，或可致虚阳上浮而使肝脏功能活动呈现虚性亢奋的状态，如梦多寐少、睡中常手足抽搐等。凡此种种症状的产生，皆由肝阳虚弱，其用难展而生寒痰、瘀热诸邪，进一步又影响到肝用，虚实并见，寒热并存。但肝寒传脾，脾脏阴寒，仍不失为主要矛盾，故肝阳虚的特征是本虚标实，寒热互见，临床上易于混淆，出现认识上的错误。

综上所述，肝病传脾与否，并不在于肝病之虚实，脾脏之旺衰，主要在于病机的演变。就肝脾二脏虚实而言，无论脾脏虚否，属虚属实之肝病均有传之者，只不过脾虚者更易染病。就肝木疏达脾土的作用而言，有肝木乘脾、木不疏土及肝寒传脾之别。肝体不虚而刚用有余，其气横逆，无论脾弱与否皆可乘之，脾虚者更易被其所乘而受病；肝体（阴、血）虚而肝气内动，相对有余之肝气横逆克乘，多是脾虚者受病，且多伴有"木枯土燥"的病理传变，出现脾阴不足之证。疏泄不及和脏气寒凝之肝病，属虚属实皆可传脾，脾脏素旺素弱均可受病。此外亦有因此引起脾湿困阻及寒湿困脾而导致脾实证的产生，此时往往出现"土反侮木"的变证，即所谓"反克"现象，正像秦伯未所论："反克现象在肝和脾胃亦多常见，因此有木之与土，此胜彼负之说，但一般'土反侮木'多由木郁不能疏土引起，亦即'木不疏土'的后果。"由上论可知，其后句"土反侮木"多由肝脏疏泄不及引起则更为确切（注：肝寒无论虚实，其肝气均为疏泄不及）。"土侮木"是一个完全不同于"木不疏土"的病证，此时之病理传变趋势已是由脾及肝，不属"肝病传脾"的范畴。

既然肝病传脾之证已明，那应如何因证施治呢？肝病传脾之治，当须谨守病机。凡肝病传脾证，除因肝气疏泄不及导致脾气重实，土反侮木者外，均当以实脾为治。脾得健旺，以截断病邪传变之路，以生化气血精微，正复邪祛而使病愈。

（三）肝病实脾之具体措施

1. 胃气开，方能实脾

饮食、药物的运化吸收，必先经过胃的受纳。若胃不能受纳，也就谈不上脾对饮食、药物的运化和吸收。胃虚或邪闭于胃均可使胃气不开，胃失所纳。胃之阴阳的和谐平衡，胃气的健旺、和降是胃纳正常的基本条件。如果胃阴虚，阳不得阴以和之；或胃阳虚，阴不得阳以煦之；或胃气虚，腑气不得以顺降，这些因素皆可使胃之阴阳失衡，气机失降失常致胃气不开而失纳。胃气不开因邪闭者，或受外邪，或为内伤，临床上以寒热、湿、食之浊邪闭胃为多见。凡胃气不开者，若欲开之，当益其虚，祛其邪。胃阴虚者，以益胃汤类益其阴；胃阳虚者以理中汤类温其阳，胃气虚者以异功散类益其气。闭胃之邪，属寒者，以良附丸类散其寒；属热者，以白虎汤类泄其热；属湿者，以平胃散类化其浊；属食者，以保和丸类消其积。如此则胃气复，邪气去，阴阳和，气得顺降，胃气自开，方可实脾。而在临证中往往开胃与实脾二法结合运用。

2. 肝病实脾，直从脾脏求之

凡实脾必先辨阴阳。脾阴虚者宜甘淡、甘寒或酸甘益其阴；脾阳虚者，宜甘温之品温其阳、益其气。在辨证不误，治则得当之后，药物的筛选运用便是关键的一环。《内经》中有"五味入胃，甘先入脾，脾欲甘……"的说法，说明补中以取甘味最宜。甘味主缓，顺脾阴柔和缓之性，使其体柔气旺，能升能运，"脾欲缓，甘得顺其性而缓之"，故甘味为脾之所喜。喻嘉言亦说："脾胃者，土也，土虽燥，然大燥则草木枯槁，土虽喜润，然大湿则草木湿烂，以补滋润之剂，使燥湿得宜，随证加减焉耳。"补胃不可过于刚燥，补脾不可过于湿腻。味甘之品尚有性温性凉之别，脾属阴土，喜燥恶润，故助其升宜用甘温。李东垣"甘温以补其中而升其阳"之法即为脾阳虚和脾气虚所设，如治脾虚下陷的补中益气汤，主升中阳的升阳益胃汤，主脾虚气滞的异功散等皆是。温脾阳和助脾气虽同取甘温，但二者是有严格区别的。脾阳虚必生内寒，桂附理中汤类宜之；而脾气虚则无寒象，反而会有兼阴虚的可能，所以兼阴虚者，后天不足，阴精无所生使然，人参乌梅汤类宜之。方中既有人参、炙甘草之甘温以温升脾气，又有乌梅、木瓜、山药、莲子（炒）之酸甘淡平以补益脾阴、醒脾化浊，因此脾阳虚和脾气虚是不能混为一谈的。假若以温脾阳的理中汤来代替助脾气的四君子汤，则益耗气伤阴而现燥象，加桂附则伤之更甚，若以助脾气的四君子汤来代替温脾阳的理中汤则难以奏效。

甘温适合脾之性，可助其升，健其运，为脾脏之所喜。但实脾并非不分阴阳，一味投以甘温，脾阴不足者，只宜酸甘或甘寒与甘淡并用，甘温则非其所宜。甘善补中益脾，甘寒性味相合则可生津，酸甘之味得配而能化阴；甘寒或酸甘所以均须伍以甘淡者，此乃《内经》之意："欲脾实，气无滞饱，无久坐，食无大酸，无食一切生物，宜甘宜淡。"甘淡之味渗利水湿，健脾助运，使甘寒、酸甘之品既能益脾阴，又无助湿滞脾，碍阳腻膈之弊，同时对于脾气的健运、脾阳的升发都会起到间接的促进作用。我们在临床上常用的甘寒药如沙参、麦冬、玉竹、石斛，酸药如乌梅、五味子、木瓜、白芍（与甘药相合即为酸甘），甘淡如云苓、扁豆、薏仁、芡实、莲子肉等均为调补脾阴之品，若脾阴虚累及脾气可在补益脾阴的同时加入太子参、西洋参、黄芪、黄精等以补脾气。

至于脾阳则须指出，脾阳与胃阴关系密切而不可分割。从理论上讲，胃阴和脾阴应有所不同，脾阴主升，胃阴主降，脾阴主营血，胃阴主津液。脾阴虚多为内伤营阴气血所致，胃阴虚多为邪热稽留伤津所致。胃阴虚的临床表现除可见脾阴虚证候外，还可出现心中烦躁、灼热、善饥、干呕、呃逆、舌绛少苔、脉细数等阴虚火旺、胃虚气逆之证。脾阴虚治当以甘寒或酸甘与甘淡相合以滋阴和营，胃阴虚治以甘寒生津清热。之所以存在这种差异，是由脾胃各自的生理病理及临床特点决定的。但脾与胃以膜相连，脾阴胃阴息息相关，互相渗透。《内经》云："足太阴者……脏腑各自其经而受气于阳明，故为胃行其津液。"若胃阴不足，脾无所行而自身亦燥；若脾阳不足，则易暗耗胃阴，其临床表现常可互见。故脾阴与胃阴实有可分不可分存焉，二者并无截然的界限。且脾属脏，胃属腑，腑从属于脏，胃阴从属于脾阴；"脏者，藏精气而不泄也"。水谷之精应当贮存于脏，故脾阴在其中起主导作用，所以实脾于本脏，当首选甘药。同时还应根据肝病传脾的病理性质决定或取甘温或甘寒，酸甘与甘淡并用，并协同他法以达到既能旺脾、御邪、祛邪，又不伤中之目的。当然，实脾无论取哪种药物，皆不宜多用、久用，否则易于伤中，脾更易遭受肝邪，加速了病邪的传变。虽然脾喜甘而恶苦，喜洁而恶秽，喜燥而恶湿，喜利而恶滞，但过用甘温、燥热、渗利之品亦可伤脾。

在肝病传脾的病变中，凡见脾虚者，无论其属阴、属阳、属气、属血，皆可以直接调补脾脏治疗。脾虽受病仍未致虚者，在用他法祛邪的同时，亦当用此法以顾脾。所以直从脾脏实脾者，乃益其体，适其性，调和其阴阳，畅顺其气机之意，使该脏功能健旺，不受他脏疾病的影响，对克伐之脏的病邪也起着抵御、抑制的作用，并能自身抗拒邪气，正复邪退，如"扶土抑木"的痛泻药方即有此意。临床上脾不虚的肝气乘脾证和脾已虚的木郁不达证，皆可用直接实脾的方法进行治疗。

3. 肝病实脾，宜从他脏求之

从调整它脏的功能以补益强壮脾胃的理论已为长期的临床实践所证实。张景岳也说："安五脏即所以调脾胃。"脾胃为后天之精化生之源，五脏六腑皆禀气于后天，而脾胃化生功能的正常，也依靠各脏的资助、协同和制约。如肝的温升、肺的宣发，皆有助于脾脏的升清之用；肝的疏泄，肺的肃降，皆有助于脾的运化水湿之功；心肾的交济，对于脾胃的升降、阴阳平衡、腐熟运化食物也有着很大的帮助，如"金""火"与"土"的"子母""母子"相生关系。"木克土"的关系，即是这种五脏生理联系的高度概括；另外，脾胃互为表里，升降相因，清阳升，浊阴降，相辅相成，如"补火生土""抑木扶土""实脾当先开胃"等治疗原则就是根据机体脏腑的这种密切联系而确立的。

因此，肝病须实脾者，除直接调补于脾脏外，还应通过调治肝及其他脏腑以达到实脾、祛邪、愈肝之目的，如何从他脏以实脾呢？

（1）肝病实脾，从调补他脏求之：肝病传脾证须实脾者，因证制宜地调治心、肾、肝、肺诸脏，均能收到"实脾"之效。其具体内容有以下几点：

①补火生土：《难经》曰："虚则补其母。"心属火脏，主行君火，肾属水脏，内藏命火。君火下济肾水，命火方旺；命火上煦脾阳，运力方强。补火生土包括补君火以生土，补命火以生土；补火生阳土（胃），补火生阴土（脾）。学术上"君火生阳土，命火生阴土"的提法是机械的、片面的。就补火生土而言，临床上并无如此之配属，这纯属闭门臆想而做的主观推论。无论补君火、补命火均能达到生阳土或生阴土的目的，只是根据脾胃各自的生理病理特点、病理性质、治法用药的侧重点各异而已，补君火以生土实质上还是通过强盛命门之火来实现的，我们这里是指"补火生阴土"。如临床上将理中汤用于脾阳不足之证，力不胜更加桂附，这里用桂附即有"补火生阴土"之意，当然也不能忽视对脾脏的直接作用。桂附补火如果单一理解为补君火或补命火则是对心、脾、肾三脏的关系—心肾既济及君火命火的作用认识不够所产生的偏见。

主观地否定或坚持一种观点，脱离实践的检验，则可能步入偏见的歧途。桂附在其中主要是通过既强心阳，又壮肾阳，从而温煦脾阳的。又如止"五更泻"的四神丸，主要是通过壮命火、生脾土以止泻的。在肝病传脾的病证里，补火生土较多用于具有脾脏虚寒之证者，如肝寒传脾证型即是。

②益金生土：此法即由土和金的逆生关系而来。脾胃为气血生化之源，能益肺气使其充实强壮，而肺气的宣发，肺气的充实，对脾气的运化起着资助协同的作用；同时金盛可抑肝木，给脾以回复之机。如补中益气汤中的人参、黄芪，除可以补中益气外，亦有补肺金以生脾土的含义。在肝病传脾病变中，凡脾气虚者皆可用之。

③补木疏土：本法可用于阴虚肝旺、血虚肝旺之肝病乘传于脾者及阴虚肝郁、血虚肝郁、肝气虚、肝阳虚导致"木不疏土"而传病于脾者（寒湿困脾反侮肝木者除外）。育肝阴、补肝血则肝体得充得柔，肝气自敛不内动横逆。当然此时还要辅以平肝、敛肝之品，即"补木疏土"与"抑木扶土"并用。滋补肝之阴血，同时兼以解郁；温补肝之阳气，肝之体用得复则疏泄正常。如此，肝气得肝阳所敛，得肝血所藏而不横逆犯脾；肝阴、肝血不虚而不气郁滞脾，则肝病传脾之证自愈。诚然在补木疏土以求实脾的同时，根据证情，因时制宜地直接调补脾脏也是很紧要的。对于阴虚肝郁、血虚肝郁之治，当育肝阴、补肝血与疏肝解郁并举时，疏肝解郁法的散而不敛和香燥伤阴与育肝阴、补肝血的功用皆相对立。秦伯未指出："治疗肝气不难，难于肝阴不足而肝气横逆，因为理气疏肝要大多香燥伤阴，存在着基本上的矛盾。"由此可见，肝阴虚、肝血虚之肝气郁结，肝气横逆在使用疏理肝气药物时则须慎重。育肝阴有制首乌、地黄、白芍、乌梅、杞子、女贞子、旱莲草、龟

板、鳖甲之属，方如小营煎；育肝阴且以平肝者，方如杞菊地黄汤；育肝阴且以疏肝者方如一贯煎。补肝血以当归、熟地、川断、川芎、牛膝、阿胶、桂圆肉、桑葚为主，方如佛手散；补肝血且以平肝者，方如调营敛肝饮；补肝血且以疏肝者，方如黑逍遥散、定经汤。温肝阳、散阴寒以肉桂、川椒、苁蓉、吴茱萸、乌药、茴香、沉香为主，方如暖肝煎、天台乌药散；肝脾兼顾以脾为主者，方如大建中汤。温补肝气以天麻、白术、菊花、生姜、细辛、杜仲、羊肝为主，方如补肝散。

（2）肝病实脾，从抑制肝脏中求之

本法适于肝病传脾属肝气疏泄太过者，其治法不外平肝以潜纳肝阳，不使其扰于肝气而内动横逆；敛肝以制敛肝用不使其疏泄太多，疏肝以使肝用之气走疏泄常道而不乘犯土位，清肝以除肝脏火热之邪，不使肝气横犯、肝脾之阴被耗。所用方药，如平肝方用天麻钩藤饮，敛肝用调营敛肝饮，疏肝用柴胡疏肝散，清肝用龙胆泻肝汤，或诸法兼用，方如柴芍六君汤、丹栀逍遥散、镇肝熄风汤等，诸如治法、方药、传脾之肝病如肝气、肝热、肝火、阴虚肝旺、血虚肝旺等皆当因证择用。其中临床上最为多见的莫如肝气证传病于脾者，治疗上只有抑制消除肝脏的横逆之气，脾脏方有生机。临床上常用的"抑肝扶土"之法，就是针对肝气有余，横逆乘脾而立的治则，代表方如抑木和中汤。通过疏理、抑制横逆之肝气，同时兼顾脾脏，使肝气舒畅，脾气健运而其证自愈。反之，此时如不知抑肝，唯从脾脏来补，则愈补愈滞，脾脏愈虚，而肝气愈盛，致使病重难却。

（3）肝病实脾从"食补"中求之

本法适用于肝病传脾病变中的饮食调养，及病将愈后的善后措施。人体气血阴精的化生以水谷为主要原料，水谷入口先达脾胃，脾胃摄取精微，先自得养而强壮，其后充养于其他脏腑。《内经》云："胃者五脏六腑之海也，水谷皆入胃，五脏六腑皆禀气于胃。"胃者统指脾胃而言，进以药石仅起暂时的治疗作用，或以祛邪或以调养机体，而机体正气的恢复以至强盛则主要依靠后天之精气的濡养。将饮食作为补益精气之剂，《内经》曾认识到："毒药攻邪，五谷为养，五果为助，五畜为宜，气味合而服之，以补益精气。"清代《蠢子医》中也说："日食二合米，胜似参芪一大包。"

凡用补脾胃之饮食，自然都用甘味。《内经》曰："五脏各走其所喜……谷味甘，先走脾。"先贤以饮食补后天，扶正祛邪之例举不胜举。《食疗本草》《随息居饮食谱》记载了许多具有补益作用的药物，赵学敏在《本草拾遗》中也说："米油滋阴，功胜于熟地。"米油即米汤。补土生金，治疗劳瘵的名方白凤膏为《十药神书》所载，其中就是以白鸭为主的；有的处方中几乎全部以食物代替药物的，如《寿世保元》中的"阳春白雪膏"。

由此可知，肝病传脾之治，皆当统之于肝病实脾的范畴，然而肝病实脾，因证而异，当随证施治，不可一见肝病，便投以"甘"药实脾。每一"肝病实脾"之法，有时只取一法，有时诸法并用或分主次使用。

纵观"肝病传脾证治"之论，可知肝病传脾之证治分别是多个肝病传脾病证及其治法的概括和综合，并非单一的证和治。肝病传脾与否，重在病机之异，主要取决于肝病的性质及肝、脾、肺三脏相互制约、相互协助作用的综合态势。

总之，肝病无论虚实皆可能传脾，脾脏无论旺弱皆可受病。凡病机属"肝病传脾"者，当根据病机的所属类型，采取相应的"实脾"手段，辨证"实脾"是治疗的关键。

肝木脾土证繁杂　标本缓急细诊察

内科病杂，变幻交错，欲拨雾指迷，随手而应，必须医理明达。只有中医理论透彻，功夫扎实，才能洞察病机，明悉病证，临证从容，疗效最佳。现将笔者治疗肝脾病的一些认识漫谈如下：

（一）七情伤气肝不疏，万类归土脾失运

纵观内科病证，肝脾病尤为多见，举凡生活中稍有不慎，而初现小恙，抑或疾病日久不愈而难挽笃证，皆可涉及肝脾，此乃二脏特性使然。因生活中六淫乘袭易防，而七情过激难免。七情伤人，径伤气机，或上或下，或缓或消，或结或乱，皆可影响肝之疏泄。而七情之中，莫多于暴怒抑郁，更是直扰肝之疏泄，使气机不畅，百病由生，故有"肝为五脏之贼"之说。

民以食为天，人之生长、生存皆赖脾胃受纳、运化水谷以养，故有"脾为后天之本""胃为五脏六腑之海""有胃气则生，无胃气则死"等名言。饮食与生命活动息息相关，饮食不当，诸恙而起。不论寒热饥饱，五味偏嗜，均能伤及脾胃，他脏有病，也常影响脾胃，"万物归土"此之谓也。

精神情志，饮食水谷，乃生活中最繁之事，故肝脾病证最多。二脏在生理中越默契，病理上更是相互牵连。肝木乘土要较之土侮肝木为多，故论及传变，常以"见肝之病，知肝传脾"喻之。肝脾病之多，为医者不可不知，治内科杂病，更应明晓。

（二）"当先实脾"莫误解，风木妄动须先安

肝病传脾，五行之理，其理其证，《内经》已论。因肝易传脾，故论治未病，每举此例。《难经·七十七难》曰："经言上工治未病，中工治已病者，何谓也？然：所谓治未病者，见肝之病，则知肝当传之于脾，故先实其脾气，无令得受肝之邪，故曰治未病焉。中工者见肝之病，不晓相传，但一心治肝，故曰治已病。"《金匮要略》："夫治未病者，见肝之病，知肝传脾，当先实脾，四季脾旺不受邪，即勿补之，中工不晓相传，见肝之病，不解实脾，唯治肝也。"由于《难经》率先垂训，长沙继而倡明，故后贤谆谆记心。又因"人之五脏，唯肝易动而难静，他脏有病，不过自病，亦或延及别脏，乃病久而生克失常所致。唯肝一病，即延及他脏……肝气一动，即乘脾土，作痛作胀，甚则作泄，又或上犯胃土，气逆作呕，两胁痛胀……肝为将军之官，如象棋之车，任其纵横，无敢当之者，五脏之病，肝气居多"（《知医必辨》）。故肝病虚实，皆可传脾，脾旺脾弱，皆可受病，以致许多医工，治肝组方，不论肝病如何，"当先实脾"，以为如此，方才稳妥。笔者意不然，若不详辨，盲目实脾，大有庸工之嫌。肝病故易传脾，但非一定传脾，即使横犯中宫，亦非均需实脾，医圣已明示："四季脾旺不受邪，即勿补之。"此时补脾与否，应结合实际，视其脾是真虚，还是假虚。因为肝脾二脏的特性，容易造成脾虚假象。肝邪横犯中宫，则会胃纳不佳，脾运受阻，食欲不振，或有泄泻，因水谷精微化源受影响，还会出现肢倦懒动等一些类似脾虚之征象，这时不可妄投补土之品。

肝病传脾，其本在肝，所现脾病的症状为继发而来，用药当径除邪源，直捣病巢，釜底抽薪，药精力专，奏效宏然。否则，妄添补益，非但不能产生疗效，反而会壅滞气机，甚至助

邪为患。唯平素脾虚者，即先有脾虚，肝气稍动辄犯中土者，方宜考虑实脾之事。笔者平素喜用龙胆泻肝汤，直泻病邪。龙胆泻肝，虽曰治肝胆湿热，但须知此湿浊乃中土失化而来。因肝病传脾，影响了脾运胃纳，湿浊壅阻于内，郁而化热，湿热之邪又反入肝胆，形成肝胆湿热。此时虽有肢倦懒动、困乏无力等脾运无力之象，但只要理透证确，谨守病机，有胆有识，不必瞻前顾后，左右犹豫，壅滞之邪去除，脾运胃纳无碍，气机升降通畅，中土不补自健。

（三）肝实多变详辨证，肝虚阴阳明气血

肝木应春，主生发之气，喜条达而恶抑郁，其性善动而不居，其用刚暴难折，一旦被郁被扰，则肝之生发之气不得条达宣散，而乱于体内，病患多端。肝病实证及虚中夹实者为多，常见病证有肝郁、肝气、肝热、肝火、肝积、肝着、肝阳上亢、肝风内动等。由于风木善动不居，其证亦善行而数变，病证之间，相互交错，变幻多端，所以须详细辨别，各司其属，以伏其主。上述诸证中，肝积停着，有形可捉，肝风内动，有象易察，均不难辨析。而肝郁、肝气、肝热、肝火，此几病证，为实为热，互相演变，皆易犯土，一般是一证未平，他证又起。有些病变，数证有之，若不细察，则易混淆。若病机不清，辨证不明，投药则如盲人夜行，疗效岂能简洁明快。诸证关系，简辨如下：

肝郁，即肝气郁结，常因心事不遂，事与愿违，情志不快而引起。症见闷闷不乐，情绪消沉，胸胁苦满，纳呆少食，重则阳气内郁，四肢厥逆，病机为疏泄不及，木不疏土。虽曰疏泄不及，但系有余之实证，疏土不及，多累及胃。治法宜助肝疏泄，佐以和胃，方用四逆散加减。

肝气，即肝气横逆，常因忿怒抑郁不消，恼怒难平而引起。症见胁肋、脘腹撑痛，胀而厌按，食呆嗳噫，或吐或泻，或乳房胀痛。病机为肝气疏泄太过，横逆攻冲。虽曰肝气，并非指其生理之气，实指有余邪气，横决乘土，或脾或胃。治法：宜疏泄肝气，佐以调理脾胃。方药：柴胡疏肝散加青皮等理气之品。

肝热，即肝胆郁热，可因外感温邪传肝，或因气郁化热内伏引起。症见烦闷腹痛，口苦咽干，胸胁苦满，小便黄赤。《内经》曰："肝热病者，小便先黄，腹痛多卧，身热。热争则狂言乃惊，胁满痛，手足躁，不得安卧。"病机为肝胆气郁，邪热蕴伏。虽曰热邪属阳，但系蕴郁内伏，偏里偏静。治宜清肝利胆，疏肝解郁，方用小柴胡汤加减。

肝火，即肝火冲逆，可因肝胆蕴热发展而来，或肝气亢盛，郁而化火而成。症见头痛昏胀，面红目赤，口苦耳鸣，吞酸胁痛，脘腹胀满，狂躁烦渴。病机为肝火内盛，窜行上焦。此时木邪为患，上逆多于横乘，攻冲伴有游窜。治宜清肝泻火，方用当归龙荟丸加减。

肝阳上亢，以肝肾阴虚，水不涵木引起较多，但亦有因肝热、肝火扰阳上浮所致。症见头目胀痛，头晕目眩，烦热面红等。病机为火热内扰，肝阳上亢。治宜清肝潜阳，方用羚角钩藤汤加减。

上述诸证之间，常常相互转化。肝久郁不解，易蕴郁成为肝热，亦可郁结不消，怒发横泄为肝气，或郁甚暴发为肝火攻冲，即所谓"气有余便是火"，肝气横逆攻冲既成，则不能转变为单纯的肝郁，易成肝火攻冲，亦可化为肝热。肝热多由肝郁而化，肝热与肝火，均属阳热，但二者动静有别，静则为热，动则为火，肝火攻冲游窜，肝热蕴郁内伏，即使症状上有化火倾向而没有冲逆症状，亦不称为肝火，只是称为"郁火"

而已。肝火之火热为患是冲逆上犯，肝热之火热，只是内伏暗耗，故久而不愈，则易转变为虚热。

关于肝之虚证，可有阴阳气血各个方面。由于肝木体阴而用阳，故肝阴虚、肝血虚较为多见，而肝气虚、肝阳虚相对较少，以致只言"肝气""肝阳"，不必附以"实"字，即指肝气横逆，肝阳上亢之病理。肝木之特性，正所谓"阳常有余，阴常不足"也。

肝阴虚、肝血虚均可见心烦失眠，情志不舒，头晕目眩，两眼干涩，耳鸣胁痛，食少乏力等。二者不仅临证多见，又常相互为伴，皆可致使肝气、肝阳相对偏盛，故容易混淆。因此，粗工临证，不分二证，通谓肝阴血虚或肝阴虚，但是二者毕竟为两种病证，宜仔细辨析各自的症状特点，以明在血、在阴。

肝阴虚者，常累及肾阴。症见烦躁易怒，胁肋隐痛，其痛悠悠不休且喜按，溺黄便干，或为泄泻，或腰膝酸软，口干咽燥，舌红少苔，脉弦细而数。治宜滋养肝阴为主，解郁理气为辅，方用一贯煎加减。此证治疗，理气需慎，因肝阴不足，阴不敛阳，故常有肝气横逆。须知此肝气横逆是因肝阴不足而引起，虽需理气，但不能以此为主，因理气之品，大多香燥，有伤阴之弊。

肝阴虚下及肾阴甚者，则水不涵木，而致肝阳上亢。症状除见到肝阴虚外，还可出现头晕胀痛，腰膝酸软。治宜滋补肝肾，平肝潜阳，方用天麻钩藤饮（天麻、钩藤、生石决明、川牛膝、桑寄生、杜仲、山栀、黄芩、益母草、朱茯神、夜交藤）。若有风动之象，则需镇肝熄风，滋阴潜阳，以镇肝熄风汤加减。

肝血虚者，症见面色萎黄，头晕目眩，头目紧痛，筋惕肉瞤，手足麻木，肢体困乏无力，爪甲无华易折，胁痛喜按，失眠多梦。妇女则经少经淡，甚至经闭。肝血虚症状虽繁，其特点如《内经》所云："常想其身小，狭然不知其所病。"治宜养肝补血，常以四物汤加首乌、阿胶、沙苑子等。

肝血虚常使心血不足，症见面色㿠白无华，心悸怔忡，失眠健忘，脉沉细无力，此时又多有食少腹胀等脾虚之证，常以逍遥散合归脾汤化裁用之。

肝阴虚、肝血虚鉴别可简括如下：肝阴虚者为液亏失于濡养，易及肾阴，肝血虚者为血乏失于荣养，易累心血。二者虽均有心烦失眠，但肝阴虚者，烦躁意乱，睡眠难安；肝血虚者，忧郁少欢，失眠多梦。二者虽均有胁痛喜按，但肝阴虚引起之疼痛，是隐隐不休，犹如火灼；而肝血虚者，是劳则加重，休则减缓。二者虽均有疲不耐劳，力不从心，但肝阴虚，腰膝酸软，偏于下肢；而肝血虚，肢体困乏，上下皆然。二者虽皆有头晕目眩，而肝阴虚者，头晕昏热，目涩羞明，或迎风流泪；肝血虚者，头晕绵痛，懒于睁目，或视物不清。

肝阴虚、肝血虚为患时，亦可累及中土，究其病因有两方面：一是二者引起肝之阳气相对偏亢而横犯中土，二是患者平素中土虚弱，"其不及，则己所不胜侮而乘之"。症可见胁肋苦满，脘腹满闷，而非攻冲作胀，大便或干，或先干后溏，并非阳明实热之燥结。

肝气虚、肝阳虚虽不如肝血虚、肝阴虚多见，但临证亦不能忽视，与二者容易混淆的有"肝气衰""肝寒"。肝气虚与肝气衰含义不同。肝气衰指整体肝脏生理功能减弱。如《内经》所云："七八肝气衰，筋不能动。""五十岁，肝气始衰，肝叶始薄，胆汁始灭，目始不明。"肝气虚，是指其用不足的某一方面，如肝胆的生发之气不足，常表现为懈怠忧郁，胆怯善恐，懒于饮食，如《内经》云："肝气虚则恐。"肝阳虚，是在肝气虚的基础上加上四肢不温、脉象沉迟等阳虚症状，病来缓慢。肝寒，一般是指寒凝肝脉，寒邪直中，肝之气血凝滞，症见四肢厥冷，爪甲青紫，少腹冷痛等，病来急骤。治疗肝气虚、肝阳虚宜温养肝胆，补气壮阳；肝寒者，则宜辛温通阳，行气散寒。

（四）土木互累定主次，五行相关巧调理

土木相互累犯，临证最繁。不论木之虚实，土之盛衰，风木有病皆可影响中土，或乘脾或犯胃；反之，不论土之虚实，木之盛衰，中土有病，亦可影响风木。土侮木虽不如木乘土为患之多，但亦不可忽视，土、木又各有脏腑之分，寒热不同，故土木并患之证，审证须辨清标本缓急，治疗须确定主次先后。

肝木横逆，疏泄太过，不论中土虚实，皆可受病。此时木实为本，若中土不虚，则径直疏泄肝木，若中土虚弱，亦以疏泄肝木为主，或辅以调补中土。肝木疏泄不及，累及中土，此时肝木郁滞为本，则疏理肝木为主，佐以和降胃土，以助肝木舒展。肝阴虚、肝血虚自当滋养肝阴，补益肝血为主，以敛浮动之肝气、肝阳，若脾胃亦虚，则或配以滋养胃阴，或配以健脾益气而充化源。

据上述可见肝木有病，累及中土，不必"当先实脾"，一般以治肝为主，脾土素虚者，可佐以补脾。大多情况下，笔者常以和调胃气，以达"实脾"之目的。因为不论是传来之肝邪，或中土升降不及停着之邪，均宜疏散、去除。胃为六腑之主，六腑以通降为顺，以传化为职，受五脏浊气，故胃以和降为贵。胃气壅滞不升，浊阴不降，不仅中土之邪不除，且易加重木邪来犯，故在医治"肝病传脾"中，需清顺和降胃气。

更有其时，肝气犯胃，胃不和降，而横逆之肝气已衰，胃中壅塞之邪未去，此时虽肝胃同病，只须消导去邪，通顺胃气，肝气随之自疏。笔者常以保和丸加减治疗一些肝胃不和病证，每获良效。

中土反侮肝木者，因饮食起居不慎，脾胃升降失常，使邪壅中土，症见脘腹胀闷，嗳气，恶心呕吐，舌苔厚腻等。日久不愈，则可胸胁苦满，心烦易怒，或湿热内盛，波及肝胆，形成黄疸之类，此为土壅木滞，木不疏土。治当燥湿运脾，以去其壅，视其木滞情况，或单治中土，或少佐疏肝解郁。笔者常以平胃散加减治之，若成黄疸，自然采取清热化湿，疏肝利胆之法。

五行之间，生克制化，一脏有病，四脏难安，土木互病，亦常涉及其余三脏。例如：肺金不足，清肃无制，风木则妄，或肝火上冲，木火刑金，或肝病传脾，土不生金，诸如此类，在组方遣药时，均需考虑佐以调理肺金，或补或清，运用恰当，疗效更宏。

肝藏血舍魂，心主血藏神，魂随神往来。肝血虚时，常伴有心血虚，补益肝血时，往往加补心血药物，心血有主，则肝血能藏，魂方安舍，随神往来。"实则泻其子"，肝火旺盛，从心而泻，径捷效速。

肝木赖肾水以养，肾水不足则水不涵木，肝阴不足，则下及肾水，正所谓"乙癸同源"。肝木阴虚气亢，扰及中土，而致嘈杂、纳差、食欲不振，日久不愈。对此病证，笔者或只疏方六味地黄丸。有些医工或有不解，本以纳差求治，却与腻胃之补肾之品，但患者遵服以后，则胃口大开，诸症亦失，可见临证治疾，要医理透彻，机圆法活，则可出奇制胜。

肝木乘袭，脾土虚弱，则不制水，水邪内泛，关门不利，又碍肝疏脾运。肝硬化之腹水，常有此病机，此证虽木、土先病，当遵《内经》训诫："先病而后生中满者，治其标……小大不利治其标。"笔者常以济生肾气丸加减，去菀陈莝，效果满意。

（五）三因制宜周而详，五味食补稳中健

岐黄之术，贵在整体，妙于辨证，因时变迁，因地差异，因人有别，同病异治。肝脾之病，疗治亦然。

肝木旺于春，休于夏，囚于四季，死于秋，相于冬；脾土旺于四季，休于秋，囚于冬，死于春，相于夏。因此，不同季节，施治特点有异。如春季，肝木升动较甚，易有温热，脾土受制较厉，易失健运，一有湿热，则随妄动风木，壅滞于上，笔者常以龙胆泻肝汤加减，直取病邪；长夏之季，脾土正旺，肝木被困，笔者常以平胃散加减，消导中实，不扰肝木。

女子以血为本，而有"肝为女子先天"之说，男子以精为本，而有"阳常有余，阴常不足"之论，故笔者临证治肝病，对女子多用逍遥散化裁，对男子，尤其是脑力劳动者，常施一贯煎加减。

以药去病，自然之理，然而"圣人之所以全民生也，五谷为养，五果为助，五畜为益，五菜为充，而毒药则以之攻邪，故虽甘草、人参，误用致害……是故兵之设也以除暴，不得已而后兴，药之设也以攻疾，亦不得已而后用，其道同也"。因此，不论是未病先防，还是配合毒药攻疾，还是病后调摄，生活调养，饮食宜忌，均不能忽略。肝脾之病，更应慎焉，因脾为仓廪之官，胃为水谷之海，五脏六腑，四肢百骸，莫不赖此以养之。

饮食调养，当注意用药适度与五味调和两方面。所谓用药适度者，即慎用峻猛，不可滥用药品，应始终注意以饮食调养

加强疗效，谨遵《内经》之训："大毒治病，十去其六；常毒治病，十去其七；小毒治病，十去其八；无毒治病，十去其九。谷肉果菜，食养尽之，无使过之，伤其正也。不尽，行复如法。"如此药食兼施，才能疗效巩固，稳步康复，防止虽有一时之快而后患无穷的弊端。

五味调和者，应当明了五味所归，所进饮食当属何味及喜走之脏腑，还应明了五脏特点，五脏有病所宜五味，如肝体阴用阳，酸味可补肝之体，泻肝之用，辛味可助肝之用，耗肝之体。肝郁之证，当食辛味之药助肝之用，忌食过酸，加重收敛，阻遏肝用。肝阴虚之证，当食酸补肝之体，泻肝妄动之阳气。肝之特点为刚暴妄动，又当遵"肝苦急，急食甘以缓之"，宜进甘味之食，以缓肝保肝，自可促进疗效。

从口味异常谈整体和局部的关系

　　唐老师辨证治疗口味异常注意整体与局部的辨证关系，临床每多效验。口味是人的主观感觉，口味异常是有病的征象。宋代陈言《三因方·口病证治篇》："夫口乃一身之都门，出入营养之要道，节宣微爽，病必生焉。故热则苦，寒则咸，宿食则酸，烦躁则涩，虚则淡，瘅则甘……"以口味异常为主诉就诊的相对较少，口味异常一般来说是全身症状的伴发症状，临床上以口甘、口酸、口苦、口黏、口臭就诊的相对较多。

　　《素问·奇病论》："有病口甘者，病名为何？……此五气之溢也，名曰脾瘅。""此人必数食甘美而肥者也"，"五味入口，藏于胃，脾为胃行其精气，津液在脾，故令人口甘也"。《温热经纬·叶香岩外感温热篇》说："舌上白苔黏腻，吐出浊厚涎沫，口必甜味也，为脾瘅病。"口甘病机关键在脾，多因过食肥甘，损伤脾胃，酿生湿热，或外感湿热，蕴结于脾胃，与谷气相搏，上蒸于口所致。《素问·奇病论》提出"治之以兰，除陈气也"，叶天士也指出脾瘅病"当用省头草（即兰草，一作佩兰叶）"，芳香辛散以逐之则退，唐老师常用平胃散加藿香、佩兰、黄芩、黄连化裁治疗。

　　口酸主要与肝胆脾胃相关，王冰曰："凡物之味酸者，皆木气之所生。"《张氏医通·七窍门下》云："肝热则口酸……口酸，肝胆湿热也。"肝之味为酸，肝气郁结，横逆犯胃，肝胃不和，胃失和降，泛吐酸水可致口酸。也兼有湿热上壅所致。唐老师常用保和丸、左金丸、金铃子散化裁治疗。

口苦多与肝胆热有关。《素问·奇病论》曰"口苦者，病名为何？……名曰胆瘅"，"此人者数谋虑不决，故胆虚，气上溢而口为之苦"。《素问·痿论》提出"肝气热，则胆泄口苦"。《灵枢·邪气脏腑病形篇》提出"胆病者，善太息，口苦"。唐老师指出苦五行属火，苦为心之味，口苦不仅与肝胆火热有关，也多与心火有关。王冰曰："凡物之味苦者，皆火气之所生。"《张氏医通·七窍门下·口》云："心热则口苦。"临床上心及肝胆火热引起的口苦最多见，因此唐老师常用芩连温胆汤、龙胆泻肝汤、导赤散加减治疗。

口黏多为湿热所致，《温热经纬·叶香岩外感温热篇》说："如口中自觉黏腻，则湿渐化热。"口黏在临床上多伴有舌苔厚腻及其他口味异常，如黏腻而甜，多为脾胃湿热，黏腻而苦，多属肝胆湿热，唐老师常用自拟香兰平胃散和龙胆泻肝汤加减治疗。

口臭多由于胃中积热所致，《温热经纬·余师愚疫病篇·疫证条辨》说："口中臭气令人难近，使非毒火熏蒸于内，何以口秽喷人乃尔耶？"治疗以清胃为主。唐老师常用清化和胃法，方用自拟香兰芩连温胆汤和清胃散化裁治疗。

疾病的病变往往出现在局部，但是局部病与整体有着密切的关系，治疗局部病变，不仅着眼于局部的治疗，而且要协调整体与局部的关系，只有整体的协调，才能更好地改善局部。把整体的协调和局部的治疗有机地结合起来，才能达到局部治疗的目的，如口甘、口酸、口苦、口黏、口臭等口味异常病变，虽是局部的病变感受，但与全身整体的失调关系密切，因此治疗应注意协调整体，才能治愈。

活血化瘀法的应用体会

活血化瘀是祖国医学中富有特色的一种治疗方法。清代王清任是一位对血瘀证诊治贡献较大的医学家，他在《医林改错》中系统阐述了活血化瘀的理论依据及其临床应用，丰富了活血化瘀的内容，所创治疗气虚血瘀证的补阳还五汤，至今被我们推崇应用。实际上活血化瘀的理论最早见于《内经》，如《素问·至真要大论》说："寒邪客于小肠膜原之间，络血之中，血泣不得注于大经，血气稽留不得行，故宿昔而成积矣。"又《素问·阴阳应象大论》说"血实宜决之"，即是其理论渊源所在。医圣张仲景在《伤寒论》和《金匮要略》中也创造了不少祛瘀的方剂，如桃仁承气汤、抵当汤、大黄䗪虫丸等。唐老师擅长应用活血化瘀方，如血府逐瘀汤、少腹逐瘀汤等治疗内、妇科疑难杂症。

血瘀证有疼痛、肿块、出血和瘀血色脉征等特殊的临床证候，其疼痛特点为刺痛、痛处拒按、固定不移，常在夜间痛甚；肿块的特点是在体表者其色青紫，腹内者质硬而推之不移；出血的特点为出血不止，色紫暗或夹血块；瘀血色脉征主要有面色黧黑，唇甲青紫，或皮下紫斑，或肌肤甲错，舌质紫色，或有瘀斑、瘀点，脉多细涩或结代。唐老师认为其产生的主要原因有：①外伤或跌仆造成体内出血，离经之血未及时排出，瘀积于内；②气滞而血行不畅；③血寒使血脉凝滞；④血热使血行壅塞或热灼血黏，引起脉道瘀塞；⑤湿热、痰浊、砂石等有形实邪压迫、阻塞脉道；⑥气虚、阳虚而运血无力，血行迟缓等。

对瘀血证的治疗，总以活血化瘀为治则，但由于引起瘀血的病因、部位、时间的长短及患者的体质强弱不同，而祛瘀之法又因人而异。唐老师指出：活血莫忘理气，因气为血之帅，气行则血行，气滞则血瘀；久病多瘀、多痰，瘀久生热，灼津为痰，痰瘀互结，致清阳不升，脉络痹阻，可致眩晕、中风等病，故治疗疑难、顽疾多配合祛瘀、化痰之品。唐老师根据瘀血在头、胸、膈下、少腹及肢体等部位的不同，常用王清任的五个祛瘀方加减治疗，包括"通窍活血汤""血府逐瘀汤""膈下逐瘀汤""少腹逐瘀汤"和"身痛逐瘀汤"。这五个方剂都有当归、川芎、桃仁、红花4种基本药物，并随瘀阻的部位不同而选加药物。瘀血在头部，加麝香、葱白以开窍通阳；在胸胁者，加枳壳、桔梗、柴胡以行气开胸，使气行则血亦行；在膈下、两胁及腹部者，加元胡、香附、枳壳、乌药等理气止痛；在少腹者，伍以小茴、乌药、肉桂、干姜以温经通络、散寒止痛；在躯干、四肢者，伍以香附理气止痛，羌活、独活、秦艽、地龙以宣痹通络。现代不少医师认为，活血化瘀法可以降血黏、扩血管、改善血液循环，而临证时不加辨证，徒治其标而忽弃其本，如此治疗，怎能获得佳效？

情志致病的重要性

　　唐老师常常告诫我们："良言劝慰三冬暖，恶语伤人六月寒。"临证中要时时重视利用亲切的语言来劝慰病人。他认为：医者必须具备良好的医德、医风，必须用体贴温暖的语言，诚恳认真的态度来引导病人，使其增强战胜疾病的信心和毅力。特别是对那些遭受精神刺激或对治疗丧失信心的病人，温和的语言会比用药更能收到满意的效果。反之，如果对病人用一些不恰当的语言，譬如简单粗暴、训斥嘲弄、小病诈危、妄言恐吓、态度冷漠、恶言相加等，都会给病人造成心理上的创伤，增加患者的思想负担，甚至产生医源性疾病。

　　例如：王某某，男，22岁，3年前因被诱骗到黑砖厂干重体力活，受到巨大的精神刺激，后引起两胁胀痛，胸痛、胸闷、心烦面赤，急躁易怒，腹胀纳呆，舌淡红，苔薄白，脉弦数。根据患者叙述，知其因于情志为患，为肝郁失调，疏泄不利，脉络痹阻引起。中医诊为郁证（肝郁气滞），治宜疏肝理气，和胃消食。方用逍遥散合柴胡疏肝散加减，并劝其思想开阔，不要因此忧愤过度，影响身体健康。必须自珍自爱，否则吃药乏效。患者信任医生，遵从医嘱，坚持服汤药20余剂而愈，去年参加高考被某大学录取，遂访至今未再复发。

　　唐老师指出：当初次接触病人时，要有礼貌，称呼病人的姓或职务以示尊重。谈话时口吻要自然、轻松、和蔼，传达着诚恳、友好和善意，使病人产生信任感。医者要深知自己的言语、表情和音调都会影响到谈话效果，一般来讲，谈话前最好先了解一下患者的教育状况和职业情况，对病人的一举一动进行仔细观察和研究，尽量收集详尽的信息，以利于综合评价分析和判断病人的性情、生活习惯和心理健康水平等，这样才能制订非同寻常的、切合实际的治疗计划。

语言可以治病，也可以致病，常言道"心病还须心药医""解铃还须系铃人"。李中梓在《医宗必读》中谈到"深情牵挂，良药难医"，由是可见良言劝慰在诊疗过程中的重要作用。

畅气机、和气血、调阴阳是治病的基本原则

　　唐老师认为治病的根本目的是调理阴阳，使人体达到"阴平阳秘，精神乃治"的健康状态。要调理好阴阳，就要做到调畅气机的升降、出入和气血的运行。要做到气血阴阳调和，升降出入通畅，就必须正确辨证论治。无论以何种方法辨证论治，表里、寒热、虚实、三焦、卫气营血、脏腑经络等都离不开阴阳这一总纲。《素问·阴阳应象大论》曰："阴阳者，天地之道也，万物之纲纪，变化之父母，生杀之本始，神明之府也。治病必求于本。"张景岳解释曰："本，致病之原也。人之疾病，或在表，或在里，或为寒，或为热，或感于五运六气，或伤于脏腑经络，皆不外阴阳二气，必有所本，故或本于阴，或本于阳，病变虽多，其本则一，知病所生，知乱所起……倘但见病治病，而不求其致病之因，则流散无穷。"《中藏经·阴阳否格论第六》论阴阳升降之病机，曰："阳气上而不下曰否，阴气下下而不上亦曰否。阳气下而不上曰格，阴气上而不下亦曰格。否格者，谓阴阳不相从也。"中医治病，根据不同病情，制定很多治法，但总不离调和阴阳二气之平和。正如《素问·至真要大论》说："谨察阴阳所在而调之，以平为期。"此即说明，任何疾病，包括脾胃病，都是阴阳二气失和而致。察其所在而调其和平，即是治病求本。如何协调阴阳，以达和平？《素问·阴阳应象大论》说："审其阴阳，以别柔刚，阳病治阴，阴病治阳，定其血气，各守其乡。"《素问·至真要大论》说："调气之方，必别阴阳，定其中外，各守其

乡，内者内治，外者外治，微者调之，其次平之，盛者夺之，汗之下之，寒热温凉。衰之以收利，谨道知法，万全万当，气血尽平，长有天命。"这说明中医治病，首先要辨证，判定疾病之阴阳盛衰，病位在表在里，在上在下，然后才能立法。疾病的病位有上下表里内外之别，感邪有微甚之不同，性质有寒热之分，临床应谨慎遵循阴阳之道理，选择正确有利的治疗方法，才能万举万全万当，使气血平和，保天年而长寿。《素问·阴阳应象大论》云："帝曰：调此二者（指人体之阴阳）奈何？岐伯曰：能知七损八益，则二者可调，不知用此，则早衰之节也。"七损八益就是顺从阴阳气血和气机的升降出入。

因此调理阴阳是治病之根本。但归根结底，对人体来说阴阳最终还是离不开气血，故《素问·调经论》曰："人之所有者，气与血耳。"无论生理、病理，无论在脏腑、在经络，在皮肉、在筋骨，都离不开气血。清代吴澄《不居集》曰："气即无形之血，血即无形之气。"《医学真传·气血》云："气为血之帅，血为气之母"，因此调理阴阳，必须善于调理气血。气血是人体生命的主要物质，任何疾病，尽管其病变部位与性质有所不同，但均可导致气血紊乱及有关脏腑功能失调。脏腑功能失调，又可以促使气血紊乱，二者恶性循环，将使病情加重至死亡。《素问·至真要大论》说："谨守病机，各司其属，有者求之，无者求之，盛者责之，虚者责之，必先五胜，疏其血气，令其条达，而致和平，此之谓也。"气血条达和平是治愈疾病的主要法则，即审查病机时，必须辨证，查其所属，是表证，是里证，是虚证，是实证，同时又要察看大气有无风、寒、燥、湿、热之五胜对发生疾病的影响。在治则上使血气疏通，条达通畅，机体功能自可平和，而疾病痊愈。

升降出入，是气血阴阳运动的基本形式。升降出入，是基于阴阳学说而形成的气机消长转化的重要学说。升清阳，降浊阴，吐故（出）纳新（入）是气机的基本动态。《素问·六微旨大论》曰："出入废，则神机化灭；升降息，则气立孤危。故非出入，则无以生、长、壮、老、已；非升降，则无以生、长、化、收、藏。故器者，生化之宇，器散则分之，生化息矣。故无不出入，无不升降。"因此要使人体生机存在，生化正常，生命健康，就必须使人体的气血阴阳协调、升降出入通畅，只有这样，人体才能保持健康。若阴降而不升，阳升而不降，"阳奔于上则燔，阴走于下则冰"。由是阴阳相格，诸病乃生。通过畅气机、和气血、调阴阳，则达到"致中""致和"的"中"的状态，即"阴平阳秘，精神乃治"的健康状态。

畅气机、和气血、调阴阳，是唐老师临证时的基本治疗原则。这个原则的重点在和气血，措施在通畅气机的升降出入，目的在调理阴阳。气血调和，升降出入通畅，则阴阳平衡，身体健康。唐老师的学术思想以《内经》理论为基础，承仲景学说，研习李东垣补脾土学派之法，兼取各家学说之长，融会贯通，形成了自己的学术思想和临床辨治疾病的基本思路。宗李东垣"内伤脾胃，百病由生"之说，认为人体脾胃一虚则五脏六腑气血皆虚，气机升降失常，阴阳就会失衡而发生疾病。《脾胃论》云："九窍者，五脏主之，五脏皆得胃气乃能通利。"气血生于脾胃，行于脏腑，行者，通利之谓也。《灵枢·营气》云："营卫之道纳谷为宝，谷入于胃，传之于肺，流溢于中，布散于外，精专者行于经隧，常营无已，终而复始。"《灵枢·经脉》云："谷入于胃，脉道以通，血气乃行。"《脾胃论》云："或饮食失节，寒温不适。所生之病，或溏泄无度，或心下痞闷，腹胁膜胀，口失滋味，四肢困倦，皆伤于脾胃所致而然也，肠胃为市，无物不入。若'六淫'某一邪气偏胜，亦能伤脾损胃，观证用药，宜详审焉。"唐老师抓住脾胃的生理病理特点，善用东垣补中益气之法，使气血阴阳升降出入通畅调和。东垣曰："春气升，则万化安。"在临床处方中常气血并调，动静结合，用补药必有动药，有阳必有阴，有消补、散收、升降等特性的药物，时常共处于一方中，达到矛盾的统一。

脾胃气虚、阴火内生的机理探讨

　　李东垣有脾胃气虚、阴火内生之理论，对其机理认识有各种见解，笔者通过跟唐老师学习，深刻领悟到脾胃气虚、阴火内生、气虚发热的理论内涵。气虚何以生热？《内经》曰："阳虚则外寒，阴虚则内热。"从阴阳学说分析，气属阳，阳虚当生寒，何以生热？中医基础理论论述气虚生热者甚少，或述而不详，以至于对其产生的原因和机理不甚明了，唯有李东垣阐述详尽，提出了"阴火"概念，后世不能真正全面理解，更不能灵活地运用。气虚生热的理论渊源于《内经》，《素问·调经论》云"阴虚生内热奈何？……有所劳倦，行气衰少，谷气不盛，上焦不行，下脘不通，胃气热，热气熏胸中，故内热"，提出了气虚生内热。李东垣著《脾胃论》提出脾胃气虚，元气不足，阴火内生，百病由生的理论。笔者结合唐老师的理论实践经验和个人的体会分析归纳如下：

　　（一）脾胃气虚，心火独盛，心火乘土而生大热

　　《脾胃论》曰："脾胃气衰，元气不足，而心火独盛。心火者，阴火也……元气之贼也。火与元气不两立，一盛则一负。"又曰："既脾胃气虚，元气不足，脾衰，营卫伤，阴血耗，而心火独盛。心火者，阴火也，起于下焦，其系系于心。心不主令，相火代之。相火，下焦包络之火，元气之贼也。火与元气不两立，一胜则一负。脾胃气虚，则下流于肾，阴火得以乘其土位。"又曰："脾既虚……营阴大亏……血减则心无所养，致使心乱而烦，病名曰悗……如烦乱不能止，稍加黄连

入，此即气虚外感，临床常见弱不禁风，易感外邪，邪气留恋难去，病情缠绵，正虚邪恋，发热或高或低，时轻时重，劳则增剧，逸则减轻。

综上所述，唐老师认为脾胃气虚阴火内生之机理是脾胃气衰，元气不足，而心火独盛；脾胃气虚，则下流于肾，阴火（相火）得以乘其土位。心火、肾间相火乘其土位而为阴火，阴火影响脏腑经络而生百病。《脾胃论》有一句纲领性论述曰："脾胃虚，则火邪乘之而生大热。"《内外伤辨惑论》中说："惟阴火独旺，上乘阴分，故营卫失守，诸病生焉。"故李东垣指出，病从脾胃生者有四端，即烦劳伤阳，失于清净之常；收藏令行，谷气下流；少阳春气不升，万物无从生化；上焦元气不能开发，五气五味不能养气养神等等。皆是损伤脾胃元气所致，此四端即伤及肺心肝肾之四脏。

治疗脾胃病的主要学术思想

祖国医学自古以来十分重视脾胃功能，从《黄帝内经》到李东垣的《脾胃论》，从李东垣的益气升阳到叶天士的益胃养阴，逐步形成了一个比较完整的脾胃学说。唐老师擅长治疗消化系疾病，对脾胃的生理、病理有了比较深刻的认识和系统的诊治法则，现将其学术思想简单总结如下：

（一）脾胃具有消化、吸收和转输营养的功能

如果胃不能受纳腐熟，脾不能正常运化，就会出现食欲不振，食后饱胀等一系列症状。若病在胃，则以纳呆、饥不欲食、胃脘嘈杂为主症，其治在"消"；若病在脾，则以食后腹胀腹泻，身倦乏力，消瘦或水肿为主症，其治在"运"。

《素问·六微旨大论》说："升降出入，无器不有。"胃纳脾运，纳运结合，与它们的升降功能有密切的关系。一般来说，脾气将水谷之精微上输心、肺、头、目，借助宗气的作用以布散营养周身，其性以升为主，故其运是在脾气主升的情况下完成的。胃气将受纳消磨的水谷及时传至肠中，肠与胃虚实更替，其性以下行为顺，故其纳是在胃气主降的作用下完成的。脾胃居中州，是人体气机升降的枢纽，故水谷的受纳，精微的吸收、输布这一整个过程，是脾胃之气升降功能的结果。只有人体的脾气升清正常，胃气降浊顺利，才能维持"清阳出上窍，浊阴出下窍，清阳发腠理，浊阴走五脏，清阳实四肢，浊阴归六腑"的各种正常生理机能。反之，脾虚失升，轻则腹胀便溏、头痛眩晕，重则不升反降可见腹部重坠、脱

肛、阴挺、内脏下垂等。立法用药，当敦厚中土，升阳举陷，以使脾健气升而诸症皆除。若胃气不降，或逆而上行，常致腑气不通，腹胀便秘，呕吐反胃等。同时，胃气不降，有碍脾升，可出现眩晕、滑脱等症；脾气不升，亦妨碍胃降，而见纳呆、呕吐、恶心、脘腹胀满，因而《素问·阴阳应象大论》说："清气在下，则生飧泄，浊气在上，则生䐜胀。"

脾为阴土，喜燥恶湿；胃为阳土，喜润恶燥，这是两者的特性。正常情况下，太阴湿土赖阳气温煦而始运，阳明燥土得阴津滋润方自安。两者燥湿相济，使中土和煦，脾胃健壮，饮食才能消化，精微才能输运，从而发挥其"后天之本"的作用。

前人对脾胃消化食物、摄取营养的这种生理功能称为"脾胃之气"，或简称为"胃气"。脾胃之气不仅泛指消化功能，而且概括了脾的温煦功能——"脾阳"，脾的统摄血液的功能——"脾气"，胃的腐熟功能——"胃阳"及胃中的津液——"胃阴"等，故中医学特别强调胃气在人体中的特殊重要作用，谓"有胃气则生，无胃气则死"，这说明脾胃的健运与否，关系到人体的健康和生命的存亡。因此，人们在正常的生理活动中，一定要注意莫损胃气，而唐老师在临症时处处以顾护胃气为本，并贯彻于理、法、方、药之中。

（二）脾与胃在生理上以膜相连，经络上互相络属

两者脾与胃一脏一腑，表里相配；一阴一阳，阴阳相调；一纳一运，纳运结合；一升一降，升降相因；一燥一湿，燥湿相济。脾胃生理功能正常，则气血生化充足，这是人体强健的根本，所以古往今来的众多医家一直强调顾护胃气、调理脾胃的重要性。由于肝易乘脾，土壅则木郁，肝脾常相互影响，可致肝脾失调或肝胃不和，故治疗脾胃病时须辅助疏肝理气之

品。唐老师根据脾胃病气虚、阳虚者所占比例较多的特点，在治法提倡"脾宜健，肝宜疏，胃宜和"，在用药上以六君子汤、补中益气汤和参苓白术散为首选，次选平胃散、五苓散、温胆汤、理中丸、四逆汤、大小建中汤、四神丸、养胃汤和归脾汤等，临证用药上主张灵活加减，如：肝郁气滞者，加柴胡、郁金、香附；脾胃阳虚，加桂枝、干姜、附子；湿郁化热，加竹茹、黄芩、黄连；中焦热盛，加知母、石膏；热盛伤津，加花粉、葛根、石斛；泛吐酸水，加乌贼骨、煅瓦楞子、黄连、吴茱萸；嗳气或呃逆，加丁香、柿蒂、代赭石；湿邪内盛，加苍术、薏苡仁、白豆蔻；中气下陷，加黄芪、柴胡、升麻等。总之，用药时要针对病机，三因制宜，才能药到病除。

（三）唐师治疗脾胃病的七种方法

1. 和胃法

（1）温化和胃法

脾胃居中焦，脾主运化，主升清，其性喜燥而恶湿。胃主受纳水谷，主通降，其性喜润而恶燥。湿邪滞于中焦，致脾运失健，胃纳失降，气机受阻。症见：脘腹胀满，不思饮食，食少无味，恶心呕吐，嗳气吞酸，肢体沉重，怠惰嗜卧，泄利，舌苔白腻而厚，脉缓濡。拟温化和胃法，方用自拟香兰平胃散。

处方：苍术 15g，厚朴 15g，陈皮 10g，藿香 10g，佩兰 10g，枳实 10g，白术 10g，炙甘草 6。生姜 3 片，大枣 4 枚为引子。

功能：燥湿运脾，化湿和胃，行气除胀。

本方化裁于平胃散合枳术丸加藿香、佩兰而成。

（2）清化和胃法

素体胆气不足，复因情志不遂，或肥甘厚味，饮酒过量，胆失疏泄，胃失和降，气郁生痰，痰浊内扰，郁而化热，胆胃不和。或湿阻脾胃，郁而化热，脾胃湿热，影响肝胆疏泄。症见：脘胁痞闷，恶心，呕吐痰涎或呃逆，心悸，眩晕，失眠，脘腹胀满，易惊，心烦，多梦，舌苔白腻或黄腻，脉弦滑。拟清化和胃法，方用自拟香兰芩连温胆汤。

处方：藿香 10g，佩兰 10g，黄芩 12g，黄连 6g，半夏 12g，陈皮 10g，茯苓 15g，枳实 12g，竹茹 15g，青蒿 10g，炙甘草 6g。

功能：理气化痰，清热化湿，利胆和胃。

本方化裁于芩连温胆汤，即蒿芩清胆汤加藿香、佩兰而成，适于胆郁痰扰，胆胃不和证。

（3）辛开苦降法

脾胃虚弱，寒热失调，导致寒热错杂互结于心下，中焦气机痞塞不通，痞者，上下不能交泰之谓，心下即胃脘。症见：心下痞满，但满而不痛，按之不硬，如有物堵塞感，恶心呕吐，肠鸣下利，舌偏红，苔腻而微黄，脉濡等。拟为辛开苦降法，方用枳术半夏泻心汤。

处方：枳实 12g，白术 10g，半夏 15g，黄芩 15g，黄连 6g，干姜 6g，党参 15g，全瓜蒌 15g，炙甘草 6g。

功能：辛开苦降，寒热平调，消痞散结。

本方化裁于枳术丸，半夏泻心汤，小陷胸汤，即三方合用，正对心下痞证病机。

2. 补中法

（1）补中运脾法

脾胃虚弱，脾失运化，气虚气滞，气滞痰阻。症见：呕吐痞闷，不思饮食，脘腹胀满，消瘦倦怠，或气虚肿满，呕吐痰涎，舌淡，苔薄白或滑，脉细弱。拟补中运脾法，方用自拟三仙六君子汤。

处方：党参 15g，白术 15g，茯苓 15g，炙甘草 6g，陈皮 10g，半夏 10g，木香 6g，砂仁 6g，枳壳 6g，焦三仙各 15g。

功能：消食运脾，健脾补中。

本方化裁于香砂六君子汤，加枳壳、焦三仙而成。

（2）补中升阳法

脾胃为气血生化之源。脾主升清，升发阳气，清阳不升，则浊阴滞留，阳气下陷。症见：饮食减少，体倦肢软，四肢不收，肢体重痛，少气懒言，面色萎黄，腹胀，便溏泄泻，脱肛，子宫脱垂，崩漏，易感冒，身热自汗，气短乏力，舌淡苔薄，脉虚大无力。拟为补中升阳法，方用自拟补中升阳汤。

处方：黄芪 30g，党参 15g，当归 12g，炙甘草 6g，白术 15g，陈皮 10g，麦芽 30g，柴胡 3g，升麻 3g，羌活 3g，桂枝 12g，白芍 15g。姜枣为引子。

功能：补中益气养血，升阳举陷，除湿益胃。

本方化裁于补中益气汤，升阳益胃汤，升阳散火汤，黄芪建中汤。即补中益气汤合黄芪建中汤加羌活而成，也可加葛根。

（3）甘润补中法

胃为阳土，喜润而恶燥，主受纳，其气以降为顺。胃阴不足，络脉失养。症见：胃脘灼热隐痛，饥不欲食，口咽干燥，大便干结，或干呕，呃逆，舌红少津，脉细数或弦细等。宗吴鞠通、叶天士甘润法，拟甘润补中法，方用自拟养胃补中汤。

处方：沙参 15g，麦冬 15g，石斛 15g，玉竹 15g，扁豆 30g，山药 15g，鸡内金 15g，乌药 10g。

功能：甘凉润而生津，养阴益胃。

本方代裁于沙参麦门冬汤。

（4）补中健脾法

脾胃虚弱，运纳无力，湿邪偏胜，饮食水谷不化，清浊不分。症见：饮食不化，胸脘痞闷，肠鸣泄泻，四肢乏力，形体消瘦，面色萎黄，舌淡，苔白腻，脉虚缓等。拟补中健脾法，方用自拟羌葛参苓白术汤。

处方：党参15g，白术15g，薏仁30g，山药30g，莲子肉30g，扁豆30g，茯苓15g，砂仁6g，桔梗6g，炙甘草6g，羌活3g，葛根15g。

功能：益气健脾，渗湿止泻，升阳生津。

本方化裁于参苓白术散加羌活、葛根而成。

3. 疏肝法

肝属木，脾胃属土。肝与脾胃关系密切，肝性喜调达，恶抑郁，为藏血之脏，体阴而用阳。生理上，木能疏土，能使脾胃之清气升，浊气降。若脾胃虚弱，或肝旺肝郁，均可导致肝脾失调。症见：胁肋疼痛，脘胀不适，神疲食少，口燥咽干，情志抑郁，或月经不调，乳房胀痛，脉弦而虚等。拟疏肝法，方用自拟金麦逍遥散。

处方：柴胡10g，当归12g，炒白芍12g，茯苓12g，白术15g，甘草6g，生麦芽15g，郁金15g，青皮10g，陈皮10g，防风6g，小麦30g。生姜大枣为引。

功能：疏肝理气解郁，健脾养血活血。

本方化裁于逍遥散、甘麦大枣汤、痛泻要方，加生麦芽，郁金，青、陈皮而成。

4. 宣通法

胃以降为顺，以通为和。脾胃位于中焦，是气机升降之枢纽。不论内伤外感，一旦有病，常影响脾胃，导致气机升降失调，脾胃气滞，影响气血流通。症见：胸脘胀满，痞闷疼痛，恶心，纳差，舌苔薄白，脉弦细等。拟宣通法，方用自拟丹佛香苏散。

处方：炒香附 10g，苏梗 12g，陈皮 10g，炙甘草 6g，丹参 30g，佛手 10g，香橼 10g，良姜 10g，枳壳 10g，桔实 10g，元胡 10g。

功能：理气和中，宣通肺胃，活血止痛。

本方化裁于香苏散合良附丸，取丹参饮之丹参，金铃子散之元胡，枳术丸之枳实，加佛手、香橼、枳壳而成。

5. 开郁法

朱丹溪曰："气血冲和，万病不生，一有怫郁，诸病生焉，故人生诸病多生于郁。"脾胃病郁病更常见。脾胃为气机升降之枢纽，气机失调，导致气血痰食湿热停聚，木土壅郁。症见：胸膈痞闷，脘胁胀痛，嗳腐吞酸，恶心呕吐，饮食不消，舌红苔薄黄，脉弦滑等。拟开郁法，方用自拟陷胸六郁汤。

处方：全瓜蒌 20g，半夏 12g，枳实 10g，黄连 6g，黄芩 10g，柴胡 6g，炒香附 10g，川芎 10g，苍术 15g，神曲 10g，栀子 10g。

功能：宽胸化痰，开郁散结，行气解郁，清热疏肝。

本方化裁于小陷胸汤合六郁丸，取小柴胡之柴胡、黄芩加枳实而成。

6. 补肾法

脾胃为后天之本，主运化水谷，肾为先天之本，内藏元阴元阳，元阴是肾精，元阳即命门真火。肾虚，肾精不足，则命门火衰，火不暖土，脾失健运，脾肾阳虚，阴寒凝聚。症见：五更泄泻，不思饮食，食不消化，或久泻不愈，腹痛喜温，腰酸肢冷，神疲乏力，腹胀，舌淡苔薄白，脉沉迟无力等。《医方集解》云："久泻皆由肾命火衰，不能专责脾胃。"《张氏医通》云："以肾旺于亥子丑之时，固（泄泻）特甚也。"古人有"补肾不如补脾"，"补脾不如补肾"之辨。实际上，先天赖后天之充，后天赖先天以养。拟补肾法，方用自拟四神理中汤。

处方：补骨脂 15g，吴茱萸 10g，煨豆蔻 12g，五味子 10g，党参 10g，炮干姜 10g，炒白术 15g，制附子 10g，炙甘草 6g，菟丝子 15g，五倍子 10g。

功能：温肾暖脾，固肠止泻。

本方化裁于四神丸，附子理中丸，即两方合用加菟丝子、五倍子而成。

7. 分利法

泄泻之病，特别是水泻多是由水气侵袭脾胃肠，水谷不别，清浊不分而致。症见：泄泻如水，水肿腹胀，小便不利，舌淡胖，苔滑，脉濡细。治以分利水湿为则，佐以健脾。慢性泄泻，水湿之邪偏胜而脾虚不明显者，亦可用此治法。古人云"泻则伤脾"，《石室秘录》正治法："脾经之病，如水泻，乃脾气不温。""水泻用白术一两，车前五钱，二味煎汤，服之立效。方名分水神丹""水泻者，乃一时水气侵脾，故倾腹而出，用白术以利腰脐之气血，用车前以分消其水势，此正治之法也。""白术车前利腰脐而消水矣。然而白术也能健脾，脾健水湿自分，原不必借助车前。车前能通窍而安脏气，亦不止分水湿也。脏安则水湿之气自消，各有专能，又能分助，所以奏响如神耳"。拟为分利法，方用自拟分水胃苓汤。

处方：炒白术 30g，炒车前子 30g，苍术 15g，厚朴 10g，陈皮 10g，半夏 12g，茯苓 15g，猪苓 15g，泽泻 10g，桂枝 10g，白蔻 6g，木香 6g。

功能：分消水湿，温化止泻。

本方化裁于分水神丹和胃苓汤，即合用二方，加白蔻、木香而成，可根据病情合用痛泻要方，葛根芩连汤。

治疗消渴病的主要学术思想

唐宋教授从事教学、科研和临床工作40多年，建树颇深，积累了丰富的临床经验与学术思想，能重新理解经典内涵及创新消渴理论，擅长用新理论、新观点治疗疾病，对消渴病尤其是中消的治疗有独到见解。笔者有幸跟随唐宋教授侍诊学习，聆听教诲，受益匪浅，现将唐老治疗消渴病——中消的主要学术思想介绍如下：

（一）预防为主

《素问·四气调神大论》云："是故圣人不治已病治未病，不治已乱治未乱，此之谓也。夫病已成而后药之，乱已成而后治之，譬犹渴而穿井，斗而铸锤，不亦晚乎。"提出了"治未病"的思想，说明预防胜于治疗，未病先防，既病防变。唐宋教授在临证时，总会反复强调并传授预防消渴病的知识，让患者在诊病时就能获益：①平常的饮食应该少一点，勿暴饮暴食，以免损伤脾胃；②饮食结构要多样化，合理搭配，不要单一；③多运动，坚持打太极拳或八段锦等，强身健体，提高免疫力；④放松精神，舒畅心情，减少消渴病的发生，一旦患上此病，不要悲观、恐惧。坚持以上四点，能有效改善症状，降低血糖，稳定内环境，预防并发症的发生。结合药物的适当使用，预后较好。

在治疗过程中，注意检测体重、血糖、血压、血脂等指标，进行动态观察，规范使用药物，达到理想数值。做到三个"不"：让没得消渴病的人不得病，让得了消渴病的人不出现并发症，让出现并发症的人最大限度地减少致残率和致死率，及时指导相关问题的处理，阻断并延缓并发症的发生与发展。

（二）重视脾胃的调理

唐宋教授认为临床常见消渴患者多有脾失健运之象，且渐趋低龄化。现代社会，由于生活水平的提高和生活方式的改变，生活节奏变快，人们嗜食肥甘，贪图享受，夏天贪凉饮冷，多食少动，依赖空调、冰箱、电脑、汽车等，娱乐生活丰富多彩，违背自然规律，熬夜狂欢，思虑过度，均导致脾胃受损，脾阳受困，阴气被耗，致湿热和寒湿蕴于体内，阻碍气机。经现代临床研究，湿热内蕴与高血糖、高黏血症等疾病发病因素有密切相关性，无三消症状表现的高糖症为糖尿病先潜期，除遗传因素外，与生活条件有直接关系。如果脾的运化功能失常，不能为胃行其津液，升降无常，纳运失和，即使胃气盛能消谷多食，渴喜多饮，亦不能化生精微物质和津液，充养脏腑、四肢肌肉，而见形体消瘦，日久胃气衰弱，脾阴被灼，不能转输水谷津液，脾气下脱而小便频数，尿有甜味，导致中消的发生。

沿用传统的消渴病辨证论治体系而忽视脾的功能，用常规方法润肺、清胃、滋肾，结果只能是疗效平平，甚至脾运愈滞，病情加重，且不能显示水谷精微大量丢失的病理过程，所以对于消渴尤其是中消的病理实质及演变趋势的论述已不符合现代生活。唐老师推崇李东垣"内伤脾胃，百病由生"的理论，认为脾胃为元气之本，元气是健康之本，元气生于先天，长于后天，脾胃伤则元气衰，元气衰则疾病所由生。随着消渴病流行病学的调查研究及众多学者的临床观察发现，脾胃在本病的病机及辨治过程中，起着十分关键的作用。吴以岭提出消渴病主要由于机体水液代谢与输布、饮食精微转输与利用的紊乱及不平衡状态所致，故唐老师在治疗消渴病的过程中，时时注意从脾治疗，重视脾的生理功能和病理变化，抓住脾失健运的主要病机，可三消兼治，提高疗效，且能起到预防保健作用。

（三）辨病辨证相结合

"证"是脏腑病理变化和外在病因结合起来的证候群，具有广泛性、灵活性、准确性，是机体在疾病发展过程中的阶段性的病理概括，反映疾病发展过程中阶段性病理变化的本质，包括疾病的部位、原因、性质及邪正关系，全面深刻地揭示了疾病的本质。揭示矛盾的普遍性，是论治的依据，是中医学的精华，不同于"病"。

"病"是有一定发生发展规律的独立疾病，揭示矛盾的特殊性，对论治具有针对性。"病""证"的关系也包括现代医学的优势，中医学之"病"与现代医学的"病"有很大差别。中医的"病"大多以症状命名，而西医的"病"多是借助先进的医疗设备和实验室做出的诊断，揭示的是疾病发生发展过程中的特殊性、主要矛盾。中医的某种"病"可包括几种不同的证，又可看到不同的病在发展过程中可能出现同一种证，所采用的论治方法就有不同，既区别于局部对症治疗，又区别于不分主次、不分阶段、一方对一病的治疗。

唐老师认为现代医学的糖尿病属于消渴病的范畴，但与古之消渴病的证型已有所不同；在辨治消渴病时，当遵循中医理论，谨守病机，应当把辨中医之病、辨西医之病和辨证三者有机结合，指导临床治疗，为完善的治疗方案提供充足且正确的依据。参考并利用现代医学的检测手段和医学成果，审视并完善中医之病的辨证论治，能提供准确有效的治病依据。

（四）辨病程与标本

消渴病初起，患者多无特殊不适，以感觉口渴，或消瘦，或尿浊或乏力为首发症状，检测血糖，也不完全升高。此时患者体质尚好，又较为重视，常先给予饮食调控、心理疏导，加强运动，辅以中药养阴清热、化湿调脾之法。病程在5年以上即属于消渴病中期，或未予重视或初次检测血糖升高，病情往往虚实夹杂，应扶正祛邪同用。后期患者，病程多在10年以上，治疗过程中疗效多不理想，出现多种并发症，如中风、胸痹、雀盲，以脏虚为主，或虚中夹实。虚者脏腑气血阴阳虚损，实者痰饮水湿瘀血是也。重在扶正治疗，实者甚时佐以祛邪之法。

以病证而言，脏腑为本，三消为标；先病为本，后病为标。对应糖尿病的代谢紊乱而言，高血糖为本，并发症为标。临床须识标本缓急，急则治标，缓则治本。

（五）痰浊瘀血贯穿全过程

消渴病之基本病机为脾气虚弱。脾虚则运化失常，气血生化乏源，故气血不足，津液匮乏，导致气阴两虚。气虚则推动血液循环无力，血行不畅，内生痰血，阻滞血脉；气虚则水谷精微不运，痰浊内生，郁久化热，更耗津液，灼津为痰，痰浊内阻；阴虚则生内热，热耗津液，致气血津液不足，虚热内阻，经脉失养，病久阴损及阳，阳虚生内寒，寒凝血脉，血行不畅又致瘀血内阻；阳虚不能化气，气不行津，内阻则为痰浊，阻痹经络，故痰浊瘀血存于消渴病的始终，久之则形成恶性循环，络脉功能失调，出现各种并发症。所以在消渴病的治疗中随证加入益气活血、化湿运脾之品，能够提高疗效，改善患者的生活质量，预防或延缓并发症的出现。

（六）用药宜规律

崇尚脾胃理论：唐宋教授根据临床观察，消渴病患者大多呈现脾失健运之象，以脾气虚弱脾失健运为主证，认为健脾调脾法在整个论治过程中占有相当重要的地位，多以健脾益气、生津止渴之中药为主，使用黄芪、太子参、白术、苍术、玄参、山药等配伍组方，健运脾胃，开脾气，助运化，提高疗效。注重平补，避免辛燥峻烈之品，以保护受损脾胃的功能，强调脾胃不可伤，伤则中虚而气败，气败则百药难施，饮食不化。若为湿邪困脾，应醒脾运脾，配合燥湿健脾之苍术、厚朴、法半夏、茯苓、藿香、佩兰等，清化湿热之黄芩、栀子、茵陈、薏苡仁等，切不可忘理气之法，随证使用陈皮、苍术、厚朴、砂仁、法半夏等，避免湿滞脾胃。治疗湿邪为病，唐老师总结出"治湿不利小便，非其治也""治湿不健脾，非其治也""治湿不理气，非其治也""治湿不温阳，非其治也"，可谓临床之法宝。

消渴早期，体质壮实者多以热象为主，表现为口渴欲冷饮，消瘦易饥，多汗、多尿或便秘等症，唐老师擅长使用葛根、天花粉、生石膏、知母、麦冬、沙参、玄参、生地、地骨皮、火麻仁、决明子等，既清热坚阴，又能生津止渴，护阴而不生湿，清热而不伤阴，忌用苦燥之品，防止病愈燥，热愈深，消愈重。酌情使用凉血化瘀之丹皮、赤芍，以防凉血而凝血之弊。

消渴日久，出现气阴两虚之候，津亏则化气乏源，气虚则不能生津和布津，故唐老师权衡气虚、阴虚的不同程度而化裁：若气虚明显者，则以补气为主，取化阴生津之效，不用纯为甘寒之品，防过于滋腻；若气阴俱虚时，应当气阴双补，以求补津能化气，补气能生津之意，多用葛根、山药、太子参、黄芪等药，强调益气避免温燥之品，补气生津，不应过于滋腻。

消渴终末期，出现阳虚证候，属病久及肾，阴损及阳。用药应遵循"阳中求阴，阴中求阳"的原则，以"金水六君丸"为主，适当配伍龟板、牡蛎、天冬、肉桂、制附子、菟丝子。同时脏腑功能俱损，瘀血痰浊内阻，又当温肾活血利水，酌情配伍猪苓、泽泻、丹参、三七参、桃仁、薏苡仁、山药、陈皮等，化湿而不伤津液，活血而不生内热，使瘀化气畅而阴津复生，防止或延缓并发症的发生。

中风的危险因素和预防措施

中风由各种血管性疾病引起的脑部疾病的总称，从现代医学的观点看，中风相当于脑出血、脑血栓形成、脑栓塞、蛛网膜下腔出血、高血压脑病等。归纳起来，中风大致可以分为两大类，即缺血性中风和出血性中风。我国 2007 年统计：中风的死亡率占患病总死亡率人数的 22.63%，位居第一位。

中风的危险因素主要有 3 类：一是与生俱有的、不可改变的因素：如年龄、性别、种族、遗传、家族史和气候等。二是可以调控的人体内外环境因素：如高血压、糖尿病、高脂血症、心脏病、感染、TIA 等全身性或其他脏器疾病，高脂蛋白、抗磷脂抗体、同型半胱氨酸、维生素 C、胡萝卜素和叶酸缺乏等。三是可以改变的个人生活方式或习惯行为：如吸烟、酗酒、不合理饮食、运动减少等。

具有上述一个或一个以上危险因素的人群，就称作中风的高危人群。当然，高危人群和中风之间并没有严格的因果关系。中风的危险因素主要有如下几个方面：

（一）高血压

1. 高血压是发生中风最危险的因素，也是预防中风的一个中心环节，应有效地控制血压，坚持长期服药，并长期观察血压变化情况，以便及时处理。

2. 血压控制标准：收缩压低于 140mmHg，舒张压低于 90mmHg，理想血压应低于 120/80mmHg。

3. 据国外报道：血压每降低 10mmHg，中风发病率降低34%。

（二）糖尿病

1. 糖尿病是缺血性中风的独立危险因素，临床发现很多中风患者同时存在糖尿病，伴糖尿病的中风患者预后较差。

2. 美国 TIA 管理指南建议：空腹血糖应 < 7mmol/L，餐后血糖应控制在 < 11.1mmol/L，必要时通过饮食控制、口服降糖药或用胰岛素来控制高血糖。

（三）高脂血症

当血清胆固醇 > 5.7mmol/L 和/或甘油三酯 > 1.7mmol/L 以上时即称。血脂异常与动脉硬化密切相关。心脑血管病主要源于动脉粥样硬化，动脉粥样硬化80%是由血脂异常造成的。

（四）引起中风的其他因素

1. 吸烟 吸烟者与不吸烟者比较，本病的发病率和病死率增高 2～6 倍，且与吸烟的支数成正比。

据研究：①吸烟可使血管收缩，血压升高，心跳增快，血管壁含氧不足，血脂异常和血小板黏附性增加等。②可使血中高密度脂蛋白的原蛋白量降低，血清胆固醇含量增高。③此外，吸烟时烟雾中所含尼古丁可直接作用于心脏和冠状动脉，引起动脉痉挛和心肌受损，这些都易促发动脉粥样硬化，引起缺血型中风的发生。

2. 体重 肥胖可致血浆甘油三酯及胆固醇水平的增高，也常伴发高血压或糖尿病。近来研究认为，肥胖者常有胰岛素抵抗，因而动脉粥样硬化的发病率明显增高。

目前全世界都使用体重指数（BMI）来衡量胖瘦

公式：BMI = 体重（公斤）/身高（米）平方。

肥胖标准：BMI 在 18.5～24.9 为正常范围，BMI > 25 为

超重，BMI > 30 为肥胖。

3. 职业 体力活动少，脑力劳动紧张及经常有紧迫感的人易患此病。

4. 饮食 西方常进食较高热能的饮食，含较多的动物性脂肪、胆固醇、糖和盐，因而易致血脂异常、肥胖、高血压和糖尿病，这些都是导致本病的因素。

5. 遗传 血管硬化患者的血缘亲属患病的机会可 5 倍于他人。

6. 性格 性情急躁，进取心和竞争心强，工作专心而不注意休息，A 型性格者等都被认为易导致本病。所谓 A 型性格，是由美国学者弗里德曼首先提出的，这类人脾气比较火爆、有闯劲、遇事容易急躁、不善克制，喜欢竞争、好斗，爱显示自己才华，对人常存戒心等。

（五）预防中风的主要措施

1. 及时治疗可能引起中风的疾病：如动脉硬化、糖尿病、高血压、冠心病、高血脂病、高黏滞血症、肥胖病、颈椎病等。

2. 消除中风的诱发因素：如情绪波动、过度疲劳、用力过猛等，应自我控制和避免。

3. 坚持适度锻炼：能促进胆固醇分解从而降低血脂，降低血小板的凝集性，并能解除精神紧张和疲劳。

4. 适当控制情绪，切忌情绪的大起大落：情绪波动、精神紧张和劳累均可使交感神经兴奋，血管中儿茶酚胺等血管活性物质增加，从而引起全身血管收缩，心搏加快，血压升高，甚至诱发脑出血。

5. 饮食结构合理，防治饮食过饱：

（1）以低盐、低脂肪、低胆固醇为宜，适当多食豆制品、蔬菜和水果。

（2）应忌烟、限酒，每日饮酒白酒＜50ml，葡萄酒＜150ml，啤酒＜250ml。

（3）定期有针对性地检查血糖和血脂，膳食中高钠、低钾、低钙均可引发高血压和中风。

（4）人群中钠摄入相差100mmol（5.9g食盐）时，血压相差约10mmHg，中风的危险性相差达34%；反之，如果膳食中摄入低钠、高钾、高钙，对血压是一种保护因素，进而可减少中风危险性。

6. 做到生活规律，劳逸结合，不用脑过度。

7. 保持大便通畅，避免因用力排便而使血压急剧升高，引发脑血管病。

8. 注意气候变化，中风患者在气候变化时应当注意防寒保暖，避免严寒的刺激。

9. 注意生活细节，平时外出时多加小心，防止跌跤，起床、低头系鞋带等日常生活动作要缓慢，洗澡时间不宜太长等。

10. 早治"小中风"，一旦发现中风先兆应及时治疗，往往就可能避免发生完全性中风。

11. 抗血小板药物的应用：

阿司匹林：应用小剂量可抑制血小板环氧化酶，预防中风。目前国人用于预防血栓的用量以50～150mg/d为宜。

氯吡格雷：为一种新型的抗血小板抑制剂，不良反应较少，临床上主要用于缺血性中风的二级预防，常用量为75mg/d。

12. HMG - CoA 还原酶抑制剂（他汀类）的应用：

辛伐他汀（舒降之），使用剂量10～40mg/d。

阿托伐他汀（立普妥），使用剂量 20～80mg/d。

洛伐他汀（美降之），使用剂量 20～80mg/d。

13. 中药预防：

活血通脉胶囊，2～4 粒/次，每日 3 次口服。

脑心通胶囊，2～4 粒/次，每日 3 次口服。

华佗再造丸，3 克/次，每日 3 次口服。

血府逐瘀口服液，1～2 支/次，每日 3 次口服。

高血压、糖尿病、心脏病、血脂异常、肥胖症等是引发中风的危险因素，而中老年人是这些疾病的罹患人群，兼之吸烟和酗酒等不良的生活方式，严重的心理社会因素等诱因，造成了中老年人中风病的发病率增高。因此，中老年人应改变不合理的膳食结构，适量运动，戒烟限酒，减轻心理社会因素对血压的影响，并时刻注意"三个半分钟"和"三个半小时"。

"三个半分钟"：醒过来不要马上起床，在床上躺半分钟，坐起来再等半分钟，两条腿垂在床沿又等半分钟。

"三个半小时"：早上起来运动半小时，中午睡半小时，晚上 6～7 时慢步行走半小时。

（六）中风病常见的 12 种预兆

1. 头晕，特别是突然感到眩晕。

2. 肢体麻木，突然感到一侧面部或手脚麻木，有的为舌麻、唇麻。

3. 暂时性吐字不清或讲话不灵。

4. 肢体无力或活动不灵。

5. 与平时不同的头疼。

6. 不明原因突然跌倒或晕倒。

7. 短暂意识丧失或个性和智力的突然变化。

8. 全身明显乏力，肢体软弱无力。

9. 恶心呕吐或血压波动。

10. 整天昏昏欲睡—嗜睡状态。

11. 一侧或某一侧肢体不自主地抽动。

12. 突然出现短暂的视物不清。

唐老师认为：中风的发病与不良生活习惯、饮食不节、劳累过度及气候、环境等因素有关，并总结出预防中风的十八字歌诀为"迈开腿、管住嘴、频喝水、戒烟酒、忌烦恼、晚吃少"。

治泄要祛湿　祛湿有四法

　　泄泻一症，辨证多端，湿邪为泄泻的主因，因湿伤脾胃，清气杂下随大肠传导而下注。

　　湿既为泄泻的主因，治当以治湿为主，治湿又以健脾为要，但应视因风、因热、因寒、因食等诱因之异而立足于治本，入手于治标。《难经》曰："湿邪可致五泄，湿盛则濡泄，兼风则飧泄，兼热则溏泄，兼寒则鹜泄，久下不禁湿盛气脱则为滑泄。"《时病论·食泻》云："食泻者，即胃泻也。缘于脾胃湿困，不能健运，阳明胃府，失其消化，是以食积太仓，遂成便泻。"若有风邪，肠鸣矢气，当加风药以胜湿，如葛根、升麻、羌活、防风、柴胡之类；若有热，暴注下迫，肛门灼热，当加清热燥湿药和清热利湿药，如黄芩、黄连、滑石等，"使湿不与热合，势必孤矣"；若有寒，腹痛水泻，完谷不化，当加温药如木香、砂仁、干姜、草豆蔻等；若食积，腐败下注，宿食不化，当加大白、枳实、麦芽、炒萝卜子等。

　　唐老师指出治疗泄泻以治湿为主，治湿要抓住四个关键，即"治湿不利小便非其治也"，常用的药物有茯苓、猪苓、泽泻、车前子、滑石、通草等；"治湿不理气非其治也"，常用的药物有陈皮、半夏、木香、佛手、藿香、佩兰、砂仁、白豆蔻等；"治湿不健脾非其治也"，常用的药物有党参、茯苓、白术、山药、白扁豆等药；"治湿不温阳非其治也"，常用的药物有桂枝、附子、肉桂、干姜等药。利小便可以利湿、实大便，理气可以燥湿，健脾可以渗湿，温阳可以化湿。唐老师的祛湿四法，总结了治疗湿病的规律性和灵活性，体现了中医治病的常变观。

湿阻的辨治经验

（一）湿阻的病因

湿阻是湿邪阻滞脾胃引起的以全身困重乏力、胸闷腹胀、口淡纳呆、苔腻为主症的病证，唐老师认为，湿阻的致病因素主要有如下几点：

1. 外感湿邪

梅雨季节，气候潮湿，或水中作业或久居潮湿之地，在人体正气不足或超过人体的抵御能力时，均可导致外湿入侵，水湿潴留，湿困中焦，脾胃功能障碍而发病。

2. 饮食因素

如恣食生冷酒醴肥甘，或肌饱失常，损伤脾胃，运化失职，津液不得运化转输，停聚而患湿阻。如《景岳全书·传中录》所云："湿证之辨，当辨表里。经曰：因于湿，首如裹。又曰：伤于湿者，下先受之。若道路冲风冒雨，或动作辛苦之人，汗湿粘衣，此皆湿从外入者也。如嗜好酒浆生冷，以致泄泻、黄疸、肿胀之类，此湿从内出者也。"

3. 素体脾虚，或过劳伤脾

脾主运化水液，若脾虚失于健运，水聚为湿，则影响气机的升降和脾胃的运化、吸收功能。又李东垣曰："形体劳役则脾病……脾既病，则其胃不能独行津液，故亦从而病焉。"说明体力劳累过度可耗伤脾胃之气，而用脑过度，也可"思虑伤脾"，均可引起脾失健运，水湿不化，湿浊中阻，气机不畅，则致湿阻之证。

总之，唐老师认为，引起湿阻的病因主要是外湿过盛，饮食不节或素体脾虚，或过劳伤脾等，病位主要在脾胃，也可波及他脏。本病的发生，常有明显的外感湿邪或饮食不节病史，患者多为过度劳逸或素体脾虚之人，其发病多属同气相感，内外合邪为患。如《金匮要略心典·痉喝病》所言："中湿者，亦必先有内湿，而后感外湿，故其人平日土德不及而湿动于中，由是气化不速而湿侵于外，外内合邪。"

（二）湿阻的病机

湿性重浊黏滞，其为病多缠绵难愈。唐老师指出，湿阻多为本虚标实，虚实夹杂之证。脾虚是本，湿阻为标。病初多为实证，以湿困脾胃，气机阻滞，运化功能障碍为主；久湿不除，脾虚失运，胃失受纳，则为本虚标实之证。湿邪从化与人体的体质、阴阳偏盛及脏腑的功能状态等因素密切相关；湿从寒化，多损伤脾阳，形成寒湿困脾证；湿从热化，多损伤胃阴，形成湿热困脾证；湿盛则阳虚，故湿邪寒化为湿邪发病的主要趋势。

（三）湿阻常见证型的诊断和治疗

唐老师对湿阻的中医诊断和治疗具有独到之处，他把湿阻分为脾虚湿滞和湿热中阻两型，比较切合临床实际。

1. 脾虚湿滞型

湿阻（脾虚湿滞证）的诊断标准：参照中医院校六版本科教材有关湿阻的辨证要点进行诊断。

主症：①舌苔白腻或滑腻；②四肢酸困；③神疲乏力；④胃脘痞满；⑤脉濡缓。

次症：①胸闷腹胀；②大便溏薄；③口黏无味；④厌食油腻。

诊断：只要具备主症①，加上其余任意一个主症或两个次症即可诊断。

治疗方法：以健脾利湿、理气和中为主。方予自拟健脾祛湿方。处方：党参15~30g，茯苓15g，白术12g，薏苡仁30g，车前子30g（包煎），藿香10g，佩兰10g，佛手6g，香橼6g，甘草3g。

临证加减：腹胀满甚者，加大腹皮12g，厚朴12g，苏梗10g；兼有发热、恶寒者，加羌活12g，防风10g，荆芥10g；兼恶心呕吐者，加陈皮10g，姜半夏12g，生姜6g；纳呆明显者，加生谷芽、生麦芽、神曲各15g；湿邪下行，出现双下肢酸困、乏力者，加滑石18g，通草10g，淡竹叶10g；湿从寒化者，加桂枝10g，良姜10g，干姜10g，甚者加炮附子10~15g（先煎）。中药每日1剂，煎取400ml分2次温服；湿浊久郁不化，可选加防风、羌活、独活、白芷等少量风药，一般用量3~5g，以畅达肌腠，引湿邪外出。

2. 湿热中阻型

湿热中阻型湿阻的诊断标准如下：

主症：①舌苔黄腻；②肢体困重；③胃脘痞满或胀或痛；④恶心纳呆；⑤脉濡数。

次症：①口苦而黏；②渴不欲饮；③小便短赤；④大便不爽。

诊断：只要具备主症①，再同时具备其余一个主症或两个次症；或具备主症⑤，再同时具备其余两个主症，或三个以上次症，即可诊断。

治疗方法：以清热泻火，和肾化湿为主。唐老师常选用芩连温胆汤加味。

处方：黄芩12g，黄连6g，清半夏12g，陈皮12g，茯苓

15g，枳实 12g，佩兰 10g，白豆蔻 10g，薏苡仁 30g，干姜 3g，甘草 3g。

临证加减：湿重于热加石菖蒲 10g，通草 10g，车前子 30g（布包）；热重于湿加栀子 10g，滑石 18g；对病情较轻的患者也可选用藿香清胃胶囊，或清肝利胆口服液合藿香正气口服液治疗。

唐老师认为，湿阻成因以湿邪为主，病位主要在脾胃，故治疗时首先要健脾化湿（药如党参、茯苓、白术等），但同时也要重视利水（药如车前子、薏苡仁等）和理气药物（药如佛手、香橼等）的应用。另外，唐老师强调，藿香、佩兰芳香化湿而悦脾，为治疗湿阻的要药；湿易寒化，故治疗寒湿中阻证时可酌情加入温阳散寒之品（药如桂枝、良姜、干姜、附子等）。诸药相伍，务使脾健胃和，气畅湿行，则诸症自除。唐老师又强调，舌苔在湿阻的诊断及治疗中极为重要，临证时务使腻苔退尽，否则有复发之虑；湿阻一证，变化多端，故在运用健脾化湿汤时不可拘泥于原方，除整体辨证外，还应兼顾其个体的差异性，随症灵活加减，方能取得良效。

（四）生活调摄

1. 避免久居潮湿之处，或长期冒雨涉水作业，一旦衣裤潮湿，应及时洗净晒干。

2. 夏令梅雨季节，应避免过食生冷、瓜果、冰冻饮料、啤酒和肥甘油腻之品，勿饮酒或嗜茶成癖。

3. 为预防湿阻病的发生，唐老师常选用鲜藿香、鲜佩兰、香薷、扁豆花、厚朴花、鸡冠花及焦麦芽之类水煎代茶饮用，以芳香化湿，醒脾和中，也常用薏苡仁、冬瓜皮、赤小豆等，以健脾利湿。

4. 平时积极参加体育锻炼，增强体质。

盗汗从湿热论治的经验

盗汗，顾名思义，取其盗贼偷汗之义，《名医指掌》曰："盗汗者，睡而出，觉而收，如寇盗然，故以名之。"宋代陈字行《三因极一病证方论》认为"或睡着汗出，即名盗汗，或云寝汗"。其临床表现相当于西医学中甲亢，自主神经功能紊乱，结核病，风湿热，糖尿病，更年期综合征等。盗汗为临床常见之疾病，历代医家多依从于"气虚者自汗，阴虚者盗汗"之说，至李东垣《兰室秘藏》中名方当归六黄汤一出，阴虚盗汗之神圣地位更无人可撼，时至今日仍依从此说。而唐老师在临床中发现盗汗并非阴虚内热为主，湿热所致者占较大的比例，故提出了"湿热盗汗"之说，兹简介如下：

（一）病因病机

祖国医学认为，湿为阴邪，热为阳邪，二者都为外感六淫之邪气，湿邪与热邪合而为一，乃名湿热，由于二者的性质不同，致病特征不同，一经杂合，极难速愈。湿热的发生多由先天禀赋不足，久居盆地等环境湿热之所，情志不遂，嗜食辛辣肥甘厚味，长期饮酒成癖等病因导致湿热内蕴，脾胃、肝胆功能失常，气血津液运行不畅，邪热郁蒸，津液外泄而致盗汗发生。本病有虚实之分，但实多虚少，本虚标实，虚实夹杂。

（二）辨证论治

由于盗汗的病机为湿热郁积中焦，肝胆、脾胃功能失调，湿热蕴蒸，腠理不固，故睡时汗出，醒时即止。治疗宜益气健脾，清热燥湿为主，在此基础上灵活化裁，方予半夏泻心汤合玉屏风散加减。兼气血亏虚者，宜配合补气健脾，益气固表之归脾汤；兼阴虚火旺者，可配合当归六黄汤；瘀血阻滞者，可配合活血化瘀之血府逐瘀汤。

（三）体会

盗汗一病论述者颇多，而一脉相传者，多从阴虚火旺论治，如吴谦《医宗金鉴·删补名医方论》云"惟阴虚有火之人，寐则卫气行阴，阴虚不能济阳，阴火因盛而争于阴，故阴液失守外走而汗出"，而从湿热论治则鲜有人提及。唐老师认为，当代之人多因生活奢华，以酒为浆，且喜食肥甘厚味和辛辣刺激之品，易使湿热内生，而致盗汗、口疮、咽痹、痤疮、痛风等证频发，而不能概以"自汗属气虚，盗汗属阴虚"来论治。前人治疗盗汗的当归六黄汤，也并非专为阴虚火旺而设，方中的黄芩、黄连、黄柏实为治疗湿热之佳品。验之临床，盗汗确以湿热为主，或因气血亏虚，或阴虚内热，或瘀血内结，或阳气亏虚等均可为患，因而必须四诊合参，才能辨证准确，灵活施治。如若拘泥于常规，不知有湿热盗汗之证，则临证处方恐难速效。老师之经验告诉我们，只要遵循辨证论治的原则，知常达变，就能十愈其九。

体虚患者反复感冒的辨治经验

（一）体虚患者反复感冒的临床特点

感冒是因外感风邪为主的六淫之邪和时行病毒，客于肺卫，而出现一系列外感表证的疾病，一般而言，病情比较轻浅，病程为 3~7 天，但体虚患者感受外邪后可迁延数月不愈；还有一些病人无明显外感因素即患感冒，或治愈后不久又复感冒，这种情况即称为顽固性感冒。体虚患者罹患感冒后，正气不足、卫外不固为其共同的病理基础，但不同易感人群又有各自的发病特点，临床表现为对不同外邪的易感性。体虚患者反复感冒的临床特点是正虚邪恋，虚实错杂。

（二）体虚患者反复感冒的辨治要点

体虚患者反复感冒的治疗应根据患者不同的临床特点进行四辨：即辨时令、辨寒热、辨虚实、辨体质，准确掌握不同个体受邪性质的病理特点，应用扶正、宣肺、解表之法进行治疗。①辨时令：一般而言，冬季易感风寒，春夏季易感风热，长夏易感暑湿，秋季易感风燥，但也有四时之气杂感为患者，因此应结合季节和节气，详审其证候表现。如夏季湿邪为患者，以恶寒、身热不扬、头重如裹、胸闷脘痞、舌苔白腻为特征；秋季燥邪为患者，以恶寒发热、鼻干咽燥、咳嗽少痰、舌质少津为特征。②辨寒热：应从恶寒发热的孰轻孰重，口渴、咽痛的有无及舌苔、脉象等方面进行辨析。如风寒为患者，以恶寒重、发热轻、头身痛、苔薄白、脉浮紧为特征；风热为患者，以发热重、恶寒轻、口渴咽痛、苔薄黄、脉浮数为特征。③辨虚实：此类感冒多为素体虚弱，感受外邪者，属于虚实夹杂者居多。卫表之虚实表明营卫的开泄程度，当从有汗无汗以分辨之；其次要辨清患者本虚的属性，是属气虚、血虚，还是阴虚、阳虚？唐老师认为，在体虚患者反复感冒的整个发病过程中，以虚损证候为其主要临床特征，其病性为气、血、阴、阳的亏损，因此在治疗体虚患者反复感冒时应兼顾其本虚的一面。在体虚感冒中虽然气虚、阴虚型较为常见，但也有部分患者表现为气血两虚，气阴两虚，阴血不足，阴虚内热等复合型虚证。④辨体质：中医学认为患者的体质属性，表现为对某些病邪有相对的易感性。如糖尿病患者以气阴两虚或阴虚内热为主，感邪多从热化、燥化，且易感受风热、燥热之邪；甲状腺功能低下患者以气虚、阳虚为主，感邪多从寒化，且易感受风寒之邪；肥胖症患者，素体痰湿偏盛，易受外湿侵袭等等。

（三）体虚患者反复感冒的分型论治

1. 气虚兼外感风寒证 以汗出微热，恶风畏寒，咳嗽或喘，咯吐清痰或黄痰，鼻塞流清涕或浊涕，舌淡，苔薄白，脉浮虚为主症。治宜益气固卫，祛风散寒，方用御寒汤加减。处方：黄芪30g，党参15g，苍术10g，羌活10g，白芷10g，防风10g，黄芩10g，黄连3g，升麻6g，陈皮10g，款冬花10g，甘草6g。临证加减：若发热者，加柴胡、荆芥；头痛者，加藁本、细辛、川芎；咯黄痰或流黄涕者，加鱼腥草、芦根、冬瓜仁；项背强痛者，加葛根；纳呆者，加焦三仙。

2. 气虚兼外感风热证 以发热头痛，或微恶风寒，乏力气短，咽喉肿痛，或鼻塞流黄涕，或口渴，或微咳，或有汗而热不解，大便干或正常，舌质红，苔薄黄，脉浮数或浮虚为主症。治宜辛凉解表，益气扶正，方用桑菊饮合升降散加减。处方：桑叶15g，菊花15g，连翘12g，芦根30g，桔梗12g，杏仁10g，薄荷10g，炒牛蒡子12g，僵蚕10g，蝉蜕10g，太子参20g，山药15g，甘草6g。临证加减：发热重者，加柴胡、黄芩；头痛者，加蔓荆子、白芷、川芎；咳吐黄痰者，加浙贝母、鲜竹沥、胆南星；咽痛者，加射干、马勃、山豆根。

3. 暑湿伤表证　以身热不扬，微恶风寒，汗少，身重头昏，胸闷不饥，渴不多饮，腹胀便溏，舌苔薄黄而腻，脉濡数为主症。治宜清暑祛湿解表，方用新加香薷饮合藿朴夏苓汤加减。处方：金银花15g，连翘12g，香薷12g，芦根30g，藿香10g，厚朴10g，清半夏10g，茯苓15g，白扁豆30g，薏苡仁30g，通草10g，甘草6g。临证加减：若暑热偏盛者，加石膏、知母、青蒿；耗伤气阴者，加太子参、山药；里湿偏盛者，加苍术、白豆蔻、陈皮；咳嗽者，加杏仁、桔梗；小便短赤者，加滑石、竹叶。

4. 邪犯膜原证　以往来寒热，午后热重，头身重痛，胸闷脘痞，口苦口黏，舌质红，苔薄白腻，脉弦滑为主症。治宜清热化浊，透达膜原，方用达原饮合小柴胡汤加减。处方：柴胡15g，黄芩12g，党参15g，清半夏12g，厚朴12g，槟榔15g，草果仁10g，薏苡仁30g，知母12g，甘草6g。临证加减：头痛甚者，加羌活、川芎、葛根；表湿重者，加藿香、佩兰、羌活；里湿重者，加苍术、白豆蔻、陈皮；大便干结者，可用大柴胡汤加减。

5. 阴虚感冒　以身热，微恶风寒，少汗，头昏，心烦，手足心热，口干，舌红少苔，脉细数为主症。治宜滋阴解表，方用加减葳蕤汤合益胃汤加减。处方：沙参15g，麦冬15g，玉竹15g，生地12g，白薇10g，淡豆豉12g，葱白10g，桔梗10g，葛根15g，薄荷10g，甘草6g。临证加减：若兼血虚者，加当归、白芍、熟地；气虚者，加太子参、黄芪；心烦口渴者，加竹叶、天花粉；咳嗽咽干、咯痰不爽者，加牛蒡子、射干、瓜蒌皮。

6. 气血两虚证 以发热恶寒，少气懒言，体倦肢软，面色苍白，时自汗出，易于感冒，或伴心悸怔忡，健忘失眠，或月经过多，舌质淡，脉虚弱或细弱为主症。治宜补益气血，兼散表邪，方药：归脾汤合参苏饮加减。处方：炙黄芪30g，党参15g，白术12g，当归12g，熟地黄20g，茯神15g，龙眼肉15g，木香6g，紫苏叶10g，葛根15g，前胡10g，炙甘草6g，生姜3片，大枣3枚。临证加减：若心悸失眠者，加炒酸枣仁、合欢皮；自汗明显者，加桂枝、白芍；兼血瘀者，加丹参、赤芍、红花。

7. 阳虚感冒 以恶寒肢冷，或身有微热，无汗或自汗，汗出则恶寒更甚，面色白，语声低微，舌淡苔白，脉沉细无力为主症。治宜温阳益气，兼散表邪，方用再造散合补中益气汤加减。处方：黄芪30g，党参15g，白术10g，升麻3g，柴胡6g，当归10g，制附子10g，桂枝10g，白芍15g，细辛3g，生姜3片，大枣3枚。临证加减：头痛者加川芎、白芷、羌活；鼻塞者，加苍耳子、生葱白；背寒者，加葛根；无汗者，加荆芥、防风。

体虚患者反复感冒的治疗一般应以扶正补虚为主，解表散邪为辅，且根据其病因病机的特点，临证时要忌壅补、忌过汗、慎寒凉。忌壅补：在补法的应用中应注意正虚邪恋的特点，扶正祛邪应兼顾，补而勿使其滞，以防闭门留寇之患；忌过汗：顽固性感冒在感受外邪后，治疗不可过于辛散，否则单纯祛邪，强发其汗，则易重伤其正气，应扶正达邪，在疏散药中酌加补益之品，即使表寒较重，也不宜选择辛散峻剂之麻黄，只宜选择荆芥、防风、紫苏叶之类，辛温不燥的柔和之品；慎寒凉：此类感冒在感受风热之邪时，宜用柴胡、葛根、薄荷、桑叶、菊花等辛凉之剂，慎用大黄、栀子、黄连等苦寒降敛之品，否则易冰伏不解，延长病程。

补益先后天治疗低热的经验

　　唐老师治疗低热方面经验丰富，特别是用补中益气汤或六味地黄汤加减化裁，效果明显。唐老师指出，低热常常是免疫力低下、正气不足、外感邪气所致。正气不足，免疫力低下的病人，感受外邪后，正邪抗争不强烈，故常常表现为低热。正气不足，免疫力低下主要是脾虚或肾虚，因此治疗应以扶正为主，扶正主要有补先天和补后天两个途径。补先天常用六味地黄汤或知柏地黄汤以滋阴清热，补后天常用补中益气汤或升阳益胃汤以治疗气虚发热。过去认为低热多是内伤发热，其实不然，常常先有内伤，后有外感，反复不愈。治疗以扶正为主，稍加祛邪之品。祛邪途径有发汗和利小便两种方法，《内径》称"开鬼门，洁净府"。李东垣创补中益气汤，以补脾胃为主，兼以祛邪，称邪为"阴火"。《脾胃论》云："盖人受水谷之气以生，所谓清气、营气、运气、卫气，春升之气，皆胃气之别称也。若饮食失节，寒温不适，则脾胃乃伤。喜、怒、忧、恐，损耗元气。既脾胃气衰，元气不足，而心火独盛。心火者，阴火也。起于下焦，其系于心。心不主令，相火代之。相火，下焦胞络之火，元气之贼也。火与元气不两立，一胜则一负。脾胃气虚，则下流于肾，阴火得以乘其土位，故脾证始得，则气高而喘，身热而烦，其脉洪大而头痛，或渴不止，其皮肤不任风寒，而生寒热。盖阴火上冲，则气高喘而烦热，为头痛，为渴，而脉洪。脾胃之气下流，使谷气不得升浮，是春生之令不行，则无阳以护其营卫，则不任风寒，乃生寒热，此皆脾胃之气不足所致也。然而与外感风寒所得之证，颇同而实异，内伤脾胃，乃伤其气，外感风寒，乃伤其形；伤其外为有余，有余者泻之，伤其内为不足，不足者补之。内伤不足之病，苟误认作外感有余之病，而反泻之，则虚其虚也。实实虚虚，如此死者，医杀之耳！然则奈何？惟当以辛甘温之剂，补其中而升其阳，甘寒以泻其火则愈矣。经曰：劳者温之，损者温之。又云：温能除大热，大忌苦寒之药，损其脾胃。脾胃之证，始得则热中，今立治始得之证。"李东垣明确指出补中益气汤治疗"脾胃气衰，元气不足……阴火上冲"，而出现以上诸症。唐老师领悟李东垣之意诣，运用补中益气汤或升阳益胃汤治疗气虚外感发热时，常酌情合用荆防败毒散或参苏饮，治疗阴虚发热时常用六味地黄汤或知柏地黄汤配合青蒿鳖甲汤等方药，每获良效。

顽固性腹泻的辨治经验

（一）病因病机

顽固性腹泻的病位主要在脾胃、大肠、小肠，与肾、肝关系密切，病因主要有饮食不节、情志失调、禀赋不足、久病脏腑虚弱等；其病机主要为脾虚湿盛，脾胃运化功能失调，日久累及于肾，导致肾阳亏虚，肠道分清泌浊、传导功能失司；少数患者日久正虚邪恋，湿郁化热，呈现出寒热虚实错杂的现象。

胃为水谷之海，主受纳腐熟水谷；脾为胃行其津液，主运化水谷之精微。脾健胃和，则纳运正常，人体自然健康，若饮食失节、禀赋不足或药邪伤脾等，均可致脾虚不能腐熟，运化失常，则水反为湿，谷反为滞，湿滞于内，阻碍气机，升降失调，清浊不分，混杂而下，而为泄泻。久泻不止，必致肾阳亏虚，命门火衰，失于温煦，则为腹泻进一步加重、顽固难愈的根本因素。此外，肝为刚脏，性喜冲和条达，若忧思、恼怒或焦虑、紧张太过，致使肝气郁结，木郁乘脾，气机升降失常，也是形成本病的原因之一。

（二）主要分型和辨治经验

顽固性腹泻的病机主要是脾虚湿盛，若病久及肾，则呈现寒热虚实错杂之证。

1. 脾肾阳虚型 主症：水样大便或晨泄，稍进油腻则腹泻加重；神疲乏力，畏寒肢冷，纳食呆滞；舌淡、苔薄白，脉沉细弱。治宜健脾温肾、收敛固涩、渗湿止泻，方予参苓白术散合四神丸加减。

基本方：黄芪30g，党参15g，茯苓15g，炒白术12g，炒薏苡仁30g，炒扁豆30g，炒山药15g，莲子肉15g，煨肉豆蔻10g，煨诃子30g，补骨脂15g，五味子10g，肉桂3g，制附子6g，甘草6g。

方中黄芪益气健脾，升举阳气；党参、茯苓、炒白术、炒薏苡仁、炒山药、炒扁豆健脾益气，渗湿止泻；煨肉蔻、补骨脂、五味子取四神丸义以温肾暖脾，收涩止泻；制附子、肉桂以加强温肾之力，莲子肉、煨诃子收涩止泻，甘草调和药性。《本经逢原》载诃子"生用清金止嗽，煨熟固脾止泻"。诸药相伍，共奏健脾温肾、益气渗湿、收敛止泻之功，俾使脾阳得健、肾阳得复、湿化气畅，则泄泻得止。

临证加减：脘腹胀满者，加木香、陈皮、炒枳壳以理气行滞；腹痛者，加川楝子、延胡索、白芍药，以疏肝理气、缓急止痛；湿重者，加苍术、厚朴、白豆蔻以运脾化湿；纳食呆滞者，加陈皮、焦山楂、焦神曲、焦大麦芽以消食导滞；中气下陷者，加升麻、柴胡、葛根以益气升阳；脾肾阳虚重者，增加肉桂、制附子用量；久泄滑脱不禁者，加赤石脂、禹余粮以涩肠止泻。

2. 寒热虚实错杂型　主症：水样大便或溏便，大便夹有黏冻，每日数次或十余次，便前肠鸣腹痛，便后减轻；神疲乏力，心烦嘈杂；舌稍红、苔白腻，脉沉细。治宜补虚温肾、清热止泻，方予乌梅丸与赤石脂禹余粮汤加减。

基本方：炒乌梅30g，党参15g，黄连6g，黄柏10g，细辛3g，川椒6g，当归10g，桂枝6g，制附子6g，煨诃子30g，赤石脂30g，禹余粮30g，甘草6g。

方中乌梅酸涩止泻，党参、当归益气补血而扶正，黄连、黄柏清热燥湿，细辛、川椒、桂枝、制附子温肾暖脾而助运化，煨诃子、赤石脂、禹余粮涩肠止泻，诸药共奏温肾暖脾、清热燥湿、酸涩止泻之功。

临证加减：肝气郁结者，合痛泻要方以抑肝扶脾；脾虚者，加炒山药、茯苓、炒白术健脾化湿；湿热重者，去川椒、桂枝、制附子，加白头翁、苦参、黄芩以清热燥湿；寒湿重者，去黄连、黄柏，增加桂枝、制附子用量；中气下陷者，加升麻、柴胡、黄芪以益气升阳；久病伤阴者，可加少量太子参、五味子、山茱萸以益气养阴、收涩止泻。

（三）体会

顽固性腹泻在慢性腹泻人群中的发生率约为 10%，多顽固难愈，严重影响患者的生活质量，成为中医临床治疗的难题之一。本病属于中医学"泄泻"范畴，其病机主要责之于脾肾亏虚，寒热虚实错杂，而脾虚湿盛最为关键。《素问·至真要大论》云："诸湿肿满，皆属于脾。"《素问·阴阳应象大论》载："清气在下，则生飧泄……湿盛则濡泄。"《素问·水热穴论》认为："肾者，胃之关也，关门不利，故聚水而从其类也。"《景岳全书·杂证谟·泄泻》曰："泄泻之本，无不由于脾胃。盖胃为水谷之海，而脾主运化，使脾健胃和，则水谷腐熟，而化气血……脾胃受伤则水反为湿，谷反为滞，精华之气不能输化，及致合污下降，而泻痢作矣。"

唐老师认为，脾虚湿盛为顽固性腹泻的主要病机，但有兼寒、兼热、兼肝郁之不同。又指出，顽固性腹泻的主要原因是脾肾亏虚，治宜健脾温肾以治其本，脾肾健旺则腹泻自止。临证时益气补脾药剂量宜大，而温热之品剂量宜小，收涩药亦可予稍大剂量。若合并气虚下陷者，则纯用补、涩之剂难以收功，宜配合葛根、柴胡、升麻等升发脾胃清阳之品。需要注意的是，对于艾滋病腹泻的治疗，不可分利太过，以免伤阴耗气。"泄泻不利小便，非其治也"只适用于暴泻，而不宜于顽固性久泻。对病久寒热虚实错杂的患者，笔者喜用少量苦寒之品，如黄连、黄柏等。一则寒能清热，苦能燥湿，二则连、柏之苦味还能健胃厚肠壁。湿邪郁久易于化热而成湿热，有些患者即使无明显的湿热之象，若单纯应用补脾温肾之剂效果不佳，也应该考虑潜在湿热的存在，应予温清并用、补涩结合的乌梅丸进行治疗。经过多年的临床研究证实：中医药治疗顽固性腹泻在改善患者临床症状、提高患者的免疫功能等方面具有显著的作用，值得进一步探讨。

治疗便秘的常法与变法

（一）治疗便秘的常法

便秘是指大便秘结不通，排便时间延长，或欲大便而艰涩不畅的一种病证，学界一般分为热秘、冷秘、虚秘、气秘、大便难、脾约、阴解、阳结、寒秘、湿秘、风秘等类型。唐老师认为这样分类太复杂，便秘的病位在胃肠，主要病机是胃肠缺乏津液濡润，属于脾胃病，因此唐老师临证遵"六腑以通为用"的原则，治疗以滋阴润肠、通降腑气为常法。

常法以润肠通腑汤为基本方，药用火麻仁、郁李仁、大黄、厚朴、枳实、杏仁、桃仁、生白芍、当归、大白、木香，本方化裁于麻子仁丸、润肠丸、参合六磨汤和五仁丸等方而成。麻仁丸出自仲景《伤寒论》第247条："趺阳脉浮而涩，浮则胃气强，涩则小便数，浮涩相搏，大便则硬，其脾为约，麻子仁丸主之。"由火麻仁、芍药、大黄、厚朴、枳实、杏仁、蜜和为丸。该方具有润肠通便，"泻阳明有余之燥热，滋太阴不足之阴液"功能，主治肠胃燥热之便秘。润肠丸出自李东垣的《脾胃论》，由火麻仁、大黄、当归梢、桃仁、羌活组成，炼蜜为丸，治"饮食劳倦，大便秘涩，或干燥闭塞不通，全不思食，乃风结、血结、结能闭塞也，润燥和血疏风，自然通利也"。《兰室秘藏·大便结燥门》在润肠丸等方前面总论说："仲景云：小便不利而大便硬，不可攻下，以脾约丸润之。"《脾胃论·脾胃损在调饮食适寒温》在润肠丸等方前言中说："前项所定之方药，乃常道也，如变则更之。"因此唐老师认为便秘的主要病机是脾不能为胃行其津液，胃肠道失润，腑气不通。故以滋阴润肠，通降腑气为常法，立润肠通腑汤为基本方。

方中火麻仁甘、平，归脾、胃、大肠经；郁李仁辛、苦、甘、平，归脾、胃、大肠、小肠经，二药均润肠通便为君。大黄苦寒，归脾、胃、大肠、肝、心包经，能泻下攻积、清热泻火、凉血解毒、逐瘀通经；厚朴苦、辛、温，归脾、胃、肺、大肠经，能燥湿消痰、下气除满；枳实苦、辛、酸、温，归脾、胃、大肠经，破气消痞、化痰消积。《珍珠囊药性赋》认为枳实"沉也，阴也"，厚朴"苦能下气，去实满而泄腹胀"，三药通腑下气共为臣。杏仁苦、微温，归肺、大肠经，能润肠通便；桃仁苦、甘、平，归心、肝、大肠经，润肠通便，且杏仁温润走气、宣降肺气，桃仁温润走血。李东垣认为"桃杏仁俱治大便秘，当以气血分之"。生白芍苦、酸、微寒，归肝、脾经，养血滋阴；当归甘、辛、温，归心、脾经，补血润肠通便。四药一走气，一走血，一养阴，一养血，都具润肠通便之功共为佐。木香辛、苦、温，归脾、胃、大肠、胆、三焦经，行气止痛、健脾消食。槟榔苦、辛、温，归胃、大肠经，消积下气，二药行气、下气为使。诸药合用，共凑滋阴润肠、通腑下气之功。腑通肠润，则便秘自除。

（二）治疗便秘的变法

唐老师指出治疗便秘不仅知道要以滋阴润肠，通降腑气为常法，而且要知常达变，因为便秘虽为胃肠传导失常，但常与脾、肝、肺、肾等关系密切。所以历代医家治疗便秘有许多权变之法，唐老师把变法归纳为补气升清法、理肺降气法、疏肝养血法和温肾补精法等。

1. 补气升清法

该法主要用于脾虚证，张锡纯说："人之中气左右回施，脾主升清，胃主降浊，在下之气不可一刻不升，在上之气不可一刻不降，一刻不升，则清气下陷，一刻不降，则浊气上逆。"脾主升清，胃主降浊，脾虚则不能升清，脾阴不足，不能为胃行其津液，则胃肠道失润，胃失降浊，则大便秘结。此型患者常伴大便不畅不爽，面色㿠白，神疲气怯，肛门重坠，虽有便意，临厕努挣乏力，争则汗出短气，虚坐难以得便，舌淡嫩，脉虚。方用补中益气汤补脾气以升清阳，重用生白术以滋脾运脾通便，张仲景《伤寒论》即有"若其人大便硬，小便自利者，去桂加白术汤主之"的记载；《本草汇编》云"脾恶湿，湿胜则气不得施，津何由生……用白术以除湿，则气得周流而津液生矣"，加火麻仁、郁李仁以润肠通便，加枳实以降气通腑。

2. 理肺降气法

本法主要用于因肺功能失调影响胃的传导功能而出现的便秘。肺主一身之气，肺主宣发肃降，肺与大肠相表里。肺气虚，大肠传导无力，而见便秘，虽有便意，则临厕努挣，神疲气短，咳嗽无力。方选补中益气汤培土生金，补益肺气，加杏仁、枇杷叶、紫菀等以宣肃肺气。又肺为水之上源，肺阴虚亏及胃肠所致便结不畅，多见干咳少痰，咽干口燥，舌红少苔，方选百合固金汤化裁治疗。若肺气壅滞，则见胸闷气喘，大便不通，方选苏子降气汤肃降肺气，加瓜蒌、枳实以化痰下气润肠通腑。

3. 疏肝养血法

本法主要用于肝脾失调、阴血不足导致的便秘，此型患者常见大便艰涩，胸胁痞满，腹中时有隐痛，舌质红，脉弦细。

方选四逆散（柴胡、枳实、白芍、甘草）合《尊生》润肠丸（生地、当归、麻子仁、桃仁、枳壳）化裁。肝藏血，主疏泄，柴胡、枳实以疏肝也；脾主运化，白芍、甘草以滋脾阴。张锡纯称芍药甘草酸甘化阴（甲己化土），味近人参，大能滋补脾阴。《尊生》润肠丸滋补阴血兼润肠下气，二方合用达疏肝滋脾、滋补阴血、润肠通便之功。

4. 温肾补精法　温肾补精法主要用于肾阳不足，肾精亏虚导致的便秘。《杂病源流犀烛·大便秘结源流》曰："大便秘结，肾病也。经曰：北方黑水，入通于肾，开窍于二阴，盖此肾主五液，津液盛，则大便调和。"《内经》曰："肾开窍于二阴""肾乃胃之关"，肾受五脏六腑之精而藏之，肾不藏精，五液必燥，肠道失润而成便秘。此型常见肢冷面青，腰酸腿困，虽七八日不大便仍无欲解之象，更无腹痛之征，舌质淡，苔白滑。方选济川煎（当归、牛膝、肉苁蓉、泽泻、升麻、枳壳）加肉桂化裁。

胃痛分型论治的经验

（一）脾胃气虚型

该型病机为脾胃气虚，气机不运，虚中有滞，症见：胃脘隐痛，胃胀纳呆，大便稀溏，舌苔薄白，脉细弱等。宜补虚行滞，和胃通腑方用香砂六君子汤合金铃子散以健脾益气、理气和胃。临证时若见畏寒肢冷，喜温喜按者，加吴茱萸、高良姜、桂枝；脘痞、纳呆，舌苔白厚者，加苍术、白豆蔻、厚朴、焦三仙；若乏力、便溏者，加黄芪、山药、煨诃子；慢性萎缩性胃炎若出现胃酸缺乏者，可加乌梅、焦山楂、木瓜等酸性药物。

（二）中焦气滞型

引起胃痛的原因虽多，但中焦是气机升降之枢，中焦气滞是其主要病机之一，因此理气通降是治疗本证的基本方法，正如叶天士所强调的"脾宜升则健，胃宜降则和"。临床肝胃不和引起的气滞胃痛较为多见，正如《素问·六元正气大论》所说："木郁之发，民病当心而痛，上支两胁，膈咽不通，食饮不下。"临床症见：胃痛且胀，攻痛连胁，脘腹饱胀，嗳气频繁。治宜疏肝和胃，常用逍遥散或柴胡疏肝散加减或自拟以七味香苏饮（香附、苏梗、陈皮、枳壳、大腹皮、佛手、佩兰）。临证时兼肝经郁热者，加牡丹皮、栀子、黄连；胃中灼热、泛酸者，加海螵蛸、黄连、吴茱萸；积滞内停者，加焦神曲、焦麦芽、焦山楂、槟榔、炒莱菔子；胃气上逆、嗳气频繁者，加沉香、代赭石、旋覆花；胃痛较甚者，加木香、延胡索、川楝子。

（三）中气下陷型

多因中气下陷引起，症见：胃痛隐隐，食后坠胀不适，内脏下垂，短气乏力，舌淡苔白，脉虚弱等。治宜补中益气，开阳举陷，常用补中益气汤合升陷汤加味，临证时往往重用黄芪，黄芪用量从30g开始，逐渐加至50～60g。兼有气滞者，加香附、枳壳、陈皮；厌食纳呆者加砂仁、神曲、炒麦芽；脘痞、苔腻者，加佛手、香橼、白豆蔻、佩兰；脾虚泄泻者，加参苓白术散。

（四）瘀阻胃络型

多因胃络瘀阻引起，症见：胃痛如刺，痛处固定，食后加重，舌质紫暗，舌边有瘀点，脉涩等，治宜活血化瘀，行气止痛，常用丹参饮加味。丹参饮出自《时方歌括》，原方用量丹参与檀香、砂仁的比率为10：1，而唐老师认为丹参性寒，寒性凝滞，故常用至5：1。临证时瘀血甚者，加赤芍、三七、红花；兼气滞者，加延胡索、川楝子、香附、陈皮；气虚者，加黄芪、党参、茯苓、白术；胃痛喜温喜按者，加高良姜、桂枝、甘松；渴喜冷饮，舌红苔黄者，加竹茹、黄连、蒲公英等。

（五）湿热中阻型

本证多为脾胃运化失常，湿热内生，蕴结于胃，气机阻滞所致。症见：胃脘灼热疼痛、嘈杂口苦、大便黏滞不畅、舌苔黄腻、脉滑数等。治宜清热化湿，理气和胃，方用半夏泻心汤加味，湿热较重者宜用芩连温胆汤加味。临证时湿重者，加薏苡仁、白豆蔻、藿香、佩兰；热重者，加栀子、蒲公英；便秘者，加生大黄、决明子；呕吐、嗳气者，加代赭石、旋覆花；泛吐酸水者，加海螵蛸、煅瓦楞、煅牡蛎。此外，唐老师认为，治疗湿热中阻证，宜衰其大半而止，因胃喜暖畏寒，若过用寒凉之品，则影响胃的受纳、运化功能，故常在寒凉药物中加少量干姜或吴茱萸以反佐之；胃喜润恶燥，若过用辛燥的理气药，则宜耗伤脾胃之阴，故宜配伍太子参或玉竹以绝伤阴之弊，并常用药性平和的陈皮、佛手、香橼等，理气化湿而不温燥。

（六）气阴两虚型

多因气阴两虚引起。症见：胃痛隐隐，口燥咽干，短气乏力，舌红少苔，脉细数等。治宜四君子汤合沙参麦门冬汤加减，临证时常加太子参、石斛、绿萼梅等甘凉濡润之品。若热象明显者，加石斛、知母；吐酸嘈杂者，加黄连、吴茱萸、煅瓦楞；口干咽燥者，加天花粉、葛根；大便干结者，加玄参、当归、麻子仁；兼有瘀血者，加丹参、五灵脂、蒲黄等。

（七）脾胃虚寒型

多因中焦阳虚引起。症见：胃痛隐隐，喜温喜按，肢冷便溏，舌淡苔白，脉虚弱等，常用黄芪建中汤、附子理中丸、良附丸三方合方加减治疗。临证时若寒甚者，加炮附子、干姜；脘痞、苔腻者，加佛手、香橼、砂仁；呕吐清涎者，加吴茱萸、干姜、姜半夏；痛止后予香砂养胃丸以资调理。

唐老师认为，胃属中土，用药需当平和，贵在轻灵、流通，不伐冲和，做到补勿使滞，攻勿使过，寒勿使凝，热勿使燥，正如吴鞠通所云："治中焦如衡，非平不安。"

加味半夏泻心汤治疗痞证的经验

主要症见：心下痞满，但满而不痛，按之不硬，如有物堵塞感，恶心呕吐，肠鸣下利，舌偏红，苔腻而微黄，脉濡等。

病机病机：脾胃虚弱，寒热失调，导致寒热错杂互结于心下，中焦气机痞塞不通所致。

治疗原则：辛开苦降，消痞散结。

处方用药：拟方加味半夏泻心汤。清半夏24g，黄芩15g，黄连6g，干姜6g，党参15g，枳实12g，白术10g，全瓜蒌15g，炙甘草6g。生姜3片，大枣5枚为引。每日1剂，水煎，早晚分服。

本方化裁于半夏泻心汤、枳术丸、小陷胸汤，即三方合用，正对心下痞证病机。半夏辛温，散结消痞，降逆止呕；干姜辛热以温中散寒；黄芩，黄连苦寒以泻热开痞。四药寒热平调，辛开苦降之用，以消痞结。《金匮要略·水气病脉证并治》："心下坚大如盘，边如旋杯，水饮所作，枳术汤主之。"枳实理气消痞，白术健脾运化，两药一升一降，复脾胃升降之能，以治中满。中满指胸腹胀满，可因气虚、气滞、寒浊上壅、湿热困阻、寒热互结等病因，使脾胃运化失常，气机痞塞而致。中满证只是胀满，不痛，按之不太硬，俯身有撑抵感，"心下坚大如盘"，边缘清楚，按之痞硬，亦不痛，可概称中满，一般可用健脾理气之法治疗。全瓜蒌辛润温通，宽胸理气，降气化痰散结，以助脾胃升降之能，合半夏、黄连为小陷胸汤以治痰热互结心下之痞满痛。党参、大枣甘温益气，以补脾虚，甘草补脾和中，调和诸药。如果胀满感明显者，可称痞满，如有物堵塞者则称心下痞硬。如心下痞硬并疼痛，则称痞痛或结胸。《伤寒论》曰："小结胸病，正在心下，按之则痛，脉浮滑者，小陷胸汤主之。"总属胸腹间气机因邪气不舒之见证。

　脾胃居于中焦，脾胃为人体气机升降之枢纽，太阴脾主运化，主升清，阳明胃主受纳，主和降，脾胃升降有度，清阳升，浊阴降。如果饮食损伤脾胃，寒热互结，影响脾胃功能，升降无度，出入失节，以致发生多种病变，其中寒热互结，胃脘痞满多见，因此辛开苦降法是常用治法。

乙肝的辨治经验和思路

（一）辨治经验

现代医学认为，慢性乙型肝炎系 HBV 持续感染引起的肝脏慢性炎症坏死性疾病，其发病机制主要通过机体对 HBV 的免疫应答而导致的肝细胞的损害，而中医学对本病的认识也是十分详尽且明确的。唐老师根据乙肝的中西医发病机理，认为本病的病机为湿热邪毒蕴结于肝，耗伤气血，损伤肝、脾胃、肾等脏腑，邪盛正虚，导致气滞血瘀。其根本在于湿热蕴结和气血亏虚，治疗当以祛邪扶正为原则，益气养血、开郁解毒、化湿活瘀为主。唐老师通过长期的临床实践，总结了治疗乙肝的经验方，名为益肝解毒汤。药物组成：太子参 20g，生黄芪 30g，当归 15g，赤白芍各 15g，枸杞子 15g，丹参 30g，郁金 12g，草河车 15g，土茯苓 15g，败酱草 30g，茵陈 30g，虎杖 15g，白花蛇舌草 30g，甘草 6g，大枣 5 枚。

方解：太子参、生黄芪补气而不伤阴，当归补肝血，枸杞子补肝阴，赤白芍养阴柔肝兼以活络，丹参活血养血，郁金疏肝解郁兼以理气活血，草河车、土茯苓、败酱草、茵陈、虎杖、白花蛇舌草清利湿热邪毒，甘草、大枣健脾和胃。诸药合用，正对乙肝患者气血亏虚，湿毒蕴结之病机。

临证加减：①气虚明显者，倦怠乏力甚者，加党参 15g，黄芪加至 50g；②脾运无力纳差者，加生麦芽 15g，鸡内金 15g，或焦三仙各 12g。小儿纳差者，合市售三甲散（主要成分：龟板、鳖甲、穿山甲、麦芽、莱菔子）；③热证重者，加二花 15g，黄芩 15g，板蓝根 15g；④湿重者，加薏苡仁 30g，车前子 30g；⑤气滞而腹胀者，加青、陈皮各 10g，柴胡 12g；⑥肝脾肿大者，加制鳖甲 20g，生牡蛎 30g；⑦血虚明显者，加熟地 20g；⑧脾虚而四肢无力、腹泻者，加炒白术 15g，炒山药 15g，茯苓 15g；⑨阴虚低热者，加麦冬 15g，沙参 30g，生地 15g，或合一贯煎；⑩转氨酶高者，加垂盆草 20g，五味子 10g。

此外唐老师在乙肝的临床治疗中，常用以下几个自拟方，加味应用：

乙肝 1 号方（逍遥散加减）：当归 15g，赤、白芍各 15g，柴胡 6g，云苓 15g。

乙肝 2 号方（一贯煎加减）：当归 15g，川楝子 10g，杞果 15g，沙参 15g，麦冬 12g。

乙肝 3 号（自拟清热解毒饮）：败酱草 30g，草河车 15g，虎杖 30g，茵陈 30g，二花 15g，土茯苓 15g。

乙肝 4 号（自拟益气活瘀煎）：丹参 30g，苦参 15g，赤芍 15g，太子参 30g，黄芪 30g。

（二）证治思路

1. 活血养血以治肝之体　肝为藏血之脏，其所藏者，为肝主疏泄、主魂魄等功能的物质基础。其表现为血以柔肝，则肝气不至于升发太过；血以养筋，则筋骨强健；血以濡目则目明；血以藏魂则魂归。唐老师认为，乙肝病毒侵袭人体首先犯肝，侵肝之体，邪与血结，血流不畅则致瘀血；邪毒化热，煎熬阴血则血伤，故肝血瘀滞及虚少是本病特征之一。临床上多见烦躁，多梦，目涩，阳痿，筋弛无力，面胸背多赤丝朱缕，掌面鲜红，衄血，甚至青筋暴露，吐血便血等肝不藏血之病。治疗多用蒲黄、藕节等药物，或配伍白芍、当归、丹参养血活血，桃仁、大黄活血通便，使邪从便解，蒲黄、藕节活血兼有利水止血之功。选用多功效药物是唐老师用药一大特点，药物用量多为 10 ~ 30g。

2. 疏肝利胆以治肝之用　由于目前治疗本病疗效多不确切，致使很多患者闻肝炎色变，悲观伤气，情志抑郁。肝胆互为表里，胆者中精之官，胆汁即肝之精微所化，所以肝病多影响及胆，肝气疏泄失常也多导致胆气郁结，因此，唐老师认为肝胆郁结是本病的另一大特征。临床多见烦躁易怒或善叹息，悲气欲哭，两胁胀痛，腹胀，黄疸等肝胆郁结症状。唐老师对此类病人除以心理疏导外，多以柴胡疏肝散、逍遥散加减，药用柴胡、枳壳、枳实、香附、郁金、金钱草、茵陈、虎杖、内金、麦芽等。柴胡、香附、枳壳、枳实以疏肝理气为主，况香附为气中之血药，可调气行血，用量多在 10 ~ 15g 之间。郁金为血中之气药，既可活血理气，又可退黄利胆，用量可达20g。金钱草、虎杖、茵陈为清热解毒之品，兼有利胆祛湿退黄之功，用量多在 15 ~ 30g 之间。鸡内金健脾消食，麦芽受生发之气以疏肝健脾皆可适当选用。

3. 健脾益肾以扶其正　唐老师认为慢性病毒性肝炎多及脾胃，脾胃虚弱为正虚之首要。治肝不可忘脾，正如仲景所说："见肝之病，知肝传脾，当先实脾。"肾为壬癸为肝之母，肝病日久，子病及母也多见肾病。肾为阴阳之根，肾伤则无以涵木，故治肝不可不治肾。临床上脾伤多见：腹胀，纳呆，呕恶，便溏；肾伤多见：潮热，膝软，腰痛，阳痿，早泄等。治疗时唐老师用药多为太子参、白术、茯苓、苡米、黄芪、杞果、萸肉、仙灵脾、五味子等。其中白术健脾燥湿，茯苓、苡米健脾渗湿皆为常用之品，用量多为 12 ~ 30g；黄芪、太子参补气而不燥，且黄芪又有补气行水之功，用量宜大；杞果、山萸肉、仙灵脾、五味子以益肾养肝，用量多为15g。

4. 益营壮卫以祛邪毒 临床发现，乙肝患者面色均欠明润，又都不同程度地存在着乏力、倦怠之症，这是气虚的表现，正与《内经》"邪之所凑，其气必虚"之论相合。据此，唐老师在临证处方时，首以益气扶正之品立基，精选了太子参、黄芪两味药，其中太子参平补营气，黄芪峻补卫气。营气盛则可补损复原，修复已被损伤的脏腑组织；卫气强则抗病有力，利于祛除邪毒。据现代药理研究，太子参具有抗疲劳、增强机体免疫力的作用，黄芪有增强机体免疫功能、保护肝脏的作用。临床体会，太子参与黄芪合用，能较明显地改善乙肝患者的气虚状况，使患者精力增进，倦怠乏力等症状减轻至消失，尤其表现在用药后，其晦暗的面色会逐渐变得明润。唐老师特别指出，益营扶正本以人参为上，党参次之，但人参价贵，党参稍显温燥，均不利于长期应用，故选用清润和平而又价廉的太子参。当然在临床中应根据患者经济状况与病情灵活运用，不可拘泥。

5. 解毒利湿以祛病因 乙肝是正虚邪盛之疾，"邪之所凑，其气必虚"，正虚乃因邪盛所致，故病毒侵袭是病机的关键。根据乙肝患者表现出面色苍青晦暗，腹胀，纳呆，厌油腻，夜眠不宁，肝掌，蜘蛛痣，舌质暗红或紫红，舌苔厚腻或黄等，推断乙肝的病邪性质属湿属热，以湿为主，因此邪主要是毒和湿，解毒祛湿可祛病因。结合临床经验和西医药理研究，精选了草河车、土茯苓、败酱草、茵陈、虎杖、白花蛇舌草等利湿清热解毒之品，为防其寒凉伤胃，佐以甘草、大枣。其中草河车清热解毒，消肿止痛；茵陈清热利湿退黄；土茯苓利湿解毒，虎杖利湿清热活血；败酱草清热解毒、祛瘀止痛，白花蛇舌草清热解毒、利湿散瘀；甘草补中益气，缓急止痛，解毒，调和诸药；大枣补益脾胃，养血安神，缓和药性。据现代药理研究证实：草河车、土茯苓、虎杖、白花蛇舌草能抑制乙肝病毒，护肝降酶；茵陈能改善肝内血液循环，抗肝损伤，消除肝脏炎症，促进肝细胞再生，有明显的利胆退黄作用；败酱草能抗炎护肝；白花蛇舌草既能增强免疫功能，又能保护肝细胞；甘草有增强肝脏解毒功能，且能抗炎护肝；大枣能升高血清白蛋白。总之，清热解毒利湿之品与扶正之药合用确能改善肝功、抑制乙肝病毒的复制。

肝硬化腹水的辨治经验

（一）主要分型及治疗

1. 肝郁脾虚，水瘀互结　治宜疏肝健脾，化瘀散结。方用自拟健脾护肝汤加减治疗，处方：黄芪50g，党参20g，茯苓15g，白术12g，柴胡10g，郁金12g，炒枳壳10g，当归10g，白芍15g，鳖甲20g，丹参20g，三七粉6g（冲服），猪苓15g，泽泻30g，冬瓜皮30g，大腹皮12g，甘草6g。

临证加减：若伴有腹痛者，加用醋元胡、乳香、没药；若合并黄疸者，加茵陈。中药每日1剂，水煎于饭后1小时口服，每日2次。

2. 肝郁气滞，血瘀水停　治宜疏肝理气，活血利水。方用自拟荣肝丸，处方：西洋参30g，鳖甲30g，穿山甲15g，桃仁15g，猪苓30g，茯苓30g，大腹皮30g，香附15g，柴胡15g，郁金15g，白芍15g，炒枳壳15g，虎杖30g，白花蛇舌草30g，山药30g。共研末为丸，每次服6g，每日3次，疗程3～9个月。荣肝丸适宜于轻、中度肝硬化腹水患者，证属肝郁气滞、血瘀水阻、虚实夹杂者。

3. 湿热蕴结，瘀血阻络　治宜清热利湿，活血化瘀，逐水散结。方用自拟逐水通关丸，药物组成：甘遂、大戟、芫花、二丑、青皮、穿山甲、牙皂、细辛。诸药等分研末为丸，口服1～2g，隔日早晨空腹顿服，疗程3～10天。适宜于腹水量大，形证俱实者。

（二）体会

肝硬化腹水属中医"鼓胀"范畴，唐老师认为其是机体在感受湿热邪毒以及饮食不当、情志失调甚至失治、误治的情况下出现的一种肝、脾、肾三脏受病，气、血、水瘀积腹内，以致腹部日渐胀大而成鼓胀。现代西医学认为该病是在肝实质受损的基础上出现肝纤维化，肝细胞结节状再生以及形成假小叶，最终引发血液循环障碍，导致肝硬化腹水的发生。祖国医学从该病的发病机理出发，认为改善肝、脾、肾亏虚以及气虚血瘀水聚是发病的关键，在临证时强调扶正祛邪是治疗的基本原则。中医辨证施治是根据患者的证候分型、临床症状和体征等分析患者的病情特点，从而对中药方进行辨证加减治疗。

自拟健脾护肝汤中的黄芪、党参、茯苓、白术具有健脾益气之功，针对肝硬化腹水患者的纳差、腹胀、乏力等脾虚症状十分有效，一方面起到健脾的功效，另一方面还能通利水道，促进钠的迅速排放，减轻临床症状。此外，西医药理研究证实上述药物中含有多种氨基酸和扩血管药物等，能促进患者血管的扩张，促进血液循环的正常运行，有助于肝细胞的修复，从而改善患者的肝功能。柴胡、郁金疏肝理气，且能降低患者血清中的胆红素水平，并促进机体肝内蛋白质的合成，从而抑制纤维的增生；由于肝脏体阴而用阳，故治疗时要忌刚宜柔，使用当归、白芍、鳖甲以柔肝养阴、软坚散结；肝脏瘀血是造成腹水的一个关键因素，本方中使用三七、丹参起到活血化瘀之功效，促进肝脏微循环的改善，循序渐进地提高机体细胞免疫功能；猪苓、泽泻、冬瓜皮具有利水渗湿之功；炒枳壳、大腹皮行气利水，甘草调和诸药。

自拟荣肝丸中西洋参、山药益气健脾，鳖甲、穿山甲、桃仁活血化瘀、软坚散结，大腹皮、猪苓、茯苓行气利水，柴胡、白芍、枳壳、香附疏肝解郁，虎杖、白花蛇舌草配西洋参、鳖甲苦寒解毒而不伤阴，诸药共奏疏肝健脾，解毒利水，活血化瘀，行气散结之功。

自拟逐水通关丸有峻下逐水之功，仅适用于邪水猖獗而正气未衰之时。方中甘遂、大戟、芫花攻逐脘腹经隧之水，二丑荡涤泻下、逐水杀虫，青皮破气散结，穿山甲性善走窜、通经络、达病所以祛瘀散结，更配以牙皂、细辛宣通肺气，通关开窍，肺气宣通则诸窍皆利，气血畅行，水湿浊邪得以下泻。但服此药宜"衰其大半而止"，然后改服自拟荣肝丸以善其后。

不寐的辨治经验

（一）主要病因病机

1. 过劳或过逸则伤脾，致脾失健运，气血生化乏源，不能上奉于心，以致心神失养而失眠；脑力劳动者，多因思虑过度，伤及心脾，心伤则阴血暗耗，神不守舍；脾伤则食少，纳呆，生化之源不足，导致气虚血亏，血不养心，而心神不安。如《类证治裁·不寐》说："思虑伤脾，脾血亏损，经年不寐。"《景岳全书·不寐》说："劳倦思虑太过者，必致血液耗亡，神魂无主，所以不眠。"

2. 素体阴虚，或房劳过度，肾阴暗耗，阴虚内热，水火不济，心肾不交而神志不宁。《内经》认为，不寐的主要病机是"阴虚"所致，如《灵枢·大惑论》论述失眠的病机为"卫气不得入于阴，常留于阳。留于阳则阳气满，阳气满则阳跷盛；不得入于阴则阴气虚，故目不瞑矣"；《内经》曾提出阴阳失调的不眠用"半夏秫米汤"进行治疗；《伤寒论》也提出阴虚内热可致不寐，治疗用黄连阿胶汤。《景岳全书·不寐》说："真阴精血不足，阴阳不交，而神有不安其室耳。"《诸病源候论》说："阴气虚卫气独行于阳，不入于阴，故不得眠。"总之，不寐的病因虽多，但阴血亏虚，虚火内扰，神不守舍是其常见的发病机理。

3. 跌仆闪挫，头部外伤，或久病入络，气血滞涩，运行不畅，心脉受阻，新血不生，血不养心而致不寐。如王清任在《医林改错》中所说："失眠一证乃气血凝滞。"此证多见于顽固性失眠患者，多因头部外伤，或年高久病入络、气血郁滞引起。

（二）辨证分型治疗

1. 心脾两虚型

主症：头晕心悸，神疲乏力。治宜补益心脾，方用加味归脾汤加减。处方：黄芪 50g，党参 12g，白术 12g，当归 12g，朱茯神 15g，制远志 10g，炒枣仁 30g，木香 6g，龙眼肉 12g，合欢皮 30g，夜交藤 30g，怀小麦 30g，大枣 3 枚，甘草 10g。

临证加减：失眠较重者，加龙骨、牡蛎、珍珠母、柏子仁；心烦燥热者，加栀子、淡豆豉；口疮或咽痛者，合甘草泻心汤；肝郁气滞者，合柴胡疏肝散；兼脘闷、纳呆者，合平胃散；兼便秘者，加瓜蒌仁、火麻仁、决明子。

2. 阴虚内热型

主症：头晕耳鸣，潮热盗汗，舌红少苔，脉细数。治宜滋阴养血，清心安神。轻者方用四物汤合酸枣仁汤加减。处方：熟地 20g，当归 15g，白芍 15g，知母 12g，炒枣仁 15g，朱茯神 20g，夜交藤 30g，百合 30g，川芎 6g，甘草 6g，大枣 5 枚。也可口服天王补心丹。重者用眠安汤加减。处方：百合 30g，生地 15g，麦冬 20g，黄连 3g，炒枣仁 30g，朱茯神 15g，胆星 10g，生龙牡各 30g，怀小麦 30g，竹叶 15g，灯心草 3g，苏叶 3g，甘草 6g，大枣 5 枚。

临证加减：心肾不交者，加少量肉桂；心火甚者，加栀子、莲子心；兼气郁者，加醋香附、醋郁金、醋柴胡；血瘀者，加丹参、赤芍、红花；气虚者，加黄芪、太子参或西洋参；纳呆者，加焦山楂、炒神曲、炒麦芽等；耳鸣者，加煅磁石、蝉蜕、僵蚕。

3. 瘀血阻络型

主症：头痛头惛，面色黧黑，舌质暗红，或有瘀点，脉象沉滞。治宜活血化瘀，宁心安神，方用血府逐瘀汤加减（或桃红四物汤）。处方：当归 15g，川芎 10g，生地 15g，桃仁 12g，红花 12g，枳壳 10g，赤芍 12g，柴胡 6g，桔梗 10g，川牛膝 30g，生龙骨 30g，生牡蛎 30g，朱茯神 20g，夜交藤 30g，柏子仁 20g，酸枣仁 20g，甘草 6g。

临证加减：兼有头痛者，加葛根、白芷、醋延胡索；兼气滞者，加醋香附、醋郁金、青皮；瘀血较重者，加水蛭粉冲服；兼便秘者，加玄参、决明子、火麻仁。

4. 胆郁痰扰型

主症：心烦胸闷，郁郁寡欢，头重泛恶，口苦，嗳气，舌苔黄腻，脉滑数。治宜清热化痰，和中安神，方用黄连温胆汤化裁。处方：清半夏 30g，茯神 15g，陈皮 10g，炒枳实 10g，竹茹 15g，胆星 10g，浙贝母 10g，黄连 10g，甘草 6g。

临证加减：病重者，可用柴胡加龙骨牡蛎汤合升降散加减；若胆热上泛出现口苦、泛酸、胁痛者，可用大柴胡汤合酸枣仁汤加减；热象明显者，加黄芩、栀子；湿重加藿香、佩兰；失眠重者，加炒枣仁、远志、夜交藤；纳呆者，加山楂、麦芽；便秘加草决明、全瓜蒌。

5. 肝郁化火型

主症：急躁易怒，头晕头胀，口苦咽干，舌红苔黄，脉象弦数。治宜清肝泻火，镇心安神，方用丹栀逍遥散化裁。处方：当归 15g，白芍 15g，柴胡 12g，茯苓 15g，白术 12g，薄荷 6g（后下），丹皮 10g，栀子 10g，甘草 6g，生姜 3 片。

临证加减：肝火扰心者，可用龙胆泻肝汤化裁；平素多疑善虑者，加炒枣仁、柏子仁、远志、合欢皮；急躁易怒者，加龙骨、牡蛎、煅磁石；肝郁气滞者，加柴胡、醋郁金、醋香附。

6. 脾胃不和型

主症：脘痞腹胀，嗳气不舒，纳食呆滞，苔白腻，脉弦滑。治宜健脾和胃，调中安神，方用保和汤合半夏秫米汤化裁。处方：清半夏 30g，高粱米 30g，陈皮 10g，茯苓 15g，莱菔子 12g，连翘 15g，建曲 12g，山楂 12g，白术 12g，木香 6g，砂仁粉 3g（冲），甘草 6g。

临证加减：便秘者，加炒枳实、大黄；腹胀者，加厚朴、大腹皮；泛酸者，加黄连、吴茱萸。

按：《灵枢·大惑论》论述失眠的病机为："卫气不得入于阴，常留于阳。留于阳则阳气满，阳气满则阳跷盛；不得入于阴则阴气虚，故目不瞑矣。"

7. 心肾不交型

主症：心悸善惊，多梦易醒，腰膝酸软，心烦潮热，舌质红，脉细数。治宜交通心肾，方用黄连阿胶汤合交泰丸化裁。处方：黄连 10g，黄芩 10g，阿胶 8g，白芍 15g，生地 20g，柏子仁 20g，肉桂 3g，甘草 6g。

临证加减：心火偏旺者加栀子、丹皮、竹叶；肾阴虚明显者，合六味地黄丸；失眠较重者，加炒枣仁、龙骨、牡蛎、夜交藤。

8. 心胆气虚型

主症：心烦多梦，胆怯心悸，短气自汗，神疲乏力，脉弦细。治宜益气镇惊，安神定志，方用安神定志丸化裁。处方：党参 15g，茯神 15g，茯苓 12g，知母 12g，龙齿 30g，牡蛎 30g，炒枣仁 20g，远志 10g，石菖蒲 10g，甘草 6g。

临证加减：心悸气短者加黄芪、白术、山药；易惊善恐者加珍珠母、龟板、朱砂；心虚自汗者加浮小麦、五味子、糯稻根。

（三）辨治体会

唐老师治疗不寐，采用虚实辨治观。虚证者，以归脾汤、四物汤、酸枣仁汤、甘麦大枣汤、眠安汤和天王补心丹补血养阴为主。实证者，以血府逐瘀汤（或桃红四物汤）活血化瘀，以黄连温胆汤清热化痰，以丹栀逍遥散、龙胆泻肝汤疏肝理气，清热利湿。究其原因，概失眠患者，属思虑过度、劳伤心脾居多，而归脾汤为补益心脾的首选方剂；四物汤为补血之基础方剂，又为活血化瘀方如桃红四物汤、血府逐瘀汤的基础方剂，凡血虚心神失养、血瘀髓窍不充者，皆可用之；酸枣仁汤、甘麦大枣汤出自《伤寒杂病论》，为治疗肝血不足、心神失养及脏躁心神不安的基础方剂，故使用颇多；眠安汤为张磊教授经验方，经多年临床实践证实其疗效确凿。

用药特点：唐老师在治疗不寐时，用药药量有轻重之别，炙黄芪一般用 30～60g，炒枣仁、夜交藤、合欢皮、百合、龙骨、牡蛎、磁石多用至 30g，而黄连、肉桂、苏叶、木香、柴胡、川芎等常用至 3～6g；擅用对药治疗，如黄芪配党参，龙骨配牡蛎、百合配生地、怀小麦配大枣、夜交藤配合欢皮、知母配麦冬、桃仁配红花、蝉蜕配僵蚕等。此外，唐老师认为清半夏能使卫气由阳入阴，使阳跷脉由盛转平，以致阴平阳秘，而使人入眠；合并口疮或咽痹者，多因上焦湿热引起，常配合甘草泻心汤，清半夏、甘草一般用至 20～30g；失眠严重度者多加用重镇之品，如生龙骨、生牡蛎、朱砂、珍珠母、煅磁石等品。

内耳眩晕的辨治经验

（一）内耳眩晕的诊断

1. 西医诊断　参照高等院校七版本科教材《神经病学》，具有发作性眩晕、耳鸣、耳内胀闷、听力进行性下降等典型的临床表现，同时排除体位性低血压、眼源性、脑源性及颈源性眩晕等疾病，即可诊断。

2. 中医诊断　主要症见：突发头晕目眩，视物旋转，如坐车船，动则更甚，闭目静卧后稍减，伴有耳鸣，耳闷，听力下降，恶心呕吐，纳食呆滞，或有心悸，舌质淡红，舌苔白腻，脉沉弦。

（二）病机治法

1. 病因病机　中医辨证属水饮内停，聚而为痰，夹瘀上蒙清窍所致。

2. 治疗方法　温阳利水，化痰祛瘀。

3. 处方用药　自拟平眩汤加减。处方：桂枝 10g，茯苓 20g，泽泻 15g，白术 15g，当归 10g，赤芍 10g，川芎 6g，姜半夏 12g，天麻 10g。

4. 临证加减　若耳鸣、耳聋明显者，加石菖蒲 12g，郁金 12g，蝉蜕 10g，以化痰开窍；恶心呕吐频繁者，加竹茹 15g，陈皮 10g，代赭石 15g，以降逆止呕；情志不遂、精神抑郁者加柴胡 6g，郁金 10g，醋香附 12g 以疏肝理气；脘痞胸闷、舌苔白腻者加佛手 6g，香橼 6g，佩兰 10g 以理气化湿；乏力、便溏者加黄芪 30g，党参 15g，山药 12g 以健脾益气；大便秘结者加决明子 20g，火麻仁 15g 以润肠通便；纳差明显者加焦三仙各 12g 以健胃消食。中药每日 1 剂，水煎早晚分服。

（三）辨治体会

内耳眩晕属于中医"眩晕"范畴，唐老师认为，本病为忧思劳倦，过食肥甘，致脾胃受损，痰饮内生，聚而上犯，蒙蔽清窍，脉络瘀滞，清阳不升，发为眩晕。而现代医学认为，本病多为植物神经功能紊乱，引起迷路动脉痉挛，局部缺氧，导致内淋巴产生过多或吸收障碍、耳膜迷路积水和水肿，因此治疗的根本目的为扩张周围小动脉，缓解血管痉挛，减轻耳膜迷路水肿，故常用扩血管和脱水药物治疗本病。

自拟平眩汤是唐宋教授将五苓散、当归芍药散和半夏白术天麻汤合方加减而成，经多年临床验证用于治疗内耳眩晕症效果颇佳。五苓散、当归芍药散均出自《金匮要略》，张仲景在《金匮要略》中云："病痰饮者，当以温药和之。"又云："假令瘦人脐下有悸，吐涎沫而癫眩，此水也，五苓散主之。"五苓散中桂枝温阳化饮，茯苓、泽泻健脾利湿，白术健脾燥湿，且桂枝与茯苓相伍，一利一温，颇具温化渗利之效。之所以去猪苓而不用，是因为"猪苓行水之功多，久服必损肾气，昏人目（《本草衍义》)"。朱丹溪宗仲景痰饮致眩之说，首次提出痰邪致眩学说，主张"无痰不作眩""治痰为先"，故用姜半夏燥湿化痰，降逆止呕，天麻化痰熄风。李东垣在《脾胃论》中云："眼黑头眩，风虚内作，非天麻不能除。"

当归芍药散，由当归、芍药、川芎、白术、茯苓、泽泻组成，原为妇人怀妊、腹中绵绵作痛所设，具有养血活血、柔肝健脾之功。唐老师指出：经方中的芍药本无赤白之分，凡病属血瘀者，俱改白芍为赤芍，而阴血亏虚者，宜用白芍代替赤芍。方中当归、赤芍、川芎有养血活血、消散瘀肿之功。现代医学证实，活血化瘀药能扩张血管、缓解血管痉挛；健脾利湿药有减轻耳膜迷路积水的作用，而中医治疗在纠正植物神经功能紊乱、减轻动脉痉挛方面具有积极作用，故能获得佳效。

头痛的辨治经验

头痛是临床上多种疾病中较为常见的一个自觉症状。头居高位，五脏六腑的清阳之气、手足阳明经及督脉都上聚于头，故称头为"诸阳之会"和"清阳之府"。凡外感六淫，上犯巅顶，阻遏清阳；或内伤诸疾，导致气血逆乱，脑脉、脑络闭阻，均可导致头痛。由于头痛的病因病机比较复杂，因此临证时须详细询问病情，仔细检查，掌握较为全面的四诊资料，认真辨证施治，才能收到较好的疗效。其辨证之法，应根据头痛的久暂、性质和程度，首先分清内伤或外感；其次根据头痛的部位和经络的关系，以测知病变的相关脏腑，并酌配引经药物以达病所。

（一）辨外感

外感头痛一般起病急，多由风寒、风湿、风热等外邪侵袭引起，同时伴随有相应的表证。外感头痛以邪实为主，治疗首当祛邪，根据邪气性质的不同，分别采用疏风、散寒、化湿和清热等法。所感之邪多以风邪为首，故强调风药的使用。外感头痛经积极治疗，一般预后良好；若失治误治，日久不愈，伤及经脉气血，可演变为慢性头痛，每因气候变化等诱因发作或加重。现根据病因的不同分为以下几种：

1. 风寒头痛　头痛剧烈，恶风怕冷，痛及项背，遇寒加重，舌暗淡，苔薄白，脉浮紧。《素问·举痛论》说："痛者，寒气多也，有寒故痛也。"治宜疏风散寒，方选川芎茶调散加减。若痛因于风而久发不愈，当配合全虫、地龙、僵蚕以搜风

210

通络。寒邪重者可酌用炮附子或制川乌、制草乌，量大时煎药时间不宜少于 1 小时。

2. 风热头痛　头痛且胀，有灼热感，兼恶风发热，鼻流浊涕，目赤，口干而渴，舌质红，苔薄黄，脉浮数。治宜疏散风热，方用桑菊饮或芎芷石膏汤加减。

3. 风湿头痛　头蒙而重胀，头如巾裹，肢体酸困，胸闷纳呆，舌胖嫩，苔白腻，脉濡或浮缓。治宜祛风胜湿，方用羌活胜湿汤或九味羌活汤加减。

（二）辨内伤

内伤头痛一般起病缓，疼痛反复发作，时轻时重，根据其脏腑功能失调的不同，有虚证、实证和本虚标实证之分。初期多为虚实夹杂，治宜祛邪扶正兼顾，采用平肝、化痰、活血、益气、养血、滋阴等法；后期病久及肾，肾精亏耗，则当益肾、填精补髓为主；久病多瘀，须酌配活血通络之品。

1. 肝火头痛　疼痛骤作，灼热跳痛，心烦易怒，面红目赤，舌红，苔黄，脉弦滑数。治宜清肝泻火，方选龙胆泻肝汤加减。

2. 痰火头痛　头痛顽固，痛势较重且有热感，身热，咳痰黏稠色黄，舌质红，苔黄腻，脉滑数。治宜泻火涤痰，方用竹沥涤痰汤为主。

3. 血瘀头痛　头痛如针刺，固定不移，入夜尤甚，舌质紫暗或有瘀斑，脉沉细而涩。治宜活血化瘀，通络止痛，方用通窍活血汤加味。

4. 气虚头痛　头痛绵绵，动则加剧，气短乏力，舌淡，苔白，脉细弱。治宜补气升阳，方用补中益气汤加味。

5. 血虚头痛　痛势隐隐，缠绵不已，面色无华，心悸健忘，唇色淡白，舌淡，苔白，脉细或细弱。治宜补血益气，佐以疏风止痛，方用归脾汤加减。

6. 肝阳头痛　头痛目眩，心烦失眠，口苦咽干，舌红，脉弦数。治宜平肝潜阳，熄风止痛，方用天麻钩藤饮加减。

7. 肾虚头痛　头痛且空，耳鸣目眩，腰膝酸软，舌红少苔，脉细数而弱。治宜滋肾填精补髓，方用杞菊地黄汤或左归饮加减。

8. 痰湿头痛　多在巅顶，头懵而沉重，胸闷脘痞，舌苔白腻，脉弦滑。治宜化湿祛痰，方用半夏白术天麻汤加味。

（三）辨头痛的部位

头为诸阳之会，手足三阳经均循行于头面，厥阴经亦上会于巅顶，头痛部位可因受邪脏腑经络部位的不同而异。一般而言，太阳经头痛，多在头后部，并连及顶部；阳明经头痛，多在前额部及眉棱处；少阳经头痛，多在头之两侧，并连及耳部；厥阴经头痛，则在巅顶部位，或连于目系。临证时应酌配引经药以直达病所，使痛疾速愈。如太阳头痛，加羌活、蔓荆子；少阳头痛，加柴胡、黄芩、川芎；阳明头痛，加白芷、葛根、知母；少阴头痛，加细辛、附子、磁石；厥阴头痛，加藁本、吴茱萸。唐老师指出：头痛首辨内外伤，依经视位细审详。白芷、细辛、川芎虽被誉为治头痛之要药，但是此类药物香燥走窜，有伤阴散气之弊，故临证时要对证用药，不可过量滥投。对肝阳上亢或肝火上炎的头痛常加谷精草、蔓荆子、草决明、野菊花等药，用之得当，的确效如桴鼓。

丛集性头痛的辨治经验

（一）病因病机

丛集性头痛又名组胺性头痛或 Horton 神经痛，为血管神经性头痛的特殊表现，其特点是头痛随触随发，止时如常，来时难忍，20 分钟头痛可达到高峰，1～2 小时能暂时缓解，强烈钻痛感多在一侧框部，可伴有结膜充血、流泪、畏光、恶心等症状，在一连串十分规律的密集发作后，有数月到数年的缓解期，属于中医"头痛""偏头风"范畴。祖国医学认为，头为"诸阳之会""清阳之腑"，五脏六腑之精气皆上注之，凡能引起清阳不升，浊阴不降，气血逆乱者，均可导致头痛发生。笔者认为丛集性头痛多由外感风寒化热，或肝经风热上扰清阳，致使经脉凝滞，络脉不通，不通则痛。头痛病机较为复杂，如《素问·五脏生成》曰"头痛巅疾，下虚上实"，说明本病下虚上实者居多，而笔者认为丛集性头痛以实证居多，兼肝肾亏虚者有之。

（二）辨治经验

1. 主要症见 头痛剧烈，发作有时，并痛及左侧面部，难以忍受，不断用手拍打头部，眼睑充血流泪，畏光羞明，痛时伴流鼻涕，心烦急躁，睡眠差，纳食可，大小便正常，舌质红，苔黄腻，脉弦滑。

2. 病因病机 本病多为外感风寒化热，或肝经风热上扰清阳所致。

3. 治疗方法 疏风清热，通络止痛。

4. 处方用药 自拟谷精草合剂。处方：谷精草 20g，夏枯草 30g，青葙子 10g，菊花 15g，黄芩 10g，柴胡 10g，葛根 30g，羌活 12g，细辛 6g，白芷 10g，川芎 10g，醋延胡索 20g，甘草 6g。

5. 临证加减 兼肝肾亏虚者，加枸杞子、山茱萸、白芍以滋补肝肾；兼血瘀者，加丹参、赤芍、红花以活血化瘀；兼肝郁气滞者，加青皮、郁金、香附以理气疏肝；兼便秘者，加瓜蒌仁、决明子、柏子仁以润肠通便；兼失眠者，加制远志、茯神、生龙牡以养心安神；久痛顽固不愈者，加全蝎、地龙、蜈蚣以通络、熄风、止痛。中药每日 1 剂，水煎分早晚两次服。

（三）辨治体会

唐老师认为，丛集性头痛的发病部位虽在头部，但与肝的关系也相当密切。根据中医基础理论，肝为刚脏，主升主动，喜条达而恶抑郁，肝气郁结，或暴怒伤肝，导致肝失疏泄，气有余便是火，火与风邪相合，上扰清空，发为头痛。根据经络循行理论，《灵枢·经脉》："肝足厥阴之脉……连目系，上出额，与督脉会于巅。其支者，从目系下颊里，环唇内。"由此可见，肝经的循行路线与丛集性头痛的疼痛分布大致相同，这些内在的经络联系，构成了丛集性头痛与肝脏之间的密切关系。

中药谷精草合剂是根据丛集性头痛的证型特点而设，方中谷精草、夏枯草疏风散热、平肝明目；青葙子、菊花、黄芩清肝泻火；柴胡疏肝解郁，清热止痛；葛根缓解痉挛，解肌止痛；羌活、细辛、白芷疏风止痛；川芎、醋延胡索活血化瘀，理气止痛；甘草调和诸药。诸药合用，有疏风清热、通络止痛之功，能很好地从根本上缓解丛集性头痛患者的痛苦。

高血压病的辨治经验

原发性高血压病是常见的心血管疾病，常引起严重的心脑肾并发症，是脑卒中、冠心病的主要危险因素，有些患者服用西药效果不理想。笔者通过长期观察体会到，原发性高血压病的发病原因往往交织重叠，辨证分型纷繁复杂，难成体系，给辨证施治带来一定困难。笔者在临床实践中，发现了一些规律，现总结如下：

（一）肝火亢盛，痰热上扰

脑为元神之府，火性炎上，故元神容易为火所扰，火灼阴伤，痰湿内蕴，痰热互结，上扰神明，表现为头晕，头胀且痛，伴见急躁易怒、口苦、口臭、便秘、尿赤等，宜清肝泻火，熄风安神。处方：夏枯草 30g，钩藤 15g（后下），生龙骨 30g，生牡蛎 30g，代赭石 30g（此三味先煎 30 分钟），枳实 12g，竹茹 10g，清半夏 20g，陈皮 12g，茯苓 15g，生大黄 6g，甘草 6g。

（二）肝肾阴虚，肝阳上亢

《素问玄机原病式》曰："风火皆属阳，多为兼化，阳主乎动，两动相搏，则为之旋转。"高血压病以"阳易亢"为特点，多本虚标实。肾为肝母，肝肾阴虚，肝阳无以敛降，上亢犯头，故出现头晕、耳鸣，每因烦劳或恼怒而加重，少寐多梦，腰膝酸软，遗精，疲乏无力，舌质红，苔薄或无苔，脉沉细尺弱。治疗宜用甘寒、咸寒之品滋水涵木，且头目风阳扰动，又宜用凉散之药疏之。方用杞菊地黄汤合镇肝熄风汤加减。处方：枸杞子 15g，菊花 15g，生地黄 30g，牡丹皮 10g，茯苓 15g，山茱萸 15g，白芍 15g，麦门冬 15g，草决明 20g，生龙骨 30g，生牡蛎 30g，代赭石 30g（此三味药先煎 30 分钟），怀牛膝 15g。

（三）脾肾阳虚，痰湿内蕴

脑为髓海，其主在肾，肾虚髓不上荣，脑海空虚。脾阳虚弱，痰浊内生，上蒙清窍，清阳不展。肾阳亏虚，火不生土反寒水侮土，使脾阳亦虚。脾虚中寒，土不制化使肾阳亦虚。脾肾阳虚，痰湿内蕴故头脑空痛，眩晕耳鸣，头目昏蒙或头重如裹，倦怠乏力，腰膝酸软，舌质淡，苔白厚腻，脉沉滑，重按无力。《景岳全书·眩晕》曰："丹溪曰无痰不能作眩，当以治痰为主，而兼用他药。余则曰无虚不能作眩，当以治虚为主，而酌兼其标。"临床上则痰、虚兼夹，治宜益气温阳，健脾化湿。方用参苓白术散合真武汤加减。处方：党参 15g，白术 15g，山药 15g，茯苓 15g，薏苡仁 30g，砂仁 6g（后下），桔梗 10g，炒白扁豆 30g，白芍 15g，附子 9g，生姜 3 片。

（四）气血亏虚，痰瘀阻络

气行则血行，气虚则血滞。气血运行不畅，津液代谢失常，则化生痰浊，痰瘀往往相兼为病，甚至痰瘀交结，阻滞经络，又致气血运行不畅，出现头晕，时有耳鸣，劳则易发，面色晦滞，神疲懒言，多寐或失眠多梦，舌质淡暗或紫暗，苔白，脉细滑。治宜补益气血，化痰祛瘀，方用归脾汤合半夏白术天麻汤加减。处方：黄芪 30g，党参 15g，白术 15g，茯苓 15g，龙眼肉 12g，当归 12g，木香 6g，酸枣仁 15g，清半夏 20g，天麻 12g，橘红 12g，石菖蒲 12g，水蛭 6g，甘草 3g。

中药外敷内服治疗交通性脑积水的经验

交通性脑积水是发生在蛛网膜下腔即脑室外的梗阻或回流障碍，CT 显示脑室呈球形扩张，两基底池往往扩张，两侧半球也能见到因为脑脊液蓄积引起的脑沟增宽，进展慢，目前主要以手术治疗为主，但术后并发症多，给患者的生活带来不可避免的麻烦。交通性脑积水小儿罹病较多，笔者应用中药外敷及内服治疗交通性脑积水，疗效确凿，现总结如下：

（一） 中药外敷法

自拟祛水康脑散，处方：甘遂 10g，大戟 10g，芫花 10g，冰片 3g，麝香 10mg。

用法：以上诸药共研细末，以食用醋调成稠糊状，用纱布包裹，敷于头顶部盖住前囟，每次敷 8 ~ 10 小时。每日 1 剂，30 天为 1 个疗程，疗程之间休息 3 天，连用 2 ~ 4 个疗程。

（二） 中药内服法

加味当归芍药散。处方：当归 15g，白芍 15g，川芎 10g，茯苓 20g，泽泻 30g，白术 15g，通草 6g，冬瓜皮 30g，桂枝 12g，土鳖虫 12g。小儿用量酌减，每日 1 剂，水煎早晚分服，饭后服。

临证加减：肾精亏虚者，加鹿角胶、龟甲胶；脾气亏虚者，加党参、山药；脑积水严重者，加猪苓、车前子；瘀血重者，加桃仁、水蛭；热毒壅滞者，可去桂枝，加二花、公英、连翘。

（三）体会

交通性脑积水在祖国医学属解颅范畴，根据其发生的病因病机，临床可分为肾精亏虚、气滞血瘀、脾虚水泛、热毒壅滞等证型，无论哪种证型，结果均造成壅结不通，所以逐水破结是治疗脑积水的关键。方中甘遂、大戟泻水逐饮，消肿散结，能破癥坚积聚，利水谷道，直达水气所结之处，乃泻水之圣药；芫花泻水逐饮，《本草纲目》曰其"能直达水饮隐僻之处"；麝香开窍醒神，活血散结，《本草纲目》记载它"能治积聚癥瘕，其走窜之性能通诸窍之不利开经络之壅遏"；冰片开窍醒神。诸药合用增加逐水破结开窍之力，从而使脑脊液循环得以改善，脑积水症状得以缓解。诸药用醋调敷，减低了毒性，外用更安全，且前囟通于脑，吸收较理想，除个别患者出现头皮皮疹外尚未发现其他毒副作用。

内服药中当归芍药散行气活血、利水渗湿，冬瓜皮利水，桂枝温阳行水，通草利水通经，土鳖虫活血通络，诸药共奏行气活血、利水通经之功。

月经病的治疗经验

月经病是指月经的周期、经期、经量、经色、经质的异常，或伴随月经周期出现的症状为特征的疾病。月经后期、月经先后无定期、经期延长、月经过多或过少同属于月经不调范畴。

（一）月经不调

月经不调包括月经先期、月经后期、月经先后无定期、经期延长、月经过多、月经过少等。妇女以血为用，脾胃为气血生化之源，元气之本，主运化而具统摄之功，故脾胃与月经病关系密切。《素问·调经论》云："血气不和，百病乃变化而生。"现代生活节奏和生活方式的改变，饮食不节，劳倦太过，思虑过度，压力过大，损伤脾胃，健运失司，统摄无能，气血生化之源不足，肝肾虚损，则出现月经不调。唐老取众家之长，融会贯通，形成了以脾胃为重点的学术思想，治疗月经不调常以治脾胃为先，补后天以调先天，治脾胃可以安五脏，促进月经病痊愈。脾胃虚弱，则血海亏虚出现月经先期、月经后期、月经过少、月经过多等，用归脾汤或八珍汤加味以益气健脾养血，补脾胃以滋其化源；脾胃不足，气虚下陷，统摄无权，则冲任失固，用补中益气汤加味以补气摄血，固脾胃以司统血；脾胃升降失和，出现经行诸症，用参苓白术散加味以益气健脾渗湿；脾虚失运，痰湿内停，阻滞胞脉，可见月经后期，量少，用升阳益胃汤加味以豁痰除湿，使痰湿得除，脾运升清则经行如常；脾虚肝郁，疏泄失司，血海蓄溢失常，多会导致月经先期、月经后期、月经先后无定期，用四君子合柴胡疏肝散化裁治疗；中焦实火，可殃及血海，迫血妄行，可见月经先期、量多，当凉脾胃以清血源，用芩连四物汤加减；中焦虚寒，阴寒内生，浊阴下注，寒聚胞宫，则见月经后期，当温脾胃以通经，用艾附暖宫丸加减治疗。

（二）痛经

痛经根据发病情况分为原发性痛经和继发性痛经两类，前者系生殖器官无明显器质性病变所致的痛经。我国妇女的痛经发病率约为33%，其中原发性痛经占痛经发病率的36%，严重影响工作者约占14%，特别是青年未婚妇女发病率很高。唐老认为痛经的主要病因是"瘀"，因七情所伤，肝气郁结，气机不利，运血功能失职，血行受阻，血瘀停滞胞中而作痛；或在经期冒雨涉水，久卧湿地，过食生冷等，寒湿之邪侵袭人体，客于胞宫，阻滞胞脉，不通而痛；或由于脾胃虚弱，禀赋不足，致气血乏源，血海空虚，运血无力，胞脉失养而作痛，总的病机为"不通则痛""不荣则痛"。《素问·举痛论》云："脉泣则血虚，血虚则痛。"不荣则痛多数还是归于不通之故，故其病机关键在"瘀"。治疗上以通为用，活血化瘀为主。现代药理研究证实，活血化瘀药具有改善血液动力学和流变学，镇痛及免疫调节功能。配合温经散寒，理气止痛，益气养血法，寒性痛经用温经汤，虚性痛经用胶艾四物汤，瘀血痛经用少腹逐瘀汤加减。

（三）闭经

唐老认为闭经的原因多为肝郁气滞，脾虚湿蕴，肾虚早衰。由于学习压力大，精神紧张，思虑伤脾，人工流产，以及现代生活饮食成分复杂，多囊卵巢综合征患者越来越多，加之西医常使用黄体酮之类的激素药物，虽然疗效快，但易产生依赖性，更易导致闭经或月经不调。治疗上属肝郁气滞者，多用丹栀逍遥散加活血化瘀药物；属脾虚湿蕴者，多伴体胖多毛，胸闷多痰，白带量多，倦怠食少，舌淡脉滑等症，可用六君子汤加行气、化痰、化瘀药物，如胆南星、白芥子、香附、刘寄奴或四物类；属肾虚早衰者，善用四物汤合二仙汤加紫河车以温补肝肾精血。唐老把具有泻水通便、消痰涤饮、杀虫攻积作用的二丑，用于治疗难治性闭经，善用大黄蟅虫丸活血破瘀，通经消癥以提高疗效。

（四）崩漏

崩漏属疑难重症，与现代医学之功能性子宫出血相似，唐老提出宜"急则治其标"。月经淋漓不止当责之于脾的统摄功能失职，不能制约经血，无论病起何因何脏，病久则归于脾肾，致脾肾亏虚。《傅青主女科·血崩》云："若不急补其气以生血，而先补其血而遗气，则有形之血恐不能速生，而无形之气比且至尽散，此所以不先补血而先补气也。"治法多以补脾益气，温肾固脱为主。治疗上注意：①因病情急重，往往要养血活血、化瘀止血、补益脾肾、疏肝清热等多法联合，治血不忘瘀，避免虚虚实实之戒，但总以治脾为要，临床常以归脾汤加乌贼骨、茜草、荆芥炭、仙鹤草等治疗本症。②离经之血即属瘀血，止血药用之不当，常有滞瘀之弊；恶血不清，阻塞胞脉，新血不得归经，可有血止后再出血，或胞脉阻滞不通，日久成癥，腹中积块的现象，所以要做到止化结合，选择具有双向调节作用、止血不留瘀的药物，如三七、茜草、益母草、泽兰等。③倡导阴阳并调、寒温并用、止化结合的治疗原则。崩漏血止后，为防再度出血，应注重平时辨证求因而治本。唐老认为治崩漏宜补气养血，升提固涩。常用到炭类中药，即把某些中药炒炭存性，具有收敛止血或增强止血的作用。炭类药要适时而用，注意两点：①辨证准确，一般不用；②不能过早使用。关键在于辨腹痛、血块的有无。在无腹痛或腹痛较轻，无血块或血块极少的情况下，即瘀滞不明显，才可应用。凉血炭药类如栀子炭、黄连炭、黄芩炭，温血炭药类如艾叶炭、荆芥炭、干姜炭，化瘀炭药类如蒲黄炭、红花炭，补血炭药类如血余炭，补肾炭药类如杜仲炭，养血止血类如阿胶珠等。唐老善用炒黄芪、炒白术以补气养血，常联合应用生地榆、地榆炭，生地榆有较好的凉血止血作用，地榆炭亦有良好的止血作用，止血凉血且不留瘀。

（五）结语

唐老师认为：①月经病要辨明虚实，注重平时的调理，调理脾胃的观点贯穿月经病治疗的始终。②体现中医"治未病"的辨证理论，结合月经周期的生理特点，治疗上分经前期、经期、经间期、经后期4个阶段，根据量、色、质、期的变化，施以不同的治疗方法。经前期阳转入阴，治宜因势利导，以行气活血为主，引血归经，结合补肾温阳；经期胞宫开泄经血下注，当针对病因治疗，改善不适症状；经间期亦称氤氲之时，可增强活血化瘀，既填补阴精，又温肾助阳，调理脾肾；经后期血海空虚，子宫藏而不泄，应注重补肾填精，调养冲任。③同时一定要结合现代医学的辅助检查，进行必要的妇科检查，排除器质性病变，最大程度地解除月经病患者的痛苦，提高生活质量。

黄褐斑的辨治经验

黄褐斑是发生于面部的黄褐色或灰黑色斑片，无痛无痒，起病缓慢，常见于女性患者的前额、眉颊、唇周、鼻背等颜面部。黄褐斑也称为蝴蝶斑、妊娠斑、肝斑或色素沉着等，与女性妊娠、内分泌紊乱、生殖系统疾患、长期服用避孕药、使用化妆品、紫外线照射等因素密切相关。近年来，由于生活节奏加快和生活环境改变，本病患者日见增多，唐老师在治疗本病方面有丰富的经验，中医辨证分型治疗，疗效满意，现总结如下：

（一）血热血瘀型

若肝郁气滞，郁久化热，灼伤阴血，致使颜面气血失和而发病；或脾虚生湿，湿热蕴结，上蒸于面所致。女子以血为本，血虚则血瘀，肝郁则化热致血热，血热又致血瘀，血瘀致气血失和不荣于面，出现面部黄褐斑，面颊部斑点或成片，或口唇两侧斑，两目暗黑，舌边瘀点，口渴，胸胁胀痛，腰膝酸软，脉细滑数，治疗以凉血活血、化瘀消斑为则。治疗选用《医宗金鉴》凉血四物汤加减，方中当归、生地、川芎、丹参、白芍以凉血活血养血，二花、黄芩、土茯苓、白花蛇舌草清热燥湿解毒，木贼草、皂刺、白芷以除风化痰，醋香附以理气活血，甘草调和诸药。药物组成：当归、生地、川芎、赤芍、白芍、黄芩、土茯苓、二花、土茯苓、木贼草、白花蛇舌草、皂刺、醋香附、甘草。

（二）肝郁脾虚型

主要是由于情志不畅，肝气郁结，肝郁克脾，肝脾失调而引起，或劳累过度，饮食失节导致脾虚肝乘，肝脾失调。肝藏血，主疏泄，脾胃为后天之本，主肌肉，肝脾失调，气血疏泄失常，不荣于面而出现黄褐斑，主要表现为：情绪失落，失眠，郁闷心烦，口苦，神疲乏力，食欲减退，月经后期，经色浅淡，常伴有胸胁胀痛、月经不调、乳房胀痛等症，斑是褐色或红褐色，呈灰褐色或淡黑色，多发于颧、额等部位，行经前斑色加深，舌质淡，舌苔厚白而腻，脉弦细。治疗以疏肝健脾、理气活血为法，方选丹栀逍遥散加白芷、醋香附、益母草治疗。

（三）冲任失调型

常发生于更年期，冲任起胞宫，最终上行至面部。肾气虚，天癸竭，冲任失调，肾水上泛于面而出现黄褐斑。主要表现为：腰酸腰痛，心烦，烘热汗出，月经不调，斑色为灰黑色，像蝴蝶或地图一样分布在颧骨、面颊部位或口周，舌淡红，苔白，脉沉细。治宜补肾疏肝，调补冲任为法，方选二仙汤合滋水清肝饮化裁治疗。

（四）风热犯肺型

肺主气，朝百脉，肺主皮毛，肺气虚弱或者感受风热之邪，导致肺气郁闭，血行不畅，脉络瘀阻，气血不能荣于面，而见面斑。治疗以疏风散热，活血化瘀为法，方选消风散合四物汤加减治疗。

（五）肾水亏虚型

肾水亏虚，精血不足，不能上荣于面，而致面斑。形成原因主要是过度劳累劳损肾脏，或纵欲过度，精气耗损，致使肾阴亏损，虚火上升，损伤皮肤，形成褐斑。一般斑呈深褐色或黑褐色，常伴腰膝酸软，头晕目眩，耳鸣眼涩，心烦燥热。女性月经先期，经色暗红，同时舌色变红，舌苔薄。中医认为黑色素乃肾虚所致，肝肾阴虚，肝失疏泄，肾水不能上润肌肤而生黑斑。治疗以滋补肝肾，降火化瘀祛斑为法，方选一贯煎合六味地黄丸加减治疗。方中一贯煎合六味地黄丸滋补肝肾之阴，加玄参以滋阴降火，益母草、桃仁、红花以活血化瘀，生麦芽、香附以疏肝理气。诸药伍用使气血和、经络通、肝血足、肾阴充，则肌肤能荣，色斑自除。药物组成：生地、山药、山茱萸、北沙参、当归、枸杞、麦冬、玄参、益母草、桃仁、红花、生麦芽、香附。

（六）气滞血瘀型

心主血脉，其化在面，心血不足，血行瘀滞，气血瘀久，积滞皮下，日久则见色素沉着，出现面斑。治疗以疏肝理气，活血消斑为法，以当归芍药散加味。方中当归、川芎、桃仁、红花活血化瘀，香附行血中之气，益母草理气活血，茯苓、泽泻、白术健脾利湿，白芍养血柔肝，白芷养颜美容。诸药配合使心血足，气血和，瘀血散而斑自消。药物组成：当归、白芍、川芎、茯苓、泽泻、白术、香附、益母草、桃仁、红花、白芷。

总之，中医将黄褐斑的病因病机概括为虚、瘀、湿、热、痰，气血不能上荣于面而致，治疗以疏肝理气、凉血活血为主，兼配合其他方法治疗。

咳嗽的中医辨治四法

（一）病因病机

咳嗽不外外感和内伤两大病因。外感咳嗽的病因病机特点以六淫外邪侵袭，伤及肺系，肺失宣降引起。内伤咳嗽的特点总以脏腑功能失调，内邪干肺，气机上逆为主。内伤日久，脾失健运，痰湿内生，上贮于肺，使肺失宣肃，若久延不愈，可致肺脾气虚；痰浊郁久化热，壅滞不畅可致咳吐黄痰，胸痛气急等症；痰热郁久，又可耗气伤阴，致肺之气阴两虚，肺失所养；咳嗽日久，邪毒久羁，损伤正气、耗伤肾精，肾不纳气，子病及母而致咳嗽、喘促等症。外感和内伤咳嗽常相互影响，外感咳嗽久治不愈，肺气受损，转为内伤咳嗽；内伤咳嗽病程迁延，肺脾肾俱损，机体更易感受外邪，而使咳嗽加剧，迁延难愈。咳嗽的病位在肺，主要涉及肺、脾、肾三脏。

（二）咳嗽的辨治方法

1. 宣法　《素问·咳论》云："皮毛者，肺之合也，皮毛先受邪气，邪气以从其合也。"笔者认为，咳嗽多由外感六淫引起，邪从外来，当从表散，给邪以出路，切勿早用清热、镇降或收敛润肺之品，以免闭门留寇，有碍邪之外出，故宣法是治疗咳嗽的首要法则。宣法有温宣和清宣之分，温宣法适用于风寒袭肺证，主要症见：咳嗽声重，咳痰稀白，头痛，鼻塞，恶寒发热，无汗，舌苔薄白，脉浮紧。风寒初起者宜用三拗汤或华盖散以疏风散寒，宣肺止咳，感寒不著时可用止嗽散加味以疏风、宣肺、止咳。若外感风寒，内有停饮者，用小青龙汤以温肺散寒，化饮止咳，常用的温宣药物有麻黄、细辛、生姜、荆芥、防风、苏叶等。清宣法适用于风热犯肺证，主要症见：咳嗽频剧，发热头痛，或微恶风寒，咽喉肿痛，鼻塞流黄涕，或口渴，舌质红，苔薄黄，脉浮数。治宜疏风清热，宣肺止咳。方用桑菊饮，选加蝉蜕、牛蒡子、枇杷叶、瓜蒌皮等清宣之品；桔梗辛平，温宣、清宣均可用之。肺为娇脏，不耐寒热，因此治疗药物用量宜轻，若药量过大反易耗散肺气，并有碍肺的宣发功能。如麻黄常用至 3～6g，细辛 3g，蝉蜕、苏叶各 6g 等。

2. **降法** 咳嗽为肺气上逆所致，故降法为正治之法。降法有温降和清降之分，温降法适用于寒邪客肺证，主要症见：咳嗽低怯，心悸气短，咳痰量多，色白清稀，神疲懒言，舌淡苔白，脉沉细。方用苏子降气汤合苓桂术甘汤，选加白前、旋覆花、白芥子、紫菀等温降之品；若风寒外袭，饮自内发，水饮射肺，肺气上逆引起的咳喘，可用射干麻黄汤。若寒邪入里化热，可酌加石膏、黄芩、鱼腥草等药。清降法适用于痰热蕴肺之证，主要症见：咳嗽气粗，咯吐黄痰，或有热腥味，胸胁胀闷，咳引胸痛，或有身热，或口鼻气热，舌质红，苔黄腻，脉滑数，治宜清热化痰，降肺止咳。轻证用《景岳全书》桑白皮汤，重者可用清气化痰汤。若肺热兼有表证者，可合用麻杏石甘汤；若痰黄有腥味者，可合用苇茎汤，并可选加葶苈子、杷叶、瓜蒌仁、前胡、马兜铃等清降之品。肺气上逆轻者常配枳壳、厚朴、旋覆花，气逆重者常用苏子、葶苈子等药。

唐师认为，应用降法时宜针对患者的发病特点，肃降不可太过，宜衰其大半而止，且温中有清，降中有宣。嗽因痰起，故治嗽必治痰，如半夏、陈皮、苍术祛湿痰，冬瓜仁、生薏仁、鱼腥草祛脓痰，款冬花、百部、南沙参祛燥痰，海浮石、蛤粉祛顽疾，黄芩、贝母、瓜蒌清热痰，僵蚕、蝉蜕、荆芥祛风痰，麻黄、细辛、干姜除寒痰。痰与气关系密切，朱丹溪说："善治痰者，不治痰而治气，气顺则一身津液随之而顺矣。"总之，肺主一身之气，关系着气机的升降，咳嗽之病，或失于宣，或失于降，宣多则多用降法，降多则多用宣法。若使气机调畅，归于平衡，则咳嗽自止。

3. 润法 肺脏娇嫩，恶燥亦恶湿，唯喜清肃润养。因而对于咳嗽的治疗，用药既不能过于苦寒，也不能过于辛散，苦寒则敛肺凝滞，辛散则耗津散气。润肺法有温润、凉润之分，凉润法适用于燥邪与风热并见的温燥证，主要症见：干咳喉痒，或痰少而黏，不易咯出，唇鼻干燥，初起或见鼻寒、身热、微寒等表证，舌红少津，苔薄白或薄黄，脉浮稍数。治宜疏风清肺，润燥止咳，方用桑杏汤酌加麦冬、玉竹、知母。温润法适用于燥邪与风寒并见的凉燥证，主要症见：干咳少痰或无痰，咽干鼻燥，兼有恶寒发热，头痛无汗等表证，舌苔薄白，脉浮稍紧，治宜温润止咳，方用杏苏散加紫菀、冬花、百部等。咳嗽迁延不愈，久咳必致肺燥，久燥每成痨病，因此，唐师临床常用益气润肺的对药进行治疗，如黄芪配太子参，黄精配百部，南沙参合麦冬，炙紫菀合炙款冬花，知母配贝母，杏仁配苏子等。此类药物既能补虚扶正，又能润肺止咳，且无滋腻敛邪之弊。

4. 补法 慢性咳嗽，多表现为虚实夹杂，以肺脾气虚、气阴两虚和肺肾气虚为多见。肺脾气虚症见：咳嗽痰多而稀白，气短、乏力，纳差，食少，腹胀，便溏，声音低怯，面浮足肿，舌淡苔白，脉细弱。按中医五行学说，脾为肺之母，虚者当补其母，故肺脾气虚证，治当健脾益气，培土生金，化痰祛湿，方用香砂六君子汤加桔梗、前胡、海浮石、甘草等。气阴两虚症见：咳声低微，干咳少痰，口干咽燥，声音嘶哑，少气懒言，舌质暗红，少苔或无苔，脉细，治宜益气滋阴，润肺止咳，方用沙参麦门冬汤酌加黄芪、太子参、百部、炙紫菀、炙冬花等。肺肾气虚症见：咳声无力，动则喘促，神情倦怠，身体消瘦，腰膝酸痛，舌淡，脉沉细弱，治宜补益肺肾，止咳平喘，方用金匮肾气丸合参蛤散，酌加紫河车、胡桃肉、鹿角片等；若肺肾阴虚者，可用七味都气丸合生脉散，酌加龟板胶、杞果、诃子等。

此外，对于久咳、顽咳的患者，可适当配合酸敛收涩之药，如五味子、百合、乌梅、诃子等药。"冬病夏治"法，即"三伏天"配合艾灸或穴位贴敷，能激发经气，起到温补肺肾，预防咳嗽复发的作用。

喘证的辨治经验

（一）风寒袭肺

风寒表实证：发热恶寒，无汗，咳嗽喘促，脉浮紧。治宜宣肺散寒，方用麻黄汤合华盖散加减，处方：麻黄 10g，桂枝 12g，炒杏仁 12g，桑皮 15g，炒紫苏子 15g，橘红 10g，甘草 6g。

风寒表虚证：发热恶寒，汗出，咳嗽喘促，脉浮缓。治宜祛风解表，降气平喘，方用桂枝加厚朴杏子汤，处方：桂枝 15g，白芍 15g，生姜 10g，大枣 5 枚，甘草 10g，姜厚朴 12g，炒杏仁 12g。

临证加减：寒痰较重者，加干姜、细辛；咳喘较重胸闷气逆者，加射干、前胡、紫菀、款冬花。

（二）外寒内饮

外寒内饮：发热恶寒或见，无汗，咳嗽喘促，吐痰稀薄量多，或呈泡沫状，脉浮紧。治宜温肺化饮，散寒平喘，方用小青龙汤加减，处方：麻黄 10g，桂枝 15g，白芍 10g，干姜 10g，细辛 3g，清半夏 15g，五味子 10g，甘草 6g。

外寒内饮化热：出现烦躁，吐痰黏稠或色黄。治以解表化饮，清热除烦，方用小青龙加石膏汤或大青龙汤。

临证加减：痰多者，加冬瓜子、紫苏子、白芥子；咳喘胸闷气逆者，加厚朴、杏仁、紫菀、款冬花。

（三）痰气郁结

痰气郁结：咳嗽喘促，胸闷，吐痰色白或黄，脉浮。治宜温肺散寒，降气平喘，方用厚朴麻黄汤加减，处方：姜厚朴15g，麻黄10g，桂枝15g，石膏30g，炒杏仁12g，干姜10g，细辛3g，清半夏15g，五味子10g，怀小麦30g，甘草6g。

变异性哮喘：咳嗽喘促，胸闷，平卧或闻异味则加重，脉浮。治宜降气平喘，止咳化痰，方用半夏厚朴汤加减。若出现胁痛、口苦者，可合大柴胡汤加减，处方：清半夏20g，姜厚朴12g，苏叶12g，茯苓12g，大腹皮12g，柴胡15g，黄芩10g，乌梅12g，炒枳实10g，干姜10g，五味子10g，甘草10g；若无胁痛、口苦者，可合小柴胡汤加减。

临证加减：痰多者，加冬瓜子、紫苏子、白芥子；咳喘胸闷气逆者，加瓜蒌皮、杏仁、款冬花。

（四）表寒肺热

表寒肺热：咳喘气粗，吐痰稠黏，口渴，舌边红，脉数或滑。治宜解表清里，化痰平喘，方用麻杏石甘汤加味，处方：麻黄10g，炒杏仁12g，石膏30g，桑皮15g，苏子15g，清半夏20g，款冬花12g，甘草10g。

加减：痰热重者加黄芩、浙贝母、瓜蒌；痰鸣息涌者加射干、葶苈子。

（五）痰热郁肺

痰热郁肺：咳喘气粗，痰多质黏色黄，口渴喜冷饮，舌苔黄腻，脉滑数。治宜清热化痰，宣肺平喘，方用定喘汤加减，处方：麻黄10g，白果12g，清半夏20g，黄芩15g，桑白皮15g，款冬花12g，苏子12g，炒杏仁12g，甘草6g。

痰热较著者，宜桑白皮汤合千金苇茎汤加减，处方：桑白皮 20g，清半夏 20g，紫苏子 15g，杏仁 12g，浙贝母 12g，黄芩 12g，黄连 3g，葶苈 30g，炒桃仁 10g，生薏米 30g，冬瓜子 30g，甘草 6g。

临证加减：热重者，加石膏、鱼腥草；痰多胸闷加葶苈子、海浮石；便秘者，加瓜蒌、大黄。

（六）痰浊蕴肺

痰浊蕴肺：咳喘气粗，胸满闷寒，痰多质黏色白，舌苔白腻，脉滑。治宜豁痰宣肺，降逆平喘，方用二陈汤、三子养亲汤合千金葶苈汤加减，处方：清半夏 30g，陈皮 10g，茯苓 15g，紫苏子 15g，白芥子 12g，莱菔子 10g，杏仁 12g，紫菀 15g，葶苈 30g，炒桃仁 10g，生薏米 30g，冬瓜子 30g，甘草 10g。

临证加减：痰湿较重者，加炒苍术、厚朴、旋覆花；脾气亏虚者，加党参、土白术；痰从寒化加干姜、细辛。

（七）肺气郁痹

肺气郁痹：每遇情志刺激而诱发，呼吸短促，胸闷气粗，脉弦。治宜开郁降气平喘，方用五磨饮子合柴胡疏肝散加减，处方：乌药 12g，沉香 1.5g，槟榔 15g，炒枳实 10g，木香 6g，柴胡 12g，白芍 15g，醋香附 12g，陈皮 10g，甘草 10g。

临证加减：气郁较重者，加青皮、郁金；腹胀便秘者，加瓜蒌、大黄。

（八）气虚外感

气虚外感：平时易感冒，动则汗出，咳喘气短，脉虚弱。治宜益气健脾，祛风平喘，方用御寒汤加减，处方：黄芪 50g，党参 10g，炒苍术 12g，麻黄 6g，款冬花 12g，陈皮 10g，炒紫苏子 15g，羌活 6g，白芷 6g，防风 6g，升麻 6g，黄柏

10g，黄连 3g，甘草 6g。

加减：汗多或失眠者，去麻黄加苏叶、白术、五味子、浮小麦；咳喘较重者，加杏仁、紫菀、款冬花、白果。

（九）上实下虚

上实下虚：喘促气短，胸膈满闷，痰多稀白，舌苔白腻。治宜降气祛痰，止咳平喘，方用苏子降气汤加减，处方：苏子15g，苏叶 15g，清半夏 20g，姜厚朴 12g，当归 12g，前胡15g，冬瓜子 30g，葶苈子 30g，款冬花 12g，肉桂 3g，甘草10g，生姜 10g，大枣 5 枚。

临证加减：喘促难以平卧者，加沉香；有表证者，加麻黄、杏仁；气虚加黄芪、生晒参。

（十）肺气阴虚

肺气阴虚：喘促气短，气怯声低，咽干烦热，面部潮红，舌红少苔，脉细数。治宜益气养阴，补肺平喘，方用生脉散合补肺汤加减，处方：黄芪 50g，熟地 20g，党参 15g，麦冬15g，五味子 12g，桑白皮 15g，紫菀 15g，款冬花 10g，甘草 10g。

临证加减：若咽痒，干咳或喘咳痰少，属阴虚肺燥者，可用麦门冬汤加味；阴虚较重者，加南沙参、麦冬、百合；咳痰黏稠者，加川贝母、百部、海浮石。

（十一）肾虚不纳

肾虚不纳：喘促气短，呼多吸少，汗出肢冷，面青唇紫，脉微细；或见面红烦躁，口咽干燥，脉细数，治宜补肾纳气，若肾阳虚者方用金匮肾气丸合参蛤散加减，处方：熟地 24g，山药 15g，山茱萸 12g，丹皮 10g，泽泻 12g，茯苓 12g，附子6g，肉桂 3g，红参 10g，蛤蚧 15g，五味子 12g，紫河车 6g

（冲）。

若肾阴虚者方用七味都气丸合生脉散加减，处方：熟地24g，山药15g，山茱萸12g，丹皮10g，泽泻12g，茯苓12g，红参10g，麦冬15g，五味子12g，紫河车粉6g（冲）。

临证加减：水肿明显者，加车前子、万年青、泽漆；阴虚明显者，用西洋参代替红参，喘促明显者加沉香。

（十二）心肾阳虚

心肾阳虚：喘逆剧甚，鼻扇气促，端坐呼吸，面青唇紫，烦躁不安，汗出肢冷，下肢水肿，脉浮大无根。治宜扶阳固脱，补气摄纳，方用木防己汤、葶苈大枣泻肺汤合苓桂术甘汤加味，处方：生晒参15g（另炖），防己30g，桂枝30g，石膏30g，茯苓15g，土白术15g，附子15g（先煎），葶苈子30g，大枣5枚，炙甘草12g。

加减：若正虚喘脱者，用参附汤送服黑锡丹；水肿明显者，加车前子、万年青、炙蟾皮。

补中益气汤合防己黄芪汤治疗腰痛的经验

主要症状：腰痛乏力，久坐加重，舌质淡红，苔薄白，脉沉细或沉弦。

病因病机：腰为肾之府，腰痛多由肾虚劳损所致，也多以补肾为法治疗。但是，肾为先天之本，主骨生髓，脾胃为后天之本，为气血生化之源。因此，多数腰痛病，由脾肾亏虚引起。

治则原则：补益脾肾。

处方用药：常用补中益气汤合防己黄芪汤加味治疗。黄芪60g，党参15g，当归15g，白术15～30g，防己20g，陈皮10g，升麻6g，柴胡10g，炒杜仲20g，盐补骨脂20g，炒川断15g，小茴香12g，炙甘草6g。

体会：腰痛多为腰肌劳损或腰椎间盘突出所致，虽可辨证为肾虚或脾肾虚，但都属于气血不足、腰府失养所致。不管是腰肌或腰椎间盘，都属于肌肉的范畴，且腰椎间盘突出是由腰椎间韧带钙化失去弹性所致，韧带也属于肌肉范畴。中医认为脾胃主肌肉，为后天之本，气血生化之源。腰痛可以说是脾肾虚弱，气血不足，腰府肌肉失养所致，因此治疗以补脾胃气血为主，兼以补肾理气。脾胃五行属土，为五脏六腑，气血津液生化之源，位居中焦，为升降出入之枢纽。脾胃虚弱，气血津液生化无源，升降出入失调，则会百病丛生。故李东垣曰："内伤脾胃，百病由生。"东垣立补中益气汤为补脾胃之总方，唐师以补中益气汤配合防己黄芪汤加味治疗腰痛，正合病机，临床验之，效若桴鼓。临证常用补中益气汤重用黄芪、白术，加防己、杜仲、补骨脂、川断、小茴香治疗腰痛，每获佳效。杜仲、补骨脂为青娥丸（杜仲、补骨脂、核桃仁）的主药；白术治腰痛，早在《神农本草经》就有白术"主风寒湿痹死肌"的认识，《本草逢原》谓其"散腰脐间血"，《汤液本草》称"白术入少阴，利腰脐间血，通水道"。陈世铎《辨证录》治疗腰痛多用白术，指出"白术善通腰脐之气""必须多用乃神"。腰痛之因，或湿邪痹阻，或气滞血瘀，或脾肾亏虚等。脾肾亏虚，阳气不振，运化水湿之功失职，湿邪留于腰部肌肉，发为腰痛。白术配合黄芪、防己为防己黄芪汤，有健脾祛湿之效。有时会兼见气滞血瘀，有时湿郁化热，形成湿热。因此用补中益气汤以补脾胃，益中气，助运化。重用黄芪、白术以利腰脐间之湿邪，且能强壮腰部肌肉，加杜仲、补骨脂、川断以补肾壮骨，加小茴香以理气止痛。如果血瘀明显者，可加红花以活血；如果是急性腰椎间盘突出症引起者，可加土元以逐瘀通络。

自拟面瘫康复汤治疗面瘫的经验

主要症见：右侧额纹消失，右眼眼裂扩大，闭口露白，鼻唇沟变浅，一侧面部麻木，口角下垂，口涎外流，或恶风、发热，或耳后热痛，苔薄白腻，脉细或浮。查体：示齿时口角左歪，不能作完全皱额、鼓腮、闭口、吹气等动作，部分患者病侧乳突部压痛阳性。

病因病机：外受风邪，与无形之痰胶结不散，风痰阻于经络，气血运行不畅所致。

治疗原则：熄风化痰，活血通络。

处方用药：予口服自拟面瘫康复汤。白附子 10g，僵蚕 10g，全蝎 6g，蜈蚣 1g，蝉衣 10g，天麻 12g，丹参 30g，川芎 15g，桃仁 12g，红花 10g。

临证加减：兼有发热、恶寒、脉浮缓者，合桂枝加葛根汤（葛根 30g，桂枝 20g，白芍 20g，生姜 3 片，大枣 5 枚，甘草 6g）以调和营卫、解肌祛风；耳后热痛者，加金银花 15g，连翘 15g，柴胡 15g，黄芩 10g，以清热解毒、和解少阳；面部抽搐者加白芍 30g，钩藤 20g，乌梢蛇 10g，以缓急止痉、熄风通络；脾气亏虚者，加黄芪 30g，白术 15g，山药 30g，以健脾益气。

辨治体会：面神经麻痹属于中医"面瘫""中风""吊线风"和"口僻"等病范畴，其病因病机为正气不足，风邪入中，夹痰、夹瘀痹阻经络所致。如《金匮要略》所说："经脉空虚，贼邪不泻，或左或右，邪气反缓，正气即急；正气引邪，歪僻不遂。"故治疗应以祛风化痰、活血通络为主。自拟面瘫康复汤中白附子入阳明经而走头面，善祛头面之风痰；僵蚕、全蝎、蜈蚣、蝉衣均为虫类药物，善于熄风解痉、化痰通络。其中白僵蚕气味较薄，轻浮而升，能解络中之风；全蝎、蜈蚣入肝经，风气通于肝，为搜风之要药；蝉衣清轻升散，善走皮腠，祛皮腠之风而缓解痉挛。天麻熄风通络，可祛内外之风。如《本草纲目》说："天麻为治风之神药。"丹参、川芎、桃仁、红花活血化瘀以助熄风通络，《医学心悟》有"治风先治血，血行风自火"之说，正合此意。若兼风寒表虚证者，合桂枝加葛根汤以调和营卫，解肌祛风；兼风热毒邪上攻者，加金银花、连翘、柴胡、黄芩以清热解毒、和解少阳；面部抽搐者，加白芍缓急止痉以治其标，钩藤、乌梢蛇平肝熄风以治其本；若脾气亏虚者，宜加黄芪、白术、山药健脾益气。因脾主运化，为气血生化之源，脾虚则易致气血亏虚，水湿不化，聚而为痰，痰湿阻络可使疾病缠绵难愈。

论养生

上医治病　未病先防

　　"治未病"是祖国医学的重要特色和优势，此学说开创了中医对这一领域的独特认识和精辟见解，是目前国内外医学界的研究热点之一。《内经》是中医学治未病思想的理论渊源，其治未病的内容意蕴深刻，具有很强的实践性。顺时养生，治病于未生，如《素问·四气调神大论》指出："圣人不治已病治未病，不治已乱治未乱……夫病已成而后药之，乱已成而后治之，譬犹渴而穿井，斗而铸锥，不亦晚乎。"随着中医学的发展，对于治未病的内容，中医学家将其归纳为未病先防、既病防变、已病早治和瘥后防复四个方面。所谓"未病"就是身体健康，没有疾病，心理以及社会适应能力正常，中医称人的这种状态为"阴平阳秘"。为了达到无病、抗老防衰、延年益寿的目的，《黄帝内经》还把"摄生"作为"治未病"的最佳举措，如"虚邪贼风，避之有时，恬淡虚无，真气从之，精神内守，病安从来？"即言心静则神安，神安则体内真气和顺，正气能够抵御邪气，机体就不会生病；"饮食有节，起居有常，不妄作劳"，即强调了合理的饮食、起居、适度劳逸的重要性；"法于阴阳，和于术数"，则强调了维持人体阴阳平衡的重要性。根据这些经典名句，后世医家发明了吐纳导引、疏通经络、五禽戏、八段锦、太极拳、心理疗法、精神疗法、药膳疗法等的"治未病"方法，以求达到强健身体、祛病防衰、延年益寿的目的。唐代孙思邈在《千金要方·论诊候第四》中说："古人善为医者，上医医未病之病，中医医欲病之病，下医医已病之病。"

"治未病"，即以未病先防为主导，告诫人们注重调养身体，调养精气神，提高机体抗病能力。中医十分注意精神调养、体育锻炼和衣食住行，认为喜、怒、忧、思、悲、恐、惊等情志刺激是百病之源，因此认为，人们若能情绪稳定、情操高尚，无私寡欲，心情舒畅，精神愉快，就能保持气机调畅，气血平和，正气旺盛，不生疾病。经常进行体育锻炼、增强体质，提高抗病能力，人就不易生病。饮食上如过饥、过饱、大鱼大肉、抽烟、酗酒、饮食不节等，都会损害脏腑，使人生病。人要随季节变化而有规律的起居，特别是不要熬夜，不要早晨睡懒觉。还要讲究卫生，防止衣物、环境、水源、食物的污染，并要注意避免外伤、毒虫、毒蛇、野兽咬伤等。"欲病"就是在外表上虽有不适，可以照常工作、学习、劳动，但是，实质上"欲病"就是人体已处于未病与已病之间的亚健康状态。孙思邈在《千金要方》中说："五脏未虚，六腑未竭，血脉未乱，精神未散，服药必治。"意思是说人在病势轻浅的亚健康状态时，如能及时服药或药膳，就会调动体内的正气，改善亚健康状况。又如《丹溪心法·不治已病治未病》说："与其求疗于有病之后，不若摄养于无疾之先；盖疾成而后药者，徒劳而已，是故已病而不治，所以为医家之怯；未病而先治，所以明摄生之理。夫如是则思患而预防之者，何患之有哉？此圣人不治已病治未病之意也。"《素问·遗篇法论》说："正气存内，邪不可干。"这就告诉我们，如果你错过了对"未病"的预防，千万不可再错过对"欲病"的预防了。为了预防"欲病"，改善亚健康，强身健体，历代中医根据"治未病"和"治欲病"的理论，研制出许多抗衰老、改善亚健康的药物和保健品，如久负盛名的八仙长寿丸、七宝美髯丹、首乌延寿丹、补肾益寿胶囊等。实践证明，这些补药或补品都具有补肾、补脾、养血、益气、抗衰老、益寿延年等功用，它们对"治未病""治欲病"具有一定的作用。中医说的"已病"就是错过了对"未病"和"欲病"的预防，最后导致了疾病的发生。

无论是外感病还是内伤病，都存在一定的传变规律，《素问·阴阳应象大论》说："邪风之至，疾如风雨，故善治者治皮毛，其次治肌肤，其次治筋脉，其次治六腑，其次治五脏。治五脏者，半死半生也。"《素问·八正神明》说："上工救其萌芽，下工救其已成，救其已败。"这就强调优秀的医生治病时应防止病邪扩散、深入，控制病势蔓延。庸医治病则易坐失良机，致使病情深入发展，预后不良，故把握病机，掌握疾病的传变规律，采取有效措施阻止病变发展是治未病的重要内容。《金匮要略·脏腑经络先后病脉证第一》篇首说："见肝之病，知肝传脾，当先实脾。"仲景根据祖国医学五行生克理论，肝属木，脾属土，木克土，故肝木之病，必将影响到脾土，治疗时当在土受邪之前予以疏肝健脾，使脾不受邪，切断疾病的传变途径。名老中医姜春华教授在治疗温病时倡导截断扭转的三大法宝，即重用清热解毒，早用苦寒泄下，及时凉血破瘀。经多年临床证明，确能明显提高疗效，特别是对于急性传染性或感染性疾病，由于病情发展快，死亡率高，疾病变化有其特殊规律，用截断方药能及时消灭病源，从而拦截阻断疾病向恶化方向发展。唐宋教授在治疗肝病时，针对春季肝病容易复发的特点，倡导初春养肝、护肝法和滋水涵木法，在治疗肺病时注重培土生金法和通腑降气法，在治疗肾病时注重肝肾同源法等等，这些方法无疑是对《内经》治未病学术思想的继承和发挥。

"我认为中医整体治疗和'治未病'的理念是科学的。"日前，钟南山院士在广州接受记者专访时大谈对中医的看法。钟南山称自己很欣赏中医所说的"上工治未病"，笑言现在多数医生都是"下医"治"已病"。他指出，目前造成我国老百姓死亡的主要病种分别有肿瘤、心脑血管病、慢阻肺、糖尿病等，这些疾病都有 10~20 年潜伏期，以中医"治未病"的理念，若能通过改变生活方式及早预防，便可降低死亡率。"中医讲各个脏器之间是互相联系的，并强调应将人当成一个整体来治疗，这是我看重的又一个理念"。由此看来，中医在治未病方面具有广阔的发展前景，医界和政府应积极推崇中医治未病的思想，并发扬光大之。

名医妙论　养生四要

根据生物学家的推测，正常人的寿命应为 125～175 岁，但为什么大多数人都没能达到这个目标呢？当代医家认为：健康长寿有 20% 来源于遗传因素，25% 来自环境因素，5% 来自医疗条件，其余 50% 完全掌握在个人手中。这即是说人们自身的生活条件、生活习惯、生活方式和嗜好等，是决定一个人健康长寿的重要因素。世上没有长生不老的灵丹妙药，目前医学界所公认的健康公式是："健康与情绪稳定性、运动锻炼和平衡饮食成正比，与郁怒、懒惰、暴饮暴食、烟酒嗜好成反比。"现将名医、名家的保健养生观总结如下：

（一）精神愉悦，心态良好

心理学家将精神紧张、怨怒、恐惧、失望、焦虑、沮丧、压抑等统称为"情绪困扰"，认为与疾病的发生密切相关。《内经》将喜、怒、忧、思、悲、恐、惊称为"七情"，认为七情太过，就会损伤身体。有关研究证实，情志致病的主要危害主要有：能削弱人体免疫系统的功能，是强烈的促癌剂，是心脏病的触发器，是导致胃肠病的腐蚀剂，譬如一些消化系溃疡、心脑血管疾病、高血压、癌症、失眠、早衰等均与情绪失常有关。《人生延寿法》指出："一切对人不利的影响中，最能使人短命夭亡的，就数不好的情绪和恶劣的心情，如忧虑、颓伤、惧怕、贪求、怯懦、忌妒和憎恨。"常言道：笑一笑，十年少，因此乐观爱笑的人最健康，笑可以帮助消化、循环，并具有发汗作用，且可以振奋全身器官的功能。有关对长寿老人的调查证实，心胸开朗，热爱生活是其共同的要素。

所谓"人有悲欢离合，月有阴晴圆缺""想得开，看得空，才能成为长寿翁"。人生在世，难免会遇到挫折或被人误解，此时非常重要的就是保持乐观的心态和稳定的情绪，从容面对各种困难和挫折。日本老人协会理事长藤泰纯强调，高龄者幸福生活的三大秘诀是忘记死亡、忘记钱财、忘记子孙。国医大师朱良春曾在谈到如何养生中强调："知足常乐，其乐无穷；和谐相处，心胸宽松。与人为善，互学意融；颐养天年，咸臻寿翁。"这些至理名言是富有一定哲理的，颇值得我们借鉴。

国医大师陆广莘指出，人要有高尚的道德：①当你关心别人、帮助别人的时候，自己也会感到充实；②我们现在的富有，不完全是物质的富有，在信息社会是信息的富有，老年人要对新事物保持兴趣；③心眼小、老计较可不行，所以，要想长寿必须胸怀宽广、心态健康，对世事不计较，追求高远的目标。

（二）适量运动，持之以恒

《内经》曰："人体欲得劳动，但不能使之过极耳。"长期坚持适量的运动，能使身体各个系统和器官得到锻炼，增强生理功能，促使人体充满生机和活力。反之，缺乏运动，势必早衰。就运动的作用而言，它可以代替许多药物，但所有药物，都不能代替运动。运动养生的道理有以下几点：

1. 运动可以减慢心率　一般而言，心率稍慢的人寿命较长。因为经常锻炼的人，心肌收缩有力，排血量增加，心脏供血充足，全身血管弹性增强，血管硬化的进程较慢，最终就表现为寿命延长。

2. 运动可满足机体对氧的需求　人体在运动中可吸入更

多的氧气，排出更多的二氧化碳。运动能使肺活量增加，氧的利用率增加，从而促进人体的新陈代谢，起到推迟衰老的作用。

3. 运动能减肥调脂　运动能使人们的体重控制在理想的范围，防止因肥胖增加心脏的负荷。运动能增加高密度脂蛋白的含量，从而起到降低胆固醇，软化血管，保持血管弹性的作用。

4. 运动可以防癌　运动可以增强人的体质，可以促进新陈代谢，可以加快血流、提高心肺功能，可以将致癌物质通过汗液排出体外。

5. 运动腿脚防老　常言道"人老腿先老"。有个简单的"关节活动操"，具体方法是：双手扶住桌子，身体前倾，踮起脚跟，然后回到地面，这样反复踮脚，让身体上下活动。脚是离我们大脑最远的地方，老年人特别是女性，下肢的血液循环不好，通过踮脚运动可以让腿部的血液循环更通畅。另外，爬楼梯和健步行走也可锻炼腿，延缓腿的衰老。

　　运动要适量，不要超过自己的承受能力，并倡导"散步是最好的运动""百练不如一走"。唐宋教授认为耳部有诸多穴位，且内应五脏六腑，经常隔头揉搓耳朵能起到两耳聪慧、延缓衰老的作用；鼻窍通于肺，是外邪侵入人体的门户，经常用两拇指揉搓鼻翼两侧，每次 60～80 次，每日 2 次，能明显增强人体的免疫力，预防感冒、鼻炎和肺炎等疾病。老年人以散步、慢跑、太极拳和气功较为适宜，不宜做强度较大的运动。运动贵在坚持，要持之以恒，才能收到良效。此外，多用脑也可以延缓衰老。国医大师朱良春曾经说过："若要长寿勤用脑，颐养天年贵在勤。"人脑的潜力很大，脑越用越灵，不用就会产生废用性萎缩。

（三）戒烟慎酒，规律生活

烟草中含有多种致癌物质，吸烟可使血硒含量下降，而硒具有抗细胞老化和抑制癌细胞的功能。长期吸烟者有相当一部分人罹患肺癌、肺气肿、心脑血管和消化系统疾病，据统计肺癌死亡人数中的 85％，心血管疾病人数中的 30％ ~ 40％，慢性阻塞性肺病致死人数中的 80％ ~ 90％，均是吸烟造成的。据有关调查证实，每天吸 2 包烟者，其中风的患病率比不吸烟者高 1.3 倍。

至于酒，少量兴奋，多量抑制，饮酒虽能产生短暂的欣快感，可暂时将大脑疲劳掩盖，但其辨别力、记忆力、注意力等均有不同程度的下降。尤其是经常酗酒的人，其心脑血管、肝脏、神经系统、胃肠等脏器均受到损害，而且酒精中毒能使人体的衰老速度加快。世界卫生组织曾明确指出："酒精消费是引起健康损害的最严重的世界性问题，是仅次于烟草的第二号杀手，它引起的死亡，比所有非法药物引起的死亡加起来还多。"有人以为啤酒是饮料，其实多饮了也易使人患胰腺癌、肥胖症和痛风等病。白酒虽是有魅力的饮料，但只可少量饮用，一般以不超过 40 毫升为宜，切不可过量饮用。

生活要有规律，不要迟睡晚起，夜间 23 时至凌晨 3 时这一段时间颇为重要，不要轻宜错过此段睡眠时间。此外，要有一个良好的午睡习惯，午睡时间以 0.5 ~ 1.0 小时为宜。良好的生活习惯，是预防肿瘤、心脑血管疾病和早衰的重要因素。正如《内经》所指出："上古之人，其知道者，法于阴阳，和于术数，食饮有节，起居有常，不妄作劳，故能形与神俱，而尽终其天年，度百岁乃去。"

（四）饮食有节，合理用药

饮食与健康具有密切的关系，善养生者必须慎食、节食。

1. 节食慎食　饮食要合理有节，进食太少，易引起营养不良；过量饮食，会导致肥胖、三高症和冠心病等。暴饮暴食还会引起急性胃肠炎、胰腺炎，会诱发心脑血管疾病，危害甚大。节食可去病，寡欲能延年，这是前人的经验之谈。有关研究证实，节食能使人体的免疫力在老龄时，仍能保持旺盛；节食能使体温略有下降，能推迟脑血管硬化和大脑衰老，从而延长寿命。

2. 平衡饮食　目前，人们的生活条件不断改善，不少人进食高蛋白、高脂肪、高热量的食物较多，而食用蔬菜和豆制品相对较少，这是导致疾病发生的原因之一。蛋白质的主要成分是氨基酸，是维持人体生命活动的物质基础，它的主要来源有二：一是动物性食品，二是豆类和谷类，尤其是大豆的蛋白质含量高达40％。动物类蛋白质脂肪含量较多，中老年人不宜多吃，而应以植物性蛋白为主。动物性脂肪主要含饱和脂肪酸（低密度脂蛋白），多食可引起高胆固醇血症、高血压、冠心病和中风等病；植物性脂肪（植物油）主要含不饱和脂肪酸（高密度脂蛋白），且含有植物固醇，有阻止人体吸收胆固醇的作用，所以应多食植物油为宜。新鲜蔬菜、水果、奶制品、豆制品等组合的食谱较为合理，比较适合于中老年人的预防保健。

3. 预防痴呆和动脉硬化　吃得过饱，容易引起脑动脉硬化，唐老师尤其强调节食的重要性，倡导老年人每次只吃七八分饱，每隔1周要减少晚餐1次；要经常吃一些补脑益肾的食物，如黑芝麻、核桃仁、黑木耳、花生、鱼类、乳制品和豆制品等；经常吃一些降低胆固醇的食物，如苹果、洋葱、茄子、胡萝卜、橄榄油和豆类等；脑力劳动者要经常参加体育锻炼，以防止脑血管性痴呆；体力劳动者宜鼓励多用脑学习，以防止早老性痴呆。国医大师陆广莘认为预防痴呆要注意以下几点：

（1）下肢无力少动可导致大脑慢性缺血缺氧，所以坚持走路和用热水泡脚，按摩涌泉穴和足三里穴可以改善大脑供血。

（2）练气功和打太极拳，意守丹田和做腹式呼吸，可改善大脑血液供应。

（3）有高血压和心律失常者，要注意避免低血糖，按摩内关穴与做腹式呼吸配合，可以改善心律和调节血压。

（4）少吃多餐、细嚼慢咽，可以降低血脂和血糖，延迟唾液分泌的退化，也有助于延缓衰老。

（5）为了促进两侧大脑半球功能的协调，应培养音乐、绘画和舞蹈等艺术兴趣，调动形象思维。

（6）乐天知命，培养正性思维和正性情绪。

（7）有高血压、高血糖者，宁可稍高些也不要降得过低。一切降低功能代谢的药物都不要长期服用，抗凝剂和活血化瘀药不要堆砌和久用，以免外源性抑制导致内源性激发作用，反而促使血栓形成。

（8）减少静脉滴注，以避免微栓子造成梗塞。

4. 少食糖、盐，多饮开水　糖摄取过量，热量过剩，容易引起肥胖、糖尿病、高血压、冠心病等，并促进早衰。近来通过动物实验推知，长期进食高糖者比正常食糖者寿命要缩短20年左右。当代名医认为，一个健康的成年人每天要喝1600～2000毫升的水，要分数十次频喝，一次喝3～4口，不要一次喝水超过200毫升。他们主张多喝36度左右的新鲜白开水，不喝凉开水、纯净水或矿泉水，失眠患者少喝茶叶水。提倡早晨起床后及时饮一杯温开水，这样可以稀释血液，增加肝脏的解毒能力，促进新陈代谢，加强免疫功能，有助于降低血压，预防心脑血管疾患和便秘、痔疮等。盐虽是人体组织的重要成分，能维持体内渗透压和酸碱平衡，但食盐过多会增加细胞外液量，引起水、钠潴留，血管阻力增加和心脏负荷加重。盐的排泄主要靠肾脏，日久又会引起高血压、水肿。此外高盐饮食还会破坏胃黏膜的保护作用，增加对致癌物质的吸收，容易发生胃癌。因此，目前世界卫生组织倡导每人每天食盐量不宜超过 5 克，在烹调上尽量少用盐和酱油，可用醋、葱、蒜和胡椒等调料，进行合理的搭配。

5. 合理用药　老年人容易出现动脉粥样硬化，由此引发心脑血管疾病，因此唐老师提倡老年人宜酌情服用阿司匹林以预防血管栓塞性疾病，服用他汀类药物以稳定动脉斑块，服用活血化瘀类中成药以改善血液循环、防止心脑血管疾病的发生，但要密切注意这些药物的副作用，如阿司匹林可引起消化系溃疡，他汀类降脂药可引起肝肾功能异常。国医大师陆广莘提倡经常服用"老三样"药物：第一样是补中益气丸，可补中益气，对于气虚、易感冒者有效；第二样是防风通圣丸，可表里双解，对感冒、咳嗽、腹泻者有效；第三样是加味逍遥丸，可疏肝理气，该药与补中益气丸合用，可抗抑郁。三药合用，对防治脂肪肝、肥胖等病有作用，可安全地调理身体。但需要注意的是，这些药不能经常吃，每周吃 2 ~ 3 次就行。

四季养生　饮食宜忌

（一）春季的饮食养生

春季是阳气"升发"的季节，到了春季，自然界的各种生命开始活跃起来。与此同时，人类的生命也伴随着自然界阳气的上升呈现出相应的变化。春天气温上升、日照增加，这就意味着阳气的"升发"，有了"升发"，才有了生命的动力。因此，春季人体内的阳气"升发"正常，这是一年中身体健康的基础。人身小天地，宇宙大自然，要保证人体在四季的健康，就要顺应春季阳气"升发"的特性。春季是肝气主令的季节，《内经》认为，五脏与四季存在着一种对应的关系，即五脏分别有各自所主的时令，肝主春，心主夏，脾主长夏，肺主秋，肾主冬，五脏在其各自主时令的季节，会表现出其功能属性最强，并最易受到内外致病因素伤害的特点。春季是肝气主令的季节，因此，春季最易影响的是肝的功能。肝通过主持气机的疏泄而影响情绪，调节气血的运行。春季养肝，首先要注意调畅情志，因为中医认为，肝主情志，怒则伤肝，所以春季应保持心情舒畅，顺应肝的调达之性，才能达到祛病强身的保健作用。

春季饮食，养阳为上，食宜温热。《内经》曰："春夏养阳，秋冬养阴。"即是指人们春、夏季要把阳气养好，秋冬季要把阴气养足。人之所病多与阳气不足、寒邪内盛有关。"阳气者，若天与日，失其所，则折寿而不彰。"养阳气的最佳时令在春季，只有春天把阳气养好了，才能保证人体在一年内的阳气不会虚衰，保证在四季中的健康活泼。养阳气的方法，饮食上宜多喝温开水，不要喝凉开水或矿泉水；可以多食一些温热性的食物，比如葱、姜、胡椒、牛肉、羊肉等。对于那些有明显阳虚体质的人，可以适量服用金匮肾气丸或右归丸或附子理中丸等。对于儿童，春天是身体长高的主要季节，尤其要注意温热性食物的补充，以满足身体的各种需求。肝开窍于目，其对应的色、味是青色和酸味。为了养肝明目，除眼睛多看绿色的景色外，饮食上也要多食用一些青绿色的蔬菜和水果，以促进肝气的疏泄与升发。此外，春天阳气上升，人们可能会出现一些肝火上扰的征象，绿色的水果、蔬菜还可以清退肝火。

辛味主于发散，酸味主于收敛，而辛味符合肝气升发的特性，酸味不利于肝的疏泄，因此大葱、生姜、薄荷、大蒜、竹笋、香椿、荠菜等辛散之物，为春季的宜食之品。唐代药王孙思邈说："春日宜省酸，增甘，以养脾气。"其原因是甘味柔和，既能使肝气柔和地升发，又能补益人体的脾胃之气。脾胃是后天之本，人体气血化生之源，只有脾胃之气旺盛，人体才能延年益寿。肝属木、脾属土，木易乘土，从而影响脾胃的消化吸收功能。因此，为了预防肝木乘土，要适量食用甘甜的食物，如五谷中的糯米、黑米、黍米、燕麦、红枣，蔬菜中的冬葵、南瓜、莴笋等。

（二）夏季的饮食养生

夏季是阳气旺盛的季节，自然界的阳气经过春天不断地"升发"，进入夏季后，变得旺盛而充足。在这种充足的阳气作用下，自然界也呈现出一派繁荣昌盛的景象。根据"寒极生热，热极生寒"的变化规律，阳气在夏至达到极点，而阴气开始生长，此后天气炎热，雨水增多，而表现为湿热交蒸的气候特点。这种旺盛的阳气在人体的生理、病理活动上也有体现，就外在征象来说，一般人到了夏季均有面色红润、汗出增多、脉浮或洪大等征象。各种阳虚寒盛的患者，到了夏季病情就会好转，如风寒湿痹、咳嗽、哮喘等病会趋于缓解。

夏季是心气主令之时，在人体五脏中，与夏季相对应的是心，这种对应性表现为：夏季心气易于受伤，即炎热的暑邪最易伤心。其次，人体亦处于心气功能的影响之下，心的功能在夏季表现得最为充分。心是人体精神活动的主宰，《内经》曰："心者，君主之官，神明出焉。""心者，五脏六腑之大主也，精神之所舍也……心动则五脏六腑皆摇。"因此，到了心主令的夏季，人们会变得精神饱满，思维活跃，情感丰富。在五色中，赤色是归属心的；在五味中，归入于心的是苦味，对于夏季的饮食，要"减苦增辛"，因为辛主发散，苦主沉降，苦味不利于夏季阳气的升发，而辛主升散，与夏季阳气升发的状态相吻合。苦瓜虽然有清解暑热的作用，但苦瓜只适合于长夏季节食用，因为长夏湿热交蒸，湿热困脾，容易导致食欲不振、倦怠乏力等症状。苦瓜性寒可以清热，苦可燥湿，并可调畅脾胃气机，增进食欲，但对于阳虚的患者，则应慎用。

夏季饮食，应以清淡为主。《内经》有"用温远温，用热远热，食亦同法"之说，这即是说夏季不应多服温热性的食物，如牛肉、羊肉、辣椒、荔枝、桂圆等。否则，一方面极易导致口舌生疮、头痛、头晕、鼻衄等阳热亢盛之症，另一方面，由于夏季阳气偏浮于表，胃肠的阳气不足，很容易导致腹胀、腹泻等虚寒之症，所以古人认为夏季是最难养生的季节，一则暑热外蒸，一则中焦虚寒，饮食稍有不慎，极易罹患腹泻等病。《内经》虽然主张夏季的饮食不能过热，但亦不可过于寒凉。因为夏季体表的阳气偏盛，而体内的阳气并未亢盛，大量食入冷饮、瓜果等容易伤阳，就违背了"春夏养阳"的养生观。因此，在夏季饮食应以清淡为上，以蔬菜、谷类食物为主，避免过分的寒凉与温热。

夏季饮食，应忌空腹饮茶，夜食生冷。夏季天气炎热，很多人喜欢饮茶消暑，但空腹时饮茶，极易损伤阳气。若再喜食咸味，咸入肾，耗损下焦阳气，则易罹患痹证及下焦虚冷的泄泻、阳痿等病。夏季夜短，年老体弱者，脾胃多虚弱，不易消化饮食。夜间勿食生菜、瓜果等生冷之物，也不要吃太多肥甘厚腻之品，否则极易损伤脾胃，而见腹痛、泄泻、呕吐等疾病。

（三）秋季的饮食养生

秋季是阳气主收的季节，从夏至开始，自然界的阳气逐渐衰退、阴气逐渐生长。秋季是生物的生长活动中"收"的阶段，这一"收"字，不仅代表着农作物应进行秋收，而更深刻的含义是指自然界的阳气也处于"收敛"的状态。《内经》说："秋三月，此为容平，天气以急，地气以明。""容平"，就是表达生物经过春夏季的生长，长夏的灌浆、成熟而达到的一种外在形态的稳定。天属阳，天气是指阳气，"天气以急"即阳气开始收敛；地属阴，地气为阴气，"地气以明"是指阴气上升的状态。阳气降，阴气升，这种阴阳之气的变化，是万物出现"容平"的基础。这种变化在人体也有相应的表现，人体的阳气也由发散转化为收敛的状态，表现为皮肤汗出减少，小便增多；多种慢性疾病，如慢性咳嗽、哮喘、痹证等，在夏季可能有所缓解，但进入秋季则往往旧病复发。

秋季是肺脏当值的时令，按照五脏与时令的关系，肺气的功能在秋季表现最强，而秋季也最容易出现各种肺疾，如咳嗽、音哑、哮喘等，均是秋季发病率较高。肺的功能是主气、司呼吸，主持水液代谢；与七窍的关系是开窍于鼻；在色、味的对应上是在色为白，在味为辛。秋季是人体阳气开始收敛的季节，人们的饮食、起居等要以此为目的进行合理安排。同时，秋季燥邪偏盛，在生活上要防止燥邪伤人。秋季的饮食要"减辛增酸"，其原理为：秋季肺气盛而肝气虚，在五行上金能克木，辛入肺，酸入肝，为防止肺气过盛而肝气过虚，故要从饮食上进行调节。其次，秋季的养生是要收敛人体的阳气，辛主发散，酸主收敛，减辛增酸有助于闭藏阳气和"秋冬养阴"。减少辛散之味就要少食生姜、大葱、大蒜等，并少吃火锅、牛肉、羊肉等，而要多吃苹果、梨、石榴、芒果、柚子、葡萄、桃子、山楂等酸性水果。秋季燥邪，易伤人体津液，津伤则见干咳无痰、口干咽燥、大便秘结等症，宜适当服用凉润之品以滋阴润燥，可酌情服用莲菜、银耳、雪梨、蜂蜜、百合、甘蔗、鸭、蟹、鳖等食物。此外，秋季阳气开始收敛于内，体表阳气偏少，因此素有体质虚弱之人，常易在此季节反复感冒。

（四）冬季的饮食养生

冬季是阳气主"藏"的季节，在我们所处的地带，冬季是阳气最少的季节。自然界在此时呈现出千里冰封、草木凋零的景象，不仅植物的生命处于生长停滞状态，而且很多动物也是如此，如昆虫、青蛙、乌龟、狗熊等均进入了冬眠，所以《内经》把冬季称为"闭藏"的季节。《内经》说："阳气者，若天与日，失其所，则折寿而不彰。"人体同自然界一样，受到"闭藏"阳气的影响而发生着各种变化。女性进入冬季后，多出现月经推迟的现象；人们的脉象，在冬天也变得沉伏，难以触摸；实验研究证实，冬天大鼠精子的数量比其他季节减少了近一半，这种变化也可能存在于人体内的生殖系统，其主要原因在于天气寒冷时，体温降低，血流缓慢，生物体细胞的代谢也处于低下的状态。冬季在五行属水，与人体的肾气相应，因此人体在冬季会表现出肾的功能属性，而且也最容易出现肾的病变。根据《内经》的论述，肾是先天之本，决定着寿命的长短，主持生殖和发育；肾是封藏之本，人体精气的藏蓄之所；肾是作强之官，决定着体力与智力；肾开窍于耳，主司二便；五色之中，黑色是入主于肾的，因此补肾的药物多是黑色的。

冬季饮食，宜食温热之品。根据《内经》"用寒远寒，食亦同法"的理论，在冬季要多吃温热性的食品，如羊肉、牛肉、鲜鱼、葱、姜、花椒、胡椒、橘子、桂圆等食物，以补益人体虚弱的阳气。但是冬季天气寒冷，人的汗孔皆处于闭合的状态，补益阳气过盛，则容易导致阳郁于内，而出现火热内生的病证，因此在饮食上要注意补阳与滋阴、理气相结合，譬如民间有"冬吃萝卜夏吃姜，不劳医生开药方""萝卜上了街，药铺不用开"的谚语。冬季宜适当食用一些萝卜、橘子等理气的食品，以防阳气郁结于内。冬季饮食，宜增苦减咸。咸入肾，但饮食咸味太过反易伤肾，因咸味食品多为寒性，最易伤阳，而肾阳为一身阳气之根，肾阳被伤，则会出现心阳、脾阳等脏受损，在《内经》就有"味过于咸，大骨气劳，短气，心气抑"的提示，认为过食咸味，会引起肾气、脾气与心气的受伤，这种损伤是多系统的，比其他任何一味太过带来的损伤都大。其次也要少吃海鲜类食品，因海味食物虽然口味鲜美，但多为咸寒之性，最易伤阳。而苦味是入心的，"苦能坚阴"，适量食用可以养心阴、肾阴，此外配合少量的鳖、鸭、藕、木耳等护阴之品，使"阳得阴助而生化无穷"，这与《内经》"秋冬养阴"之论不谋而合。

此外，冬季养生要注意避寒保暖，敛阳护阴。要防寒防

风，随着气候的变化增减衣服，防止暴寒暴暖。老年人和体质
虚弱的人，对外界环境变化的适应能力差，最忌寒冷的刺激，
所以衣服要暖和宽松，使气血流通，四肢舒畅。

养生保健　五大措施

保健是每个人健康的前提，它关系着人类的发展，国家的进步，世界的和平，社会的未来，家庭的幸福。特别是人到中年，如日中天，正是人生的辉煌时节；而人至老年，仍是夕阳无限好，余霞映满天的时候。随着人类文明的发展，一个全社会关注的事情——中老年健康长寿问题摆在我们面前。

中医学在总结劳动人民与疾病做斗争的经验中，早就认识到了养生保健与预防疾病的重要性。早在《内经》中就有"治未病"的思想，强调"防患于未然"，《素问·四气调神大论》说："不治已病，治未病；不治已乱，治未乱……病已成而后药之，乱已成而后治之，譬犹渴而穿井，斗而铸锥，不亦晚乎？"这种未雨绸缪，防重于治的精神，颇具有现实意义。

唐宋教授认为中医养生保健主要有五大措施：第一，锻炼保健；第二，心理保健；第三，饮食保健；第四，药物保健；第五，情志与健康。

（一）锻炼保健

充沛的精力，必须寓于健壮的身体，而健壮的体力，又常来自经常不懈的锻炼。因此，加强身体锻炼，也是增强体质、减少或防止疾病发生的一项措施。近年来，世界科技及经济快速发展，使人类生活水平不断提高，而其副产物如空气污染、噪音等使自然环境逐步恶化，生活在文明中的人，精神紧张，工作繁忙，每天拖着疲惫的身体回家后，就在沙发上一靠。如此日积月累，体力、体能逐渐衰退，高血压、糖尿病的病魔就会威胁人的生命力，于是需要提倡运动。

公元前300年，古希腊伟大的思想家亚里士多德也曾写道："生命在于运动。"近20年来，人们发现心脑血管病和精神病大大增多，中风、大脑血管粥样硬化、高血压病、心肌缺血（心绞痛）已经成为我们时代的一种灾难。2005年，中国心脑血管病报告显示：我国有高血压患者1.6亿，糖尿病2300多万，肥胖者6000万，烟民3.5亿。医学家认为"这都是活动太少，加上神经、精神过度紧张"，是发病的主要原因。

科学技术的发展，机械化和自动化程度的日益提高，使生产的劳动过程发生了根本的改变，相反体力的部分在缩减，精神的负担在增加，加上生活条件的改善，现代化交通和交际工具作用的增长，在客观上促使人们普遍以比较消极的形式度过闲暇的时间，人体的肌力减退，已发展成为社会问题。高血压病和冠心病，逐步向中青年靠近，损害了脑力劳动者，甚至部分体力劳动者的健康。想要改善这种状况，参加各种运动（包括慢跑），进行体力锻炼，则具有重要意义。

汉代著名医学家华佗提出"劳动可以健身"，他还说："人体欲得劳动，但不得使极耳，动摇则谷气消，血脉流通，病不能生，譬犹户枢，终不朽也。"根据这个道理，他创造了"五禽戏"。"五禽戏"即模仿虎、鹿、熊、猿、鸟五种禽兽的姿态动作，来锻炼身体。他的徒弟吴普按"五禽戏"来锻炼身体，就活到了90多岁。后来，太极拳、八段锦、易筋经等多种健身方法，即从此演变而来。唐代名医孙思邈也提出："常欲小劳，但莫大疲。"按西医来讲，体力锻炼，对中枢神经系统和内分泌系统有刺激作用，能改善代谢过程，活跃氧化过程，改善血液循环和呼吸功能；按中医来讲，体力锻炼可以培养正气，即"正气存内，邪不可干""邪之所凑，其气必虚"，亦就是说体力锻炼可以增加抵抗力、免疫力，不得病或少得病。古人云"流水不腐，户枢不蠹"，也是这个意思。

国外也很重视体力锻炼，如新西兰的一些俱乐部的名字就叫作"为生命而跑步""为预防梗塞而跑步"。他们国家很多城市里都铺筑了供越野赛跑用的道路，傍晚在市内的街道上、公园的小路上，都可以看到一群跑步的人们。法国还建立了"要为健康而跑"的专门委员会，18世纪法国著名医学家蒂索所说的："运动就其作用来说，几乎可以代替任何药物，但是，世界的一切药品并不能代替运动的作用。"

散步是许多人所喜爱的一种最简便的体育运动，经常散步，对健康确实大有好处，尤其对于常在室内坐着工作的脑力劳动者和中老年人。

总之，运动的意义可以概括为：①对神经系统有良好的作用。能改善和提高人体对外界环境的适应能力，协调大脑皮层的兴奋和抑制，对脑力劳动者，运动既是"安眠药"，又是"兴奋剂"，可以使兴奋转入抑制，促进休息，消除疲劳。经常运动亦可以使人的工作充满朝气，富有活力。②运动可以健全和加强心血管系统的作用。防止动脉硬化和冠心病，增加心脏收缩及排血量，减慢心率，降低血压和血脂。③运动可以增强呼吸，改善肺活量，使全身氧气供应能力加强。④运动能加强胃肠分泌蠕动，促进食欲，加快消化吸收。⑤经常运动锻炼，可使肌力增强，骨质坚固，增强关节韧性和弹性。⑥运动能使造血功能增强，红细胞、血红蛋白生成增加，白细胞活力增强。⑦运动能改善"先天之本"——肾的功能，促进各种排泄，增强人体免疫功能，提高抗病能力，所以运动是"健康之本，延年益寿之源"。

（二）心理保健

"健康"的含义，随着科学技术的发展，人民生活水平的提高，自然条件和社会条件的变化而有所不同，人们对疾病的认识有了新飞跃，对人体的"健康"标准也有了不同的标准。现在，人们所指的"健康"，不仅是指没有器质性病变和虚弱，而是包括：①身体各部位发育正常，无畸形、无缺陷，体质强健；②对各种疾病有高度的抵抗能力，能担负起各种繁重的任务，能接受各种自然环境的考验；③精力充沛，头脑清醒，思维敏捷，工作和学习都有较高的效率；④意志健全、坚定，人际关系适应，对事物反应适度，行动协调，情绪正常，有良好的心理状态，精神愉快。总之，即应具有完整的生理心理状态和社会适应能力。

最先开展心身医学研究的是美国。美国的医家认为，心理—社会因素对人体健康的影响占主导地位。来自耶鲁大学医学部的报道曾说："在门诊病人中属情绪不佳，心理—社会因素不良刺激而患病者竟占67%。"我国也有资料统计表明：医学临床发现的身体疾患，有50%～80%的疾病与精神因素和心理—社会因素有关。我国古代名著《红楼梦》中的林黛玉，终日多愁善感，悲思交加，尽管荣华富贵享不尽，山珍海味吃不完，其结果弱不禁风，致使早早夭折。看过《儒林外史》的人们都知道范进中举的故事，它虽然是讽刺那些追求功名利禄庸人的，但在现实生活中，也有人遇到好事、喜事而过度兴奋，乐极生悲而致病，甚至伤命的也有例可举。

有位著名医学家曾说过："一切对人不利的影响中最能使人短命夭折的，就算是不好的情绪和恶劣的心情。"例如：一年一度的高考，由于传统意识和现代价值观交织产生对考生的精神压力，使一些考生在考完后身体状况很差，因此而产生各种各样的疾病，因其与高考有关，故定名为"高考综合征"；再如，一些退休、离休的老人，因社会地位的变化，人际关系的改变，事业责任的脱卸，"习惯定型"的破坏，一时失去精神上的寄托，而使心理生理特征发生转折，由于心理上的"空虚感""衰老感"，甚至是"死亡感"等，使这些老人的身体很快由生理方面向病理方面转变，出现各种各样的证候群，因这些病证常与退休有关，故定名为"退休综合征"。

人们都有这样的体验，惊慌时会感到自己的心脏怦怦跳动，愤怒、焦虑时则心跳加快、血压上升等，如果这种情绪继续下去，就可能会造成心血管机能的紊乱，出现心律不齐、高血压病、高血压性心脏病、冠心病，进而会导致脑栓塞或心肌梗塞。在临床上遇到因受刺激、在盛怒之下引起的心脏病而猝死的已是屡见不鲜。如《岳飞全传》中的"气死金兀术，笑死老牛皋"，东吴主帅周瑜被诸葛亮三气而死就是例子。

相反，如果情绪愉快、心情舒畅、心理活动正常，对人体的生命活动能起到积极良好作用。实验证明，高兴、喜悦、欢乐能提高人的大脑及整个神经系统的活力，可提高劳动者的效率及耐久力，可使人的食欲增加、睡得香甜，还可使体内的内分泌系统和化学物质处于稳定的平衡状态，对人体的躯体健康会起到良好的影响。如张学良将军，虽然36岁被囚禁，但仍能活到101岁，他的经验有三条：一是脱光睡觉，二是饮食调整，三是心情宽松。

英国一位名医说得好："一个小丑进城，胜过一打医生。"

宋代诗人陆游写道："不是暮年能耐病，道人本来心地宽。"

俗话说："笑一笑，十年少；愁一愁，白了头。"因此，保持乐观的、愉快的精神状态，维护正常的和良好的心理活动，可使人体增强对疾病的抵抗力和适应环境的能力，能使心身健康。精神与健康有密切关系，保持精神愉快，心情舒畅，就会延年益寿，否则将影响健康，加快衰老。

早在两千多年前，中医著作《素问·上古天真论》就指出"精神内守，病安从来""有神则生，无神则死"等精神养生法。

（三）饮食保健

倘若认为世界上有一半人营养不足，那么根据对立规律可以说，另一半人则营养过分，要知道营养过分会造成很多疾病，这是各地医生、生物学家、营养学家和饮食学家共识的看法。营养过分和营养失去平衡会造成哪些疾病呢？如心律失常、高血压、肥胖症、糖尿病等，因此应当学会饮食。

为了延年益寿，身体健康，下面唐师提些忠告，供大家参考：

1. 如何争取延年益寿？

大家经常讲延年益寿，还想延年益寿。那么怎样才能延年益寿呢？两位美国研究学家比罗克和布莱斯洛博士最近提出，最直接起到延年益寿作用的有六要素：①每日适量三餐；②每天坚持用早餐；③每周进行2~3次适度的体育运动；④每夜7~8小时的睡眠；⑤避免增加体重；⑥戒烟慎酒。根据世界卫生组织《烟草控制框架公约》的要求，我国自2011年1月起，在所有室内公共场所、公共交通工具和某些室外工作场所完全禁止吸烟。

譬如一个45岁的人，若能遵从以上3条忠告，一般可以延长寿命22年（即活到67岁）；若能遵从6条忠告，能多活33年（即活到78岁）。

2. 多吃富含纤维素的食物

食物纤维素是植物的组成部分，肉眼看不见，小肠吸收不了，丝毫不变地进入大肠（美国科学家揭示的），所以它的作用是：能加速肠的蠕动，消灭胆固醇和某些胆盐，减少血沉中的葡萄糖和脂酸，消灭某些致癌物质。

富含纤维素的主要食物有：麦麸、荞麦面包、卷心菜、马铃薯、胡萝卜、苹果、莴苣、干果等。

3. 少吃糖

人体每天至多吸收 35 克糖，相当于 7 块方糖，但糖往往是以肉眼看不见的形式出现，如饮料、冰淇淋、果子酱、饼干、馅饼，再如面包、水果等。糖吃多了会引起功能紊乱，易患肥胖症、糖尿病等。总之，尽量少往食物里放糖，特别整天坐卧不动的人，否则会引起较大的危险。

4. 少吃肉

食肉过多会引起营养失去平衡和新陈代谢紊乱，因为肉类食品含有大量的动物脂肪，饱和脂肪酸多，此物质可促使动脉硬化，血脂增高，人体发胖，对心血管和脑血管病的影响是无可辩驳的。那么吃什么肉最好呢？目前有"红肉"和"白肉"之分，猪肉、牛肉、羊肉颜色发红，叫"红肉"，而鱼肉、禽肉颜色发白，叫"白肉"。红肉的特点是肌肉纤维粗硬，脂肪含量较高；白肉肌肉纤维细腻，脂肪含量较低，脂肪中不饱和脂肪酸含量较多，因此吃白肉比吃红肉好。

5. 多吃蔬菜

因为蔬菜可以帮助消化和吸收，本身又有很多的营养价值，它还能帮助机体吸收蛋白质、糖类和脂肪。不管是凉菜或配菜，也不管生菜、熟菜、干果、酸菜或罐头菜都能刺激胰腺的分泌，促进人体对食物的消化吸收。

　　蔬菜的另一个作用是可以减肥，还对心血管病大有好处。那么，一天需要吃多少蔬菜呢？《中国营养健康白皮书》建议一个身体健康、食量正常的人，每天有 300 克土豆，400 克白菜、甜菜、胡萝卜、葱、南瓜、香菜或其他菜就够了，至少每天吃 500 克，且越新鲜越好。

　　吃菜也要科学地吃：洗菜、切菜或捣碎要紧挨做菜、进食之前进行。热菜最好不要热第二次，更不要热许多次，吃多少，热多少，这样才能保留蔬菜的营养价值。吃白菜，外面的绿叶不要扔掉，因为它含的维生素最多。

　　做菜也有学问，一定要把菜放入滚开水中，冷冻鲜菜要直接放进开水锅中，无须预先化开。蔬菜保留的营养价值最多，而文火炖菜保留的最少。炒蔬菜要用旺火炒，维生素 C 损失仅 17%，若炒后再焖，维生素损失 59%，并要趁热吃，否则维生素随时间延长会流失。

　　每天最好吃 3 种以上蔬菜，每日最好有绿叶类蔬菜、茄果类蔬菜、根茎类蔬菜、豆类蔬菜等。吃多种蔬菜，不但可以调解口味，还可以提供丰富的营养。要求买回家的菜 3 天内吃完，因为蔬菜是一种富含硝酸盐的植物食品，硝酸盐经微生物作用，极易还原成亚硝酸盐，亚硝酸盐对身体是一种有害物质，与人体内的胺类物质结合，可形成亚硝胺，医学已经证明，亚硝胺是一种致癌物质。不同种类的蔬菜含硝酸盐差别很大，不新鲜的蔬菜其硝酸盐的含量要高于新鲜的蔬菜，其维生素 C 的含量也在下降。所以，要买新鲜的蔬菜，买回家后尽快吃完，如吃不了，应尽量在 4℃ 以下保存，其时间不要超过 3 天。茄果类、瓜类的蔬菜，最后削皮后吃，不能削皮的蔬菜，可用流动水，反复冲洗，或者加少量食碱，浸泡 5 ~ 10 分钟，再冲洗。

另外，下馆子时三种蔬菜要少吃：地三鲜（土豆、茄子、青椒）、干煸豆角、过油茄子，因为这几种蔬菜的做法都是用油炸出来的。洗过"油锅澡"的菜，再健康的蔬菜也变得不健康了。土豆油炸会生成丙烯酰胺等致癌物质，茄子最吸油，炸过后，去掉了降血脂的作用；青椒经过油锅"洗礼"，维生素C差不多也消耗殆尽了。干煸豆角油炸后，不仅热量超标，有时可致食物中毒。下馆子点素菜，最好掌握"两少""两多"原则。两少，少放点盐，少加点油。两多，多选当季菜，多选凉拌菜。比如春季，韭菜、菠菜，都是营养非常好的时令菜。

6. 坚持用早餐

早餐是一天中最重要的一顿饭，早餐应该以质量为主。大家都知道："早餐吃好，午餐吃饱，晚餐吃少。"早餐的营养应占全天营养的三分之一以上才对。如果不习惯吃早餐，容易患反流性食管炎、慢性胃炎或胆结石等病。

7. 饭菜不要单调，要注意食物配合

这样营养更全面，食物中的营养价值可以相互补充，能达到增加营养的目的。配合后，植物蛋白可以使营养价值略高于肉。

8. 老年人要多吃素食

因为老年人的病多，大部分患的都是冠心病、高血压、动脉硬化、心梗、心律不齐、中风、肾动脉硬化等心脑血管病，这些病都是与血脂、胆固醇的含量有关。肉类都含有极高的胆固醇，经常吃肉，血中的胆固醇的浓度就会增多，达到一定程度时，沉积在血管壁上，引起血管壁弹性下降，管腔狭窄，就会引起以上病变。因此，少吃荤，多吃素。

由于老年人基础代谢和物质代谢都比较低，体力活动消耗

热量少，因此膳食中的热量应当减少。一般来说，50～59岁可减少10%的热量，60～69岁可减少20%的热量，岁数越大减得越多。

（四）药物保健

在药物防病方面，早在《素问·刺法论》就有用小金丹预防疾病传染的记载。我国于16世纪或更早一些时候发明的人痘接种法，用来预防天花，是人工免疫法的先驱。

此外，还有苍术、雄黄等烟熏，以消毒防病的方法等。近年来，运用中草药预防疾病，有了很大的发展，如贯众、板蓝根或大青叶预防流感，茵陈、栀子预防肝炎，马齿苋预防菌痢等，都有较好的效果。再如"非典""禽流感"流行时，曾用二花、连翘、公英等中药来预防等，都能说明中药在保健中的意义和重要性。

一般不要吃药。大家知道"是药三分毒"，否则，它不但不能治病，反而会有害健康。西药副作用更大，有人这样说，有些病人的死亡："三分之一是吓死的，三分之一是药死的，三分之一才是病死的。"

当然有病必须要吃药的，每天也不能超过三种以上，按时按量去服，老年人的药量要按成人药量的四分之三或半量去服。健胃药饭前服，消化药或有刺激的药宜饭后服，降压药宜早晨服或下午3点左右服。中药汤剂一般要煎药前泡一个小时左右，先用武火，后用文火煎40分钟左右。花叶类、解表类药要轻煎，矿石类、补益剂宜重煎。

预防药、补益剂不要听广告去买药，要到医院根据医生意见去购置服用。有人说：中医大多都会保健，其窍门在哪？我国首届30个国医大师，最小的77岁，最大的90多岁，他们的保健经验共性是"吃得少，运动好，不生气，多用脑"。

俗话说："药补不如食补，食补不如动补。"根据以上所谈，坚持锻炼来提高身体素质和抗病能力，才是正确的选择。既然得病，不要害怕，不要着急，慢慢治疗。毛主席说的还是很有道理的："既来之，则安之。自己完全不着急，让身体慢慢增强抵抗力。"

科学在发展，社会在进步，很多疑难病慢慢地都会被攻破的，如心肌梗死（梗塞），现在手术搭桥效果极好。如果是几十年前，一般是治不好的。再如很多脏器都可以换，所以说，再等3～5年以后，五脏：心、肝、脾、肺、肾，六腑：胆、胃、大小肠与膀胱，说不定都可以换掉，甚至人造脏器就可以维持生命。

（五）情志与健康

众所周知，影响人体健康、致病的因素是多方面的，现代医学认为有药物、机械、体质、遗传、感染等物理、化学和生物学因素。祖国医学认为有外感六淫（风、寒、暑、湿、燥、火）、内伤七情（喜、怒、忧、思、悲、恐、惊）、疫疬、金刃、虫兽、跌扑损伤等。但以上因素，七情是造成内伤病的主要因素，影响健康最大。

要了解情志与健康的关系，以及致病特点，首先要了解一些医学心理学知识。医学心理学是医学和心理学在发展过程中形成的边缘科学，它既是医学中的一门新学科，又是心理学应用的新领域。人们内心世界的矛盾冲突，就是喜、怒、忧、思等情绪失常，在这样的情况下，就可能造成心理创伤。这种异常的心理状态，不但有可能发展为精神领域的疾病，而且能够导致五脏、六腑各个脏器的功能失调，影响到身体健康。如高血压、胃溃疡、神经性呕吐、过敏性肠炎、梅核气、反流性食管炎以及妇科的痛经、闭经、月经不调、乳腺小叶增生等疾病，往往与情绪不好有密切关系。

据现代医学研究发现，癌症患者中，有相当一部分人曾有心理创伤和精神情志不舒的病史。有人调查过几百例中风患者的情况，其中有 20% 以上的人，曾有过忧愁、愤怒，或者特别兴奋的情况，这说明七情过极是诱发"中风"的重要因素之一。

又如情志变化对心脏病人的影响。有人统计，丧失妻子的男性中，冠心病的发病率高达 40%。现在有人把情志异常所导致和诱发的疾病，称之为"心身症"。据初步统计，在普通门诊的病人中，有四分之一到三分之一的病人属于"心身症"患者，分布在临床各科。现在大医院，大都建有心理疗法门诊、心身医学门诊。其疗法很多，从谈心疗法到精神分析疗法，从行为疗法到生物反馈疗法等，都很引人注目，并且疗效颇好。所以，现代许多医学家们，也不得不越来越注意人的精神世界与躯体疾患之间的本质联系，并且指出了现代医学忽视病人心理因素的偏向，于是产生了"心身医学""综合医学""人类医学"等新的医学思想和内容。

1. 七情为什么会影响人体健康，导致人体发病？

（1）何谓七情？七情，即是喜、怒、忧、思、悲、恐、惊七种情志，是人体在正常情况下，随着不同环境和不同条件的刺激而产生的七种情绪反应。比如，当我们看了喜剧、小品，或者听了相声，容易使人喜笑，遇到不合理的事情又容易发怒，反复考虑问题则多思，遇到很难解决的问题时容易忧愁，当不痛快时，愈感发悲，遇到恶劣险境时易惊，若干些违法乱纪事情后而易恐等。

（2）情志为什么会致人以病？情志在一般情况下，属于正常的精神活动，无碍健康，不会致人于病。但若过度的悲伤、暴怒、狂喜或强烈的精神刺激，或处于长期持久的、无法摆脱的抑郁忧虑及惊恐不安等心理状态下，均可引起脏腑阴阳失调，气血功能紊乱，气机升降失常，经脉阻塞而导致疾病，或者促使某些疾病发展、恶化，所以，中医有"内伤七情"之说。《金匮》上又把六淫致病称为"大邪"，七情致病成为"小邪"，这也说明七情过极可以伤内，致人于病。

2. 七情与内脏的关系

七情与内脏的关系主要在于五脏精气是七情的物质基础，要了解这个问题，必须从"神"谈起。"神"，即是神志，亦指人的精神意识思维活动。喜、怒、忧、思、悲、恐、惊七种情志，是精神活动表现于外的七种不同反映。"神"，是生命活动的总体现，而生命活动是五脏六腑等各个组织器官功能活动的总和。脏腑功能活动的物质基础是五脏所藏之精气，五脏精气能濡养五脏，产生生理活动，脏腑生理活动的总体现是生命活动，生命活动的外在表现是精神情志，而精神情志变化的形式是喜、怒、忧、思、悲、恐、惊，故《素问·阴阳应象大论》上说："人有五脏化五气，以生喜、怒、悲、忧、恐。"此所指的"五气"即脏腑机能之气，亦即是指心、肝、脾、肺、肾五脏的功能活动而言。"喜、怒、悲、忧、恐"，即是所说的"五志"，如张景岳说："五气者，五脏之气也，有五气以生五志。"《素问·阴阳应象大论》又说"肝……在志为怒""心……在志为喜""脾……在志为思""肺……在志为忧""肾……在志为恐"，这已经很明确地说明了五脏与五志的关系，即怒为肝之志，喜为心之志，思为脾之志，忧为肺之志，恐为肾之志。《素问·宣明五气篇》也说："心藏神，肝藏魂，肺藏魄，脾藏意，肾藏志。"

所谓"心藏神"的道理：其一，祖国医学认为心是主宰五脏六腑生理活动的脏器，为生命活动的中枢，是精神意识的发源地，对外来事物的刺激而产生的思维，主要以心来主持和体现；其二，是因为心主宰血液运行，血液是神志的物质基础。《内经》上说"心藏脉，脉舍神""血气者，人之神""心者，生之本，神之变也""所以任物者，谓之心""心者君主之官，神明出焉"等等，均是从不同的角度阐述"心主神志""心主神明""心藏神"的含义。

所谓"肝藏魂"，魂，属于精神活动。肝主谋虑，主疏泄。"疏泄"的一个内容即是疏泄气机，调节精神。气机是脏腑功能活动的基本形式，气机畅通与否，不仅影响着脏腑功能，而且也关系到精神情志的变化。因此，肝疏泄正常，气机和调，气血和平，则心情舒畅，精神愉快；肝疏泄失常，精神抑郁沉闷，或者过亢兴奋，则出现一系列的心情不悦，精神不愉快的表现。临床常见的肝病患者，往往有神志不安、多梦、易惊等症状，此即是"肝不藏魂"。

所谓"肺藏魄"：古代"魄"与"白"同用。白属肺，故"肺藏魄"。"魄"，是属于精神活动的一部分。人的一些知觉和动作，就是"魄"作用的结果。《类经·藏象论》指出："魄之为用，能动能作，痛痒由之而觉也。"实际上"魄"是人的一种本能感觉和动作。

所谓"脾藏意"，是指意念，是一种思维活动。《灵枢·本神篇》曰："心有所忆谓之意。"从临床的表现看，指思虑过度伤脾而产生的一些病症而言，比如面黄肌瘦、精神恍惚、食欲不振、失眠、多梦等症，皆为"脾不藏意"的结果。

所谓"肾藏志"："志"有"专意而不移"的意思，古通"忆"，指记忆力。因肾藏精，精生髓，髓聚为脑，脑为"元神之府"，故"肾藏志"。人的专心致志，坚定毅力和考虑问题的成熟程度与肾有一定的关系。

3. 七情致病的特点

上述已论，内在脏腑的功能活动是气机作用的一部分，脏腑功能活动的外在表现是精神意识，即七情的产生和变动。所以，一旦因某种原因使精神情绪变化异常，可直接影响到气机的升降形式，致使脏腑功能紊乱，阴阳失调。比如大怒可引起机体之气上逆，过于悲哀能致使气机消散，忧虑太过则导致气郁，过于思念则使气结，惊吓则气乱，恐惧则气下，狂喜能使人气缓乏力。故《素问·举痛论》曰："百病生于气也，怒则气上，喜则气缓，悲则气消，恐则气下，惊则气乱，思则气结。"

既然情志过极可导致气机紊乱，那么内脏病变亦能引起情志的异常，比如肝阳偏盛往往急躁易怒，肝气虚衰多出现胆怯而恐，心血不足可导致心神错乱，烦躁欲哭，心经有热多见喜笑不休，肾精不充多呈现如痴如呆，议而不决，故《内经》云"肝气虚则恐，实则怒""血有余则怒，不足则恐""神有余则笑不休，神不足则悲"。

4. 七情致病的常见症状和防治

不同的异常情志变化，可影响不同的脏器，产生不同的病理机制和症状反应。

（1）暴喜暴乐则伤心气缓：喜，本来是心情愉快的表现，喜则意和气畅，营卫舒调，不仅不影响健康，反而对身体会有许多好处。但是如果喜乐过度，超越了正常的限度，则能影响心脏功能，使之气血涣散，不能濡养心神，证见心悸、失眠、多梦、哭笑无常、精神恍惚，甚至出现狂躁妄动，打人骂人等精神错乱的症状，治宜镇心安神，方用朱砂安神丸（当归、生地、黄连、朱砂、炙甘草）或磁朱丸（磁石、朱砂、神曲)、甘麦大枣汤、复方甘麦大枣汤(甘麦大枣汤加茯苓、清半夏、磁石等)。预防方面,不要暴喜暴乐,喜怒不形于面,对什么喜乐之事,要有抑制能力,还要记住"物极必反"这个道理。

(2)大怒不止,伤肝气上:人一旦遇到不合理的事情,或事不遂心,或事与愿违时,往往愤愤不平,恼羞成怒,这也是正常的生理现象。但如果暴怒不止,或大怒持久,在短时间内不能得到缓解时,则能影响肝的疏泄功能,使肝气郁结,气血紊乱或上逆,就容易出现精神抑郁,头昏头痛,眩晕耳鸣,烦躁易怒,胁肋疼痛,脉弦。妇人乳房结块,少腹胀痛,月经不调或经闭,有些病人亦可见到善太息,咽中如梗塞等症状,若血随气上冲,可出现面赤、吐血、呕血或猝然昏倒等症。治宜疏肝理气,方用逍遥散或龙胆泻肝汤,或柴胡疏肝散,或金铃子散,或丹栀逍遥散治疗,根据不同患者,症状不同而加减用药。在预防方面,要仔细想想,发怒是不能解决问题的,多半是无能的表现。

(3)悲哀太过,伤肺气消:悲,是由于哀伤烦恼、苦痛而产生的一种情志。正常的悲痛啼哭落泪,不仅不致人以病,反而对机体有好处。比如当浓烟进入眼睛,或切葱的时候流泪,它能保护视力。若因失望或失恋时动感情的哭泣,它能减轻痛苦,能清洗体内紧张时所产生的化学物质,这种化学物质有升高血压、影响消化、加速心跳的作用;有人还说,哭泣可以防止在感情不痛快的时候血压升高、消化不好、心动过速等病。但若悲哀不止,雨泪千行,痛哭流涕,久而不节,就会损害内脏,如《素问·举痛论》上说:"悲则心气急,肺布叶举,而上焦不通,荣卫不散,热气在中,故气消矣。"相反亦有因内脏病而致悲的情况,如《灵枢·本神篇》上说:"心气虚则悲。"总之，不论过悲而损害内脏或者内脏病变而致悲，均能造成肺气抑郁，耗气伤阴。出现胸胁满闷，形体消瘦，气短乏力，颜面苍白等症状。治则：前者行气开郁，后者养血安神。方选：前者宜半夏厚朴汤（半夏、厚朴、茯苓、生姜、苏叶），后者宜安神丸加味。在预防方面，可以找个地方大哭一阵，或找朋友谈谈心，或者出去旅游看山玩水。

（4）忧思过甚伤脾，气郁气结：忧，是情志沉闷，抑郁状态，是集中精力考虑问题的表现。如果忧思过甚或时间过长，也能造成脾气壅郁，运化无力，出现食欲不振、恶心呕吐、嗳气、脘腹胀满、大便不实、妇女经闭，或崩漏等症。也正像《灵枢·本神篇》所说："忧愁者，气闭塞而不行。"治宜调和肝脾，方用四逆散或逍遥散。怎样预防呢？我想人生在世，不能不思，但不能忧思、多思，要干脆一些，不要犹豫不决。要知道反复议而不决，决而不行，行而多变，这对身体也是不利的。

（5）惊恐伤肾，则气乱气下：惊，是猝然遇到非常之变，而致精神上突然紧张的表现。若骤遇险恶，突临危难，目击异物，耳闻巨响等，皆可出现惊的神志。恐，是惧怕的意思，是精神极度紧张的表现。严格说来，惊与恐是有区别的，"惊者，为自不知，恐者自知也"。但不论惊与恐，其甚者，均能伤肾，使肾气不固，出现二便频数或失禁，治宜固肾涩精之法。小便频数可选用桑螵蛸散（桑螵蛸、远志、菖蒲、龙骨、人参、茯神、当归、龟甲），大便失禁可选用四神丸（补骨脂、五味子、肉豆蔻、吴茱萸）加味。在这个问题上，如果是一位领导干部，就要有领导人的气魄，要大气、果敢，讲话、做事，对了就这样办，错了要及时改正，有责任自己承担，不推脱责任，哪怕坐几年监狱，出来还是好同志。所以说如果有这样的胆识，遇事就不会惊慌失措。

5. 体会

①情志的异常，对内在气机的升降形式和气血的功能活动，均有不同程度的影响，见到的症状，有轻有重，有缓有急，对五脏的影响也很明显。"怒伤肝，喜伤心，思伤脾，忧伤肺，恐伤肾"。但根据临床观察，其影响心、肝、脾三脏为之多见，尤其是首先犯心，然后分别影响其他脏器，出现种种的功能失调，产生一系列的证候表现，因为"心者五脏六腑之大主也……故悲哀忧愁则心动，心动则五脏六腑皆摇"。这就启示我们在治疗七情为患的证候时，不论影响某脏某腑，都应考虑到首先宁心，为其治疗前提。

②七情致病，女多于男。但妇女绝经期，所见到的烦躁易怒，血压忽高忽低，肥胖，乏力，自汗，浮肿，腰酸等症状，要与单纯的情志失常而导致的病变区别开来。男子亦有"绝经期"，或者"中年男子过渡期"，大多数在40几岁，但有些人甚至到50岁尚未出现。男子"绝经期"的症状表现是失眠，疲劳，焦急，阳痿，食欲减退，嗜好烟酒，高血压，偏头痛，多疑症等。对这些症状，亦不要认为是七情过度导致的结果。

③治疗此类病变，必须做思想工作，服务态度要好，切忌恐吓患者，多鼓励、表扬，少批评指责。让患者树立治疗信心，尤其是有些女性患者，心胸狭窄，更应该讲究方法。要了解患病原因和治疗经过，注意给病人保密。辨证要准确，用药要灵活，尽量掌握病人的心理活动，不要让病人精神上再受任何刺激。要耐心细致，急病人所急，痛病人所痛，能做到这些，就是治愈情志为患的保障。

综上所述，中医养生与保健的目的，是让自己身体素质更好，生活质量更高，工作效率更快。最后，再强调一下"三个快乐""四个最好"和"坚持四句话"。"三个快乐"是：助人为乐，知足常乐，自得其乐。"四个最好"是：最好的医生是自己，最好的药物是时间，最好的心情是宁静，最好的运动是步行。"坚持四句话"是：天天三笑容颜俏，七八分饱人不老，相逢莫问留春术，淡泊宁静比药好。

最后用毛泽东同志保健的四句话来高度概括总结，即是"基本吃素，坚持散步，心情舒畅，劳逸适度"。

合理饮食　茶膳祛疾

　　《千金要方·道林养性》说："饱则伤肺，饥则伤气，咸则伤筋，酢则伤骨。"又《寿世保元·饮食》说："食过多者结积，饮过多者痰癖。故曰大渴不大饮，大饥不大食。恐血气失常，猝然不救也。"老年人消化功能相对减弱，饮食要有节制，以清淡素食为主，每顿只吃八分饱，晚餐不吃荤食。且要防止偏食，养成良好的饮食习惯，常吃芹菜、莲藕、蘑菇、黑木耳、洋葱等食品。芹菜性凉甘平，可以清热除烦，凉血降压，能改善头晕、头痛等症；莲藕入口芳香爽口，生吃可除烦生津，消瘀清热，熟食能滋阴养血，健脾开胃；蘑菇味甘、性平，能补益脾胃、降压降脂、抗癌及增强免疫等多种功能，适宜于急慢性咽炎、梅核气、消化不良和癌症等患者；黑木耳味甘、性平，能减少血液凝块，预防血栓、防止动脉粥样硬化和冠心病的作用，它还含有抗肿瘤活性物质，能增强机体免疫力，经常食用可防癌抗癌；洋葱味辛，性微温，生吃洋葱可预防感冒，熟食有帮助消化、降压降糖、抗衰老之功。为了延缓大脑的衰老还要食用一些健脑的食品，如龙眼肉、核桃、大枣、黑芝麻、松子、南瓜子、花生等。

　　国人饮茶具有悠久的历史，茶叶对人体有较好的保健作用。绿茶味甘、性寒，最主要的特点就是茶多酚含量较高，经常饮用不仅能抗癌、提高人体免疫力、美容护肤，而且能提神醒脑、缓解疲劳。对脾胃湿热，嗜睡健忘等患者较为适宜；红茶味甘、性温热，具有温中暖胃，散寒除湿，养肝护肝之功，对脾胃虚弱、胃病、肝病患者较为适宜，红茶中的多酚类化合物还有消炎解毒、提神醒脑、缓解疲劳的效果。此外，常喝中药保健茶，既能防病，又能祛疾，更益健康。如高血压，取菊花 10g，决明子 10g，一同放入茶壶中，加适量沸水冲泡，加盖焖 5～10 分钟，制成茶饮，具有清肝明目，润肠通便之功；脾气急躁、爱生闷气的患者，取佛手 10g，菊花 10g，如上法制成茶饮，有疏肝理气，清热明目、美容养颜之功；慢性咽炎，取金银花 10g，麦冬 10g，桔梗 6g，甘草 6g，用开水泡后制成茶饮，有清热利咽，养阴生津之功；心烦失眠，可取百合30g，莲子 30g，加适量大米熬粥喝，有清心安神之效；头晕目眩，可取枸杞 20g 泡茶，以滋肾明目；高血脂症，取胶股蓝 20g 或银杏叶 20g 泡茶，有清热解毒、降低血脂之功；牙痛或口腔溃疡患者，可取薏苡仁 50g，赤小豆 50g，加适量粳米熬粥喝，有清热利湿之效；老人便秘，取黑芝麻 30g，桑葚 30g，加适量粳米熬粥喝，具有滋阴明目、润肠通便之功。

书法散步　勤学多思

（一）练习书法，强身养性

书法是中华民族的文化瑰宝，时至今日仍勃勃生机。书法艺术博大精深，蕴自然之灵性，凝智慧之结晶，人们在欣赏中可以得到优美的感受、哲思的启迪和心灵的净化。练习书法能丰富自己的头脑，提高整体修养，养浩然之气，积渊博之才，得天地之灵性，纳万物之菁华，创造我同心的大境。书法的好处有以下几点：

1. 书法可修身养性　学书法能使人变静，培养人的专心、细心、耐心和毅力等优秀品质，从而提高人的整体素质——这是其他学科所无法替代的。常言道："淡泊以明志，宁静以致远。"静能生智，当一个人的头脑处于宁静状态时，其思维质量和办事效率是最高的；反之若心浮气躁，则思绪混乱办事效率低下。当代社会生活节奏较快，人心普遍浮躁，缺少耐心和毅力，通过书法练习，可以克服这些缺点。

2. 书法可陶冶情操　书法的内在规律决定了学习书法的严肃性，这就要求练习者必须具备良好的心理状态，以高度的热情，俨然诚恳的态度来对待；必须勤奋学习，孜孜不倦；必须加强自身修养，拓宽意境；必须丰富学识，博古通今，否则必将一事无成。

3. 书法可强健体魄　书法艺术不仅能给人以美的享受，还是养生保健的有效方法。医学研究表明，在使人长寿的20种职业中，书法名列榜首。书法之所以能祛病健身，是因为它不仅是一种高雅的艺术爱好，而且是人们在挥毫中"不思声色，不思得失，不思荣辱，心无烦恼，形无劳倦"，使躯体和精神得到了完全放松，从而对人体起到了调节、修复等作用，对大脑也起到了推迟或延缓衰老的作用。人们在练习书法时，常常凝神贯注，全身肌肉协调，力送笔端，注于纸上，抒胸中之气，散肝气之郁。这样，对人生理、心理都有较好的调节和锻炼作用，久而久之，可使人灵性焕发，无疾而寿，即便不幸患病，也可通过练习书法，养心愈疾，或带病延年。

（二）运动散步，促进健康

"生命在于运动"，这是法国学者伏尔泰的一句名言。这句话所揭示的真理，已为无数的事实所证明。常言道"百练不如一走""步行是运动之王"。在所有的运动项目中，之所以"散步是最好的运动"，是因为散步安全无害、老少咸宜、简单易行，且能使全身血液、骨骼、肌肉、韧带活动起来，并能调节内脏功能平衡，推动正常的新陈代谢，产生良好的生理效应。长期坚持散步健身效果显著，但要注意两点：一是运动要适量，不要超过自己的承受能力，青壮年运动量可大一些，老年人宜量力而行；二是贵在坚持，要持之以恒，才能收到良效。一般来说，每周宜散步至少 5 次，运动时间要求是每天步行 4～5 公里。

古往今来，曾有不少伟人、学者以散步作为保健的良友。用散步来锻炼身体，调节精神。如马克思、列宁，以及我国的朱德同志，直至晚年，仍坚持每天步行三次，每次走三里路。革命老人徐特立年近 90 岁时，仍坚持日行五百步。他认为走路，既可锻炼身体，又能增强意志。又如邓小平同志 70 多岁时，每天坚持行军式快步走 10 公里。到晚年，在他住的院子仍然坚持每天走八圈，所以他们都活到 90 多岁。

步行为什么是锻炼身体的好方法呢？因为步行时，由于下肢大肌肉群的收缩，不停地向前移动身体，给心脏增加额外的负担。步行速度越快，时间越长，路面坡度越大，则负担越重。心脏的反映表现为心肌加强收缩，心跳加快，心输出量增加，血流加速，以适应运动的需要，这对心脏是一个很好的锻炼。根据测定，以每小时 5 公里（每分钟 84 米）的速度步行，脉搏可增加每分钟约 100 次；每小时 6 公里（或每分钟 100 米），则脉搏增至每分钟约 110 次。这对肥胖症、慢性心脏病、感染性疾病引起的心力减弱患者，都有较好的疗效。步行还可以在一定程度上改善冠状动脉的血液循环。据报道，用心电图对两组中年人进行检查和观察。一组坐汽车上班，另一组步行上班（20 分钟以上），结果发现步行的一组心电图"缺血性异常"的发生率比坐车一组约少三分之一。

步行锻炼还有助于促进代谢的正常化，所以有些糖尿病可以通过散步而得到防止。散步的时间以饭前、饭后均可。早在隋唐时代，我国医学家已认识到防治消渴病，需要"先行 120 步，多至千步，然后食之"（《诸病源候论》）。"食毕即需行步，令稍畅而坐卧"（《外台秘要》）。

邓颖超同志在介绍她战胜糖尿病的经验时着重指出，她的方法就是：体育锻炼，坚持散步，每天散步 1 小时左右，每顿饭吃八九分饱。现代医学证实，步行能提高机体代谢率，中老年人以每小时 3 公里的速度散步 1.5～2 小时，代谢率增高 48%。糖的代谢也随之改善，糖尿病患者经一天的徒步旅行后血糖可降低 60%。长时间和快速的步行，还可增加能量的消耗，促进体内多余脂肪的利用。对那些多做少动而出现肥胖倾向的中年人，如果能坚持每天锻炼，通过运动多消耗 300 卡热量，并适当控制饮食，就可避免发胖，神经官能症、情绪抑郁、失眠、高血压等病都可以用散步来治疗。

（三）勤学多思，延缓衰老

"若要长寿多用脑，颐养天年贵在勤"，这确是经验之谈。据有关学者统计，人脑的神经细胞虽有 120 亿～140 亿个之多，但是从 40 岁开始，脑细胞逐渐减少，到 70 岁可减少 20%，高龄人可减少 30%。不过人脑的潜力是巨大的，人的一生大脑可贮存 1000 亿个信息单位，相当于美国国家图书馆藏书量的 5 倍。一般来说，人脑有 90% 的潜力未被利用，若能勤学多思，经常有意思的加强记忆，就能做到"脑越用越灵"。古今中外不少脑力劳动者多能长寿，其道理正是如此。

固精保元　节欲护肾

精气是构成人体和维持人体生命活动的基本物质，来源于先天，依赖后天脾胃化生的水谷精微的滋养和补充。肾藏精生髓，元气由肾精所化，神赖精以养，骨赖髓以充，故肾虚精亏，则精神疲惫，筋骨柔弱。张介宾在《类经》中说"善养生者，必宝其精，精盈则气盛，气盛则神全，神全则身健，身健则病少，神气坚强，老而益壮，皆本乎于精也"，由此可见，养生之道在于节欲护肾。目前，随着生活水平的提高和平均年龄的增长，每个人的健康状态不同，其性生活频次无法机械地加以规定，但伴随年龄的增长而逐渐递减的原则无疑是正确的。一般来说青春期戒房事，壮年节房事，50岁以后慎房事。据统计，中国从231—1907年，共计194位帝王，其中80岁以上者5人，占2.6%；70~80岁者11人，占5.7%；65~70岁者19人，占9.8%；其余81.9%均为中年驾崩，这与他们纵情声色密切相关。

古代医家认为：欲不可早，合男女必当其年。如陈自明在《妇人大全良方·求男论》中指出："全男女必当其年。男虽十六而精通，必三十而娶；女虽十四而天癸至，必二十而嫁。"这是要求男女须身体发育完全而充实后，才能结婚生育；欲不可纵，圣人制外乐以禁内情而为之节。这是要求用琴棋书画等体外的生活乐趣来克制男女之欲，不仅能达到陶冶性情的养性的目的，还可收到延年益寿的效果，否则频繁的性生活，就像不断地给生命加火。而生命就像一堆柴，火烧得越旺，柴燃尽得越快；欲不可强，因而强力，肾气乃伤，高骨乃坏，这是要求夫妻一方若有疲劳或生病，或有心事，就不要勉强同房，否则会出现精液耗竭，骨骼弯曲瘦弱，心悸易惊，阳痿早泄，耳聋失聪等症；欲不可绝，男不可无女，女不可无男，孤独而思交接，损人寿，生百病，这就是说男子精盛则思室，女子血盛则怀胎。如果长期禁欲，性欲在心中升起却不能如愿，身体就会阴阳交争，表现为时寒时热，积久成劳，滋生百病。此外欲有三忌，一是天忌，即是在天气剧变、阴阳失调之时，或冬至、夏至、岁旦这些阴阳交替之日，不要行房事，以免伤及阴阳。二是地忌，即是指不适合性生活的地点。性事应该选在幽雅、安静、舒适的环境里，才能给人留美好幸福的感受和回忆。三是人忌，即是指在饱食、酒醉、生气、恐惧、疲劳、经期、病中或大病初愈等情况下均应禁绝房事。

　　总之，人们只有固精保元，节欲护肾，才能达到健康长寿的目的。

自我保健　要素有四

（一）心胸宽广，知足常乐

经常保持愉快的心情，多和群众交往，在小区内或街上散步时，无论遇到什么人都主动跟他们打招呼，这样自我感觉群众对我都很好。过往大小事，一般不再计较。人生一世，经历的坎坷和磨难较多，酸甜苦辣四味俱全。我经常只回忆那些美好的事件，令人烦恼、丧心的往事就不再回忆了，因此我时时都非常知足，非常满意。常言道："人生哪能多如意，万事但求半称心。"在工作期间，我给别人办过不少好事，我大多忘记了，多数情况下都是在被帮助人提及时我才想到；至于哪些私下打小报告的，或阻止我晋升提拔的人，即使后来我知道了，也均不再计较。平时见了面该怎么说话还怎么说话，俨然未发生过任何事一样。我总是认为那些都是过去的事了，"只兴他不仁，不兴我不义"。所以，我能吃、能睡，很少失眠，这就是人们常说的"心底无私天地宽""宰相肚里能行船"吧！

（二）坚持锻炼，量力而行

我每天晚上 10 点睡眠，早上 6 点起床，起床后练习太极拳半小时，下午 3～4 点陪老伴在学院操场或附近公园散步约 50 分钟；遇到阴雨天，或周一、三、五上午要赶时间出门诊时，早上就不出去锻炼了，仅在屋内活动一下四肢筋骨及腰部。对于身体锻炼，我的看法是应当尽量坚持，但不苛求，有时累了、天气不好了，就不外出锻炼了，这样才能对身体有利。我从来不吃任何补药、补品，我认为生命在于运动，运动比任何食补、药补都好。

退休后空闲的时间较多，买菜、做饭、打扫卫生等家务活我也样样都干，甚至逢年过节包饺子、出油锅也干。家务活，大家干，不一定非要女人干，因为女人也有工作，其精力、体力也是有限，所以说男人干点家务，既减轻了女人的负担，锻炼了自己的手脑，又增加了个人的生活情趣，还体验了烹调人员的辛苦、众口难调之不易。经常买菜、买日用品，既能了解社会上的物质丰富，又能看到小商小贩挣钱糊口之不易，当然也能了解到都是商人，有些人忠诚老实，有些人爱干那些缺斤少两的勾当。

（三）养脾护胃，不要挑食

我五谷杂粮均吃，什么肉、什么菜、什么水果都吃，只不过每顿饭都是七八分饱而已。我感觉从 50 岁以后吃饱的时候不多，所以我的胃口特别好，什么都想吃，什么都能吃，中医认为"脾胃为后天之本""气血生化之源""肾为先天之本""后天养先天"是非常有道理的。人体要想健康，调护脾胃非常重要。否则脾胃虚弱，肾、肝、心、肺四脏都得不到气血充分的营养，则百病丛生。我一生不吸烟，有时喝点酒，但白酒不超过一两，红酒不超过半杯；不爱喝茶叶水，喜欢喝温开水。在饮食方面，我不强求每天荤多少、素多少、水果多少。荤类中我平时爱吃牛、羊肉、牛奶、鸡蛋、鲫鱼、鲈鱼等，素类中我喜欢吃苹果、橘子、小麦、玉米和时令新鲜蔬菜，不过我总是掌握一个原则，"吃什么都要可少不可多"。

（四）坚持用脑，预防痴呆

我每周坚持坐三个半天门诊，其他时间参加学院督导工作和学术活动，当然这些工作都需要动脑。我每天坚持读书、看报2小时，练书法1个小时左右。由于经常搞业务的缘故，我时常看一些医学书籍，有时边看边记在卡片上，以便以后温习。对一些难记的东西，我时常大声朗诵或编成歌词哼唱，以便增加记忆效果。常动脑子能加强记忆，提高精神意识的活力，以有效地预防痴呆。痴呆病按中医来讲，是肾精不足，影响了精神意识的活动，如果经常用脑，精神意识活动加强，又可以增加物质的转化动力，这样物质精华增加了，精神意识活动会更加活跃，变成了良性循环。

明代医家万全在其《养生四要》中提到："养生之法有四，曰寡欲，曰慎动，曰法时，曰却疾。夫寡欲者，谓坚忍其性也；慎动者，谓保定其气也；法时者，谓和于阴阳也；却疾者，谓慎于医药也。坚忍其性则不坏其根矣；保定其气则不疲其枝矣；和于阴阳则不犯其邪矣；慎于医药则不遇其毒矣。"李梴在《医学入门·保养说》中也提到的4种养生保健方法：第一是避风寒以保其皮肤六腑，第二是节劳逸以保其筋骨五脏，第三是戒色欲以养精，正思虑以养神，第四是薄滋味以养血，寡言语以养气。总之，养生的关键在养心，正如《内经》中说："心者，五脏六腑之大主也……心动则五脏六腑皆摇。"

（唐宋）

论医德

　　医学科学是以人类生命、疾病、健康为研究对象的科学，是关于人类同疾病做斗争、保障人民身体健康、增强人民体质的知识体系。医疗卫生工作中，无论是科研、医疗、保健、药剂等等，都以人为服务对象，它关系到人民群众生命的安危，涉及千家万户的悲欢离合。医务人员的医德素质主要包括三个层次：一是对医德原则规范的认识，它是医德情感、医德意志和医德信念在医务人员自身意识中的初步体现。二是在医德认识的基础上，培养和形成医德良心，把职业责任感和义务变为内心的责任感。三是在医德良心的基础上，进一步加强自我修养，达到高深的医德境界——"慎独"。所谓医德境界，是指医务人员在锻炼和修养过程中，遵循一定的道德原则和规范所形成的高低不等的道德水平、思想情感和情操的综合，是一个复杂的医德意识过程，它既有稳定的一面，又有发展变化的趋势。由于医务人员所处的地位、环境和人生观、价值观不同，其医德境界也不同。医务人员的医德境界，只能从低层次向高层次逐步提高和攀登。医务人员的高尚医德不是天生的，而是后天逐步培养起来的，这里既离不开医德教育的作用，更离不开他们的自身修养。

　　医德是由医德认识、医德情感、医德意志、医德信念、医德行为和习惯等诸因素构成，前五种要素是互相联系、互相制约、互相促进的。医德认识是医德品质形成的前提，医德情感和医德意志是医德品质形成的必要条件，医德信念是医德品质的核心，医德行为和习惯是医德教育的目的。医务人员应从提高医德认识开始，逐步培养医德情感、增强医德意志、树立医德信念，养成良好行为和习惯，这样才能把自己的医德境界提高到一个新的水平。医德教育在培养医务人员具有良好的道德、医风方面意义重大，医务人员应具有高尚的医德素质，这是形成良好的社会医德新风的基础，而良好的社会医德新风，又是医务人员形成高尚医德的社会环境和条件。吴鞠通在《医医病书·医德论》中说："天下万事，莫不成于才，莫不统于德。无才固不足以成德；无德以统才，则才为跋扈之才，实足以败，断无可成。"所以"宁可无才，弗可无德"一言不为过矣。

"修养"是一个含义广泛的概念，通常包含两个方面的意思：一是指人们在政治思想、道德品质和知识技能等方面经过锻炼和学习所达到的一定能力或水平，二是为了达到上述目的所进行的自我锻炼、自我改造、自我陶冶、自我教育的过程。医德修养是医务人员在接受医德教育中自觉能动性的体现，是医德教育赖以发生效果的内在因素，没有医德修养，医德教育就不可能取得应有的效果。医德修养对于一个医务人员确立正确人生观和形成高尚的医德品质是不可缺少的，也是医务人员不断提高自己的医德境界的关键。因此，加强医德修养，对医务人员自身的健康发展、建设社会主义精神文明、推动医学科学发展、提高人民的健康水平等，都具有重要意义。医务人员医德修养的基本要求，主要有以下几个方面：

1. 明确目标　医德修养首先要有明确的目标，在实践中要紧紧围绕着构成医德品质的五种要素，从提高医德认识开始，主要是在"精"（精湛的医术）和"诚"（高尚的医德）两个方面下功夫。勤奋学习，自我磨炼，不断提高医德境界的层次。

2. 结合实际 医务人员医德的形成、完善和发展，都离不开社会实践。实践是认识的基础，也是医德修养的基础。人们只有在改造客观世界的过程中，才能改造自己的主观世界，这是唯物主义的修养方法。理论与实践相联系，也是医德修养的一个重要原则。医德修养离不开医德原则、规范的指导，只有在医德原则、规范的指导下，医德修养才有明确的目标。有了明确的目标，还必须把这些原则、规范运用到自己的生活、言论、工作中去，并以这些原则、规范做镜子，对照、检查、改正以至清除自己思想中与此相反的东西，从而不断提高自己的医德品质，而绝不能采取唯心主义的面壁静坐、悟道思过、终夜不寐等方法。在医疗卫生工作实践中，还要坚持理论与实践相统一、言论与行为相一致的原则。医者不仅要通过学习，从理论上懂得真善美、假恶丑，而且要按照社会主义医德原则和规范的要求去实践，才能逐步地培养起社会主义医德品质，一个言行不一的人是决不会有高尚医德的。

3. 重在自觉 医德修养的一个重要特点，就是高度的自觉性。医德不是抽象空洞的原则，而是指导人的行为的准则和规范。医德修养虽然离不开实践，但毕竟要通过内心活动，它离不开人的主观能动性的发挥。进行医德修养，就要按照高标准、严格要求对待自己，随时随地对自己的思想、言行进行自我反省、检查和解剖，切不可抱着不求有功、但求无过的态度。要下一番苦功夫，严格要求自己，经常开展批评和自我批评，具有顽强的意志，使修养达到"慎独"的境界。"慎独"来自我国古代儒家著作《礼记·中庸》："莫见于隐，莫显于微。故君子慎其独也。"我们借此表达了医德修养新的内容，就是指医务人员独自工作，即在无人监督或他人无法监督的情况下，都能防微杜渐，坚持自己的内心信念，自觉地按照医德准则去行为，不做任何不利于人民的事。作为医务人员，出于对医疗卫生事业的忠诚，不管在人前人后，都必须一丝不苟、认真负责，对采取的每一个医疗行为慎之又慎，避免差错，杜绝事故，但也绝不是犹豫不决，贻误抢救和治疗时机。应勇于承担风险，更好地为人民的健康服务。因此，医务人员应努力做到"慎独"，它既是医德修养的一种方法，也是一种很高的医德境界。它作为一种美德，不是靠一时的感情冲动，而要经过长期认真地修养，在行为上时时、处处、事事严格要求自己，才能攀登上理想的医德境界。

4. 持之以恒 高尚医德的形成，绝非一日之功，也不能一劳永逸，而要持之以恒，做到周而复始，永无止境。要经过长期的、艰苦的磨炼，有时甚至要承担风险。只有坚持不懈、持之以恒地进行医德修养，才能成为一个医德高尚的人。

唐宋教授经常语重心长地告诫我们，为医者要像孙思邈在《千金要方·大医精诚》所说的那样："凡大医治病，必当安神定志，无欲无求，先发大慈恻隐之心，誓愿普救含灵之苦……若有病厄来求救者，不得问其贵贱贫富，长幼妍媸，怨亲善友，华夷愚智，普同一等，皆如至亲之想。"有了这样的高尚品德，然后就能"见彼苦恼，若己有之，深心凄怆"而"悉心赴救"。唐老师要求我们不要只顾眼前的经济利益，要注重社会效益，要处处想病人之所想，急病人之所急。他常常拿古代医家的典型事例来督促我们，如"杏林春暖"是歌颂三国名医董奉治病不收钱的美德。唐慎微"不取钱，但以名方秘录为请"，所以他所著《经史证类备急本草》中许多方剂正是患者作为报酬抄录给他的。宋代名医庞安时不仅治病不要酬金，而且对远道而来的患者还腾出住房，给患者煮粥熬药亲自护理。这些事例与目前不少医务人员向"钱"看，收"红包"的卑劣行为形成了鲜明的对比。

"医乃仁术"为中医界同仁之共识。明代龚庭贤指出"医道，古称仙道也，原为活人"，故古代医家称医者为"生人之术"。医生应该始终以救死扶伤、保护人民健康为神圣的职责。古代医家十分强调为病人治病的动机必须纯正，不能把医术作为谋取钱财、诋毁同道、自夸己道的手段。明代陈实功云："无论病家大小贫富，有请便往，勿得迟延厌怠，药金勿计较轻重，一律尽心施治。"唐老师在临床中，勤修医德，对病人一视同仁，视病人如亲人，诊病专心致志，一丝不苟，从不接受病人的吃请和馈赠，常尊孙思邈《大医精诚》，治病"不得问其贵贱贫富，长幼妍媸，怨亲善友，华夷愚智，普同一等""见彼苦恼，若己有之，深心凄怆"，指出医乃仁术，医乃人学。中医以仁为基，以人为本。孟子说"仁者爱人"，道出了"仁"的本质。医乃仁术，集中表达了医学的仁爱、仁慈、和仁义观。"仁"由"人"和"二"组成，"人"阴阳也，"二"亦阴阳也，说明"仁术"即阴阳中庸之道。人学，是关于人心、人性、人情的学问，在中医学中极为重视。"西医是治人的病，中医是治有病的人"。《内经》认为，天地万物"莫贵于人"。唐老师在临床中，关注人心、人性，做到不失人情，唐老师认为高尚医德加上高超的医术方能成为大医。

医术为医者诊治疾病的手段，医而无术，则不足以生人。孙思邈在《大医精诚》中指出："故学者必须博极医源，精勤不倦，不得道听途说，而言医道已了，深自误哉。"为医者必须精求医术，才能为人治病。

医生应该在一切为了救治病人的宗旨下不断精读方书，力求精于医术，尽可能掌握全面的治疗手段。否则，即使有良好的医德也难以达到救死扶伤的目的，反而会造成庸医杀人的严重后果。观今之医的确如此，若没有良好的医德和精湛的医术，谈何救死扶伤，常会在病人无奈流泪时，医生也很无奈。

关于医术和医德问题，应该坚持两点论和重点论的统一，既重德又重才，不片面强调。"才者，德之资也；德者，才之帅也"。行医多年，比较深的感悟就是医技终归是有限的，超不过医学及学科发展的现阶段水平，而对病人的关爱是无限的，不受时间和条件的限制。年轻医生对业务的学习和对自身医德方面的严格要求也同样重要，贯穿于对业务的刻苦学习进取当中，对一个高年资医生，严格按病情和患者的情况制定治疗方案，不受经济等情况的影响至关重要。明白自己的长处和短处，不忽悠病人，不加重病人的负担和损失，自己看不好的病推荐一个好的医生，力求病人少花钱、治好病。在市场经济这个大环境下，对一个医生的考验实际上就是对金钱的考验，制定医疗方案时，如果医生没有受到金钱因素的制约，那么对患者的治疗所获取的回报就量合法。

"三好" 安脏　养生重德

　　唐宋教授在养生上追求"道法自然"，重视肝脾等脏腑功能，在生活上他把"三好"——心情好、吃饭好、活动好，作为保健的准则。

（一）知足常乐，注重肝气条达

　　唐老师经常说：心情好，肝气畅达，气的升降出入和谐，五脏安和，健康就有保障。中医养生强调保持情志舒畅，就是这个道理。要保持愉快的心情，就要多和群众沟通交流，倾诉烦恼，心情自然就好了。对于过往事情，唐宋教授也淡然处之。他常说，人生在世，酸甜苦辣的往事很多，但要多回顾"甜"，"酸、辣、苦"就不再回味了，所以自己总感到很知足，无论是退休前的工作，还是退休后的生活，还是对于家庭和孩子，他都非常满意和知足。俗话说得好，"人生哪能多如意，万事但求半称心"，"知足常乐"是保持好心情的法宝。

（二）食饮杂简，重视后天之本

　　唐宋教授十分重视脾胃强健，脾胃为后天之本，气血生化之源。脾主运化水湿，若脾虚，运化无权，导致水湿内停，聚而产生水湿痰饮，出现痰咳、水肿、肥胖等症。湿性重浊黏滞，致病缠绵难愈。唐师在临床上特别注意预防湿邪为患，他建议多服用薏苡仁粥、山药粥等以健脾利湿。如果湿邪重的话，可在饮前半小时喝藿香正气水。他常告诫学生"除湿不健脾，非其治也；治湿不利尿，非其治也；治湿不理气，非其治也"。他还结合临床经验总结出"治湿不温阳，非其治也"的理论，临床从健脾、利尿、理气、温阳4个角度防治湿邪。唐师平时爱喝开水，并强调尽量不喝过夜的温开水，喝水宜小口频饮，以促进机体排湿祛邪。

为了保护好胃肠道，唐师经常保持吃饭八成饱，并且每周有1~2次晚上不吃白饭，只喝开水、吃水果或喝牛奶。唐师吃饭不挑食，什么都吃，什么都能吃，不强求每天荤多少，素多少，水果多少。他掌握一个原则："吃什么都要可少不可多。"唐师强调饮酒要适量，绝不多饮，以防助湿生热，以每周1~2次白酒，每次50毫升左右为宜。

（三）修德养性，心身双修并重

唐宋教授不仅医术高超，而且医德高尚，对病人和蔼可亲。有些病人患病时流露出无助、抑郁、烦躁等情绪，唐师总是耐心、细致、周到地开导他们。他常说，养生以修德为首务，修德以修心为中心，《黄帝内经·太素》记载："修身为德，则阴阳气和。"孙思邈认为养性就是以"善"为特征的道德修养。平时多读书、读好书，豁达开朗，乐善好施，以奉献为荣，以助人为乐，不会为个人得失而愁容满面，追求自然平和的心态，就会健康长寿。唐师是这么说的，也是这么做的。

（四）坚持锻炼，保持身脑不闲

唐宋教授坚持积极锻炼。他每天早上6点起床，习练八段锦或太极拳40分钟，坚持了10余年，从未间断。虽然退休了，他每周仍然坚持出3个半天门诊，还要参加学院和社会方面的工作，并经常看材料、备课、讲课。为了减缓大脑的自然衰老，唐师喜欢背诵《内经》《伤寒论》《金匮要略》的经文和方剂歌诀，经常大声背诵。空闲时，在家做些家务，如买菜、做饭等，并认为这是锻炼大脑和身体的好机会，这样才能保持身脑不闲，身脑不老。

下　篇

医案

胃痛案

案例1：张某某，男，32岁，因胃脘部隐痛10月余，于2010年4月21日来诊。患者长期饮酒、嗜食辛辣，此后出现胃痛隐隐，曾在某医院检查胃镜示：浅表性胃炎，予斯达舒、洛赛克等药治疗，效果不明显，症状时轻时重。现症见：胃痛隐隐，灼热不舒，呃逆反酸，口干而渴，纳呆，便秘，舌质红，苔薄黄，脉弦细。

中医诊断：胃脘痛（胃阴亏虚）。治法：滋养胃阴，制酸止痛。

处方：益胃汤合失笑散加减。沙参15g，麦冬12g，白芍12g，玉竹15g，生蒲黄10g，五灵脂10，延胡索10g，佛手10g，川楝子10g，乌贼骨20g，煅瓦楞10g，甘草6g。5剂，水煎服。

二诊：服药后胃痛反酸大减，纳食增加，仍便秘，睡眠差。舌质红，苔薄黄，脉弦细。守上方加大黄6g，石斛12g，夜交藤30g，酸枣仁30g。5剂，水煎服。

三诊：诸症基本消失，偶有胃部不适。守二诊方去大黄，加玄参12g，生地15g。续服7剂而愈。

按：患者长期饮酒、嗜食辛辣，易致胃阴亏虚，阴虚失濡，则见胃痛隐隐；阴虚内热，则见胃部灼热；胃失受纳、和降，则见呃逆反酸，纳呆；热灼津伤，则见口干而渴，大便秘结。舌脉之象，均为阴虚内热之征。方中沙参、玉竹、麦冬、石斛养阴生津，白芍配甘草养阴和络、缓急止痛，乌贼骨、煅瓦楞制酸止痛，胃痛日久，久病入络，易致气血失调，故用佛手、延胡索、川楝子及失笑散以理气活血、通络止痛。诸药相合，使胃阴得复，胃酸渐止，气血调和而诸症自平。

案例2：周某某，男，29岁，因胃脘部灼热疼痛6月余，于2009年4月24日初诊。患者6个月前因生气后过量饮酒引起胃脘部灼热疼痛，在某医院经胃镜检查，诊为慢性浅表性胃炎，予雷尼替丁、阿莫西林胶囊等药治疗，症状无明显改善。现症见：胃脘疼痛，嘈杂灼热，口干口苦，渴喜凉饮，头部昏沉，身体困倦，纳呆，小便黄，大便干结。舌质红，苔黄腻，脉滑数。

中医诊断：胃脘痛（湿热中阻、气机不畅）。治法：清热化湿，理气和胃。

处方：芩连温胆汤加减。黄芩12g，黄连10g，陈皮12g，清半夏10g，枳实10g，茯苓15g，竹茹15g，栀子10g，白豆蔻10g，生苡仁30g，滑石15g，郁金12g，香附12g，甘草6g。4剂，水煎服。

二诊：服药后胃部灼热疼痛等症明显减轻，纳食增加。舌质稍红，苔薄黄腻。守上方黄芩、栀子均减至6g，另加山药15g。4剂，水煎服。

三诊：偶有胃部不适，纳差，大便稀溏，小便可，舌淡红，苔薄白微腻，脉弦滑。守4月24号方去黄芩、栀子，黄连减至6g，竹茹减至10g，另加太子参15g，炒白术15g，续服5剂而愈。

按：本病为患者生气后过量饮酒，酒为湿热之性，湿热蕴结，易伐伤胃络，使气机升降失调，故见胃脘疼痛，嘈杂灼热等症；热灼津伤，腑气不通，则见渴喜凉饮、大便干结；湿阻中焦，气机不畅，则见头部昏沉、身体困倦等症；胃失受纳则见纳呆；舌脉之象，均为湿热中阻之征。方中黄芩、黄连、栀子、竹茹清热利湿，陈皮、清半夏、枳实、香附、郁金理气和胃，茯苓、白豆蔻健脾利湿，生苡仁、滑石渗湿利水，甘草调和诸药。

案例3：朱某某，男，45岁，因间断性胃脘痛5年余，加重2周，于2009年4月26日初诊。患者5年前因过食生冷引起胃部隐痛，在某医院检查胃镜示：胃窦部有龛影，诊为胃溃疡，予三联疗法治疗效果不佳。近2周来胃痛加重，饥饿时痛甚，食后痛减，痛时喜按、喜热敷，脘胀嗳气，神疲乏力，纳食减少，大便稀溏，舌淡，苔白，脉沉细。

中医诊断：胃脘痛（中焦虚寒，脾胃失健）。治法：温中健脾，理气和胃。

处方：黄芪建中汤合附子理中汤加减。黄芪30g，党参20g，炒白术15g，茯苓15g，干姜10g，高良姜10g，制附子10g，桂枝10g，香附12g，厚朴10g，木香6g，砂仁6g，白芍30g，炙甘草10g。6剂，水煎服。

二诊：服药后胃部胀痛明显减轻，仍嗳气，纳呆，大便稍稀。舌质淡，苔薄白，脉沉细。守上方加丁香6g，柿蒂20g，焦三仙各15g。6剂，水煎服。

按：本病为过食生冷使脾胃受损，寒为阴邪，易伤阳气，脾阳虚失于温煦，则见胃痛隐隐，饥饿时痛甚，食后痛减，痛时喜按、喜热敷等症；脾司运化水谷，主肌肉四肢，脾失健运，则见纳呆便溏、神疲乏力；胃失和降，则见脘胀嗳气；舌脉之象，均为脾胃虚寒之征。处方中黄芪、党参、茯苓、白术、甘草益气补中，干姜、高良姜、制附子、桂枝温中散寒，香附、厚朴、木香、砂仁理气止痛、化湿和胃，白芍养营和络，缓急止痛。唐老师认为，急性胃脘痛以实证多见，如气

下篇 医案

301

滞、食积、寒凝和湿热等；若治疗失当，则可转为慢性。初则多实，可由气入血，形成气滞血瘀，或寒郁化热，或气滞化火伤阴，或虚生内热，出现虚实夹杂之证。慢性胃脘痛，若遇气滞、食积、寒凝等因素，可呈急性发作。

胁痛案

案例1：黄某，男，39岁，2009年5月22日初诊。患者既往有乙型肝炎病史5年余，半月前因劳累致使病情复发。现症见：右胁隐痛不适，饮食减少，食后脘腹作胀，体倦乏力，小便色黄，大便正常，查舌质淡红，苔薄腻微黄，脉弦细滑。查体：肝肋缘下2cm，剑突下3.5cm，质中等硬度，脾肋缘下未触及；肝功能检查：谷丙转氨酶358U/L，总胆红素18.5μmol/L，其余正常，乙型肝炎两对半检查 HBsAg、HBeAg、HBc－Ab 阳性；B超显示：肝实质轻度弥漫性损伤、胆囊壁厚、毛糙。

中医诊断：胁痛（湿热内蕴，肝脾失调）。治法：清热燥湿，疏肝运脾。

处方：太子参30g，茯苓15g，白术15g，虎杖30g，垂盆草30g，败酱草30g，蚤休15g，田基黄15g，栀子10g，赤白芍各15g，郁金15g，柴胡10g。10剂，水煎服。

二诊：服药10天后右胁隐痛、乏力纳差、脘腹作胀明显好转，守上方加山药15g，鸡内金10g以健脾消食。20剂，水煎服。

三诊：继服20天后临床症状消失，肝功能检查显示谷丙转氨酶 65U/L，总胆红素正常。嘱其将上药共研末蜜丸，每丸重 9g，每次 1 丸，每日 2 次口服，继续服用 2 个月。

四诊：服药后临床症状消失，肝功能检查正常。查体：肝肋缘下约 1cm，剑突下 3cm。为巩固疗效，嘱其继续服用此药丸 2 个月，半年后随访未见复发。

按：湿热疫毒之邪侵入机体，正虚邪恋，脏腑功能失调，是慢性乙型肝炎的主要发病机制；治宜标本兼治，而清热燥湿、扶正解毒，调整脏腑功能，是治疗慢性乙型肝炎的基本原则。中医认为慢性乙型肝炎的病机为湿热疫毒之邪侵入机体，导致脏腑功能失调，机体免疫功能下降，由于邪毒久羁，耗气伤阴，损伤正气，形成正虚邪恋、虚实夹杂之病理特点，因此治疗宜以清热燥湿、扶正解毒为主，配合疏肝运脾之法以标本兼治。自拟方养肝健脾补而不腻，清热利湿解毒而不伤正，通过扶正祛邪，达到保肝降酶，增强和调节机体免疫功能，促进抗体生成，抑制乙型肝炎病毒复制，从而使临床症状消失，肝功能恢复正常。

案例 2：廖某，男，30 岁，2010 年 6 月 2 日初诊。患者 3 年前患黄疸型乙型肝炎，经治疗后肝功能恢复正常，但两对半检查呈大三阳，此后曾应用干扰素治疗，效果不佳。现症见：疲乏无力，右胁隐痛，出汗较多，头昏口干，夜寐多梦，小便短黄，舌质红，苔薄黄腻，脉弦细。肝功能检查：谷丙转氨酶 104U/L，谷草转氨酶 302U/L，总胆红素 30.6μmol/L，谷氨酰转肽酶 97U/L，白蛋白 34.1g/L，球蛋白 38.7g/L。

中医诊断：胁痛（气阴两虚，兼有湿热）。治法：气阴双补，利湿清热。

处方：黄芪 30g，太子参 15g，沙参 12g，当归 12g，生地 15g，黄精 20g，杞果 15g，川楝子 10g，白芍 15g，茯苓 12g，

茵陈 15g，田基黄 15g，虎杖 20g，金钱草 20g，垂盆草 30g，甘草 6g。10 剂，水煎服。

二诊：服药后患者疲乏明显减轻，出汗减少，右胁痛基本消失，尿黄减淡。守上方去茵陈、金钱草，加车前草 30g 以利湿清热，14 剂水煎服。服用 20 剂后诸症消失，复查肝功能：谷丙转氨酶 13U/L，谷草转氨酶 19U/L，谷氨酰转肽酶 18U/L，白蛋白 34.5g/L，球蛋白 32.4g/L。

按：气阴两虚兼有湿热证在慢性乙型肝炎患者中时常可以见到，其治疗宜以气阴双补，清热利湿为法。本例患者为气阴不足为主，气虚则疲乏无力、汗多，阴血不能濡养心神则夜寐多梦，肝阴不足则右胁隐痛、口干、脉弦细，舌质红、苔薄黄腻、尿短黄为兼有湿热之征。所选方药中黄芪、茯苓健脾益气，益卫固表止汗；太子参、黄精益气滋阴；沙参、生地养阴生津；当归、白芍养血柔肝；川楝子行气止痛；茵陈、田基黄、虎杖、金钱草、垂盆草清热利湿解毒，甘草调和诸药。诸药合用，方药对证，故收效较好。

案例 3：郭某，男，25 岁，2010 年 5 月 13 日初诊。现症见：右胁胀痛，口苦纳差，腹胀，乏力，舌质暗红，苔薄黄，脉弦滑。在某医院检测乙型肝炎两对半呈大三阳，肝功能：谷丙转氨酶 130U/L，谷草转氨酶 124U/L，谷氨酰转肽酶 38U/L，特来我院诊治。

中医诊断：胁痛（肝郁气滞，瘀毒内结，脾虚失运）。治法：疏肝健脾，清热解毒，理气活血。

处方：柴胡 10g，郁金 15g，香附 12g，虎杖 30g，垂盆草 30g，当归 15g，赤白芍各 15g，枳壳 10g，厚朴 10g，蚤休 15g，栀子 10g，丹皮 10，川芎 10g，丹参 20g，甘草 6g。10 剂，水煎服。

二诊：服上方后患者腹胀消失，纳食好转，二便调，但脐周隐痛。守上方去栀子、丹皮、川芎，加元胡 12g 以行气止痛，砂仁 6g，大枣 5 枚以和中健脾。14 剂，水煎服。

三诊：服中药 2 周后患者脐周疼痛消失，肝区轻微阵痛，倦怠乏力，守上方加太子参 15g，茯苓 15g，白术 12g 以健脾化湿。继续服用 2 周，诸症消失，复查肝功能全部正常。

按：肝郁气滞脾虚在慢性乙型肝炎中相当常见，疏肝健脾、清热解毒、行气活血是治疗乙型肝炎较常用的方法。慢性乙型肝炎的临床表现复杂多样，但究其病因病机，或为邪毒外侵，或为脾胃虚弱，或他脏久病及肝，致使肝郁气滞血瘀。治疗上以疏肝清解、理气活血并用，方能直取其本。肝郁得疏，气血畅行，经脉通利，则腹胀胁痛自解。肝病日久多及脾胃，故在疗程后期应注重化湿健脾，脾气健运则气血生化有源，气血充旺则肝得其养，从而有利于疾病的恢复，这也是中医治疗肝病的特色所在。

痞证案

案例 1：徐某某，男，42 岁，于 2014 年 11 月 15 日，以间断性胃脘满闷、纳呆 5 年余为主诉初诊。患者 5 年前曾在当地医院诊断为慢性肝炎，治疗 3 个月后出院。此后因病情反复发作，每次均有明显之肠胃症状，曾服胃舒平、酵母片、黄连素等药，疗效不佳。现症见：食欲不振，食已胃脘满闷，口苦，干噫食臭，午后脘部胀甚，矢气不畅，甚则烦闷懒言，不欲室外活动，睡眠欠佳，舌苔白润微黄，脉沉而有力，右关略虚，此为寒热夹杂、阴阳失调、升降失常的慢性胃肠功能失调病症。

中医诊断：痞证（寒热夹杂，阴阳失调，升降失常）。治法：辛开苦降，理气和胃。

处方：半夏泻心汤加味。清半夏 18g，党参 15g，干姜 12g，黄芩 10g，黄连 3g，炒枳实 10g，炙甘草 6g，大枣 5 枚。

二诊：服药 10 天，诸症逐渐减轻，服至 30 余剂时，患者自做总结云："治疗月余在 5 个方面有明显改善。食欲增进，食已脘中胀闷未作，腹胀有时只轻微发作，此其一；精力较前充沛，喜欢散步及室外活动，时间略长也不感疲劳，此其二；大便基本上一日一次，大便时排出多量气体，消化较好，此其三；肝区疼痛基本消失，有时微作，少时即逝，此其四；睡眠增加，中午亦可睡半小时许，此其五。"多年之病，功效明显，后因晚间入睡困难，转服养心安神之剂。

按：唐老师据此案分析：病程既久，反复发作，脾胃虚弱于前；便溏腹胀，神疲懒言，口干微苦，舌苔微黄，寒热错杂于后，终至气机痞塞，升降失常而见心下痞满，干噫食臭，矢气不畅。治用半夏泻心汤补益脾胃，辛开苦降，调理寒热，毕数功于一役也。坚持服用，终使顽疾尽拔。

嗳气案

案例 1：魏某，女，46 岁，于 2008 年 12 月 15 日以嗳气 2 年为主诉初诊。患者 2 年前子宫切除术后出现嗳气不止，迭经中西医治疗效果不佳。现症见：阵发性嗳气，动则尤甚，心下痞满，纳呆，失眠多梦。舌淡、苔白，脉弦细。

中医诊断：嗳气（脾胃虚弱、胃失和降）。治法：健脾理气，和胃安神。

处方：香砂六君子汤加味。黄芪30g，党参15g，茯苓15g，白术15g，砂仁10g，木香5g，陈皮10g，清半夏20g，高粱米30g，醋香附10g，炒枳壳12g，焦三仙各15g，甘草6g。4剂，水煎服。

二诊：嗳气等症减轻，失眠多梦。舌淡、苔白，脉弦细。守上方加炒枣仁30g，夜交藤30g，茯神15g。6剂，水煎服。

三诊：嗳气、失眠等症明显减轻，守二诊方续服6剂而愈。

按： 患者术后出现嗳气，动则尤甚，伴心下痞满、纳食减少、失眠多梦等症，为脾胃虚弱、胃失和降所致。治以健脾理气和胃为主，方中香砂六君子汤健脾和胃，理气止嗳；《内经》有"胃不和则卧不安"之论，故加半夏秫米汤以调理阴阳，和胃安神；黄芪益气健脾，炒枳壳、醋香附理气和胃，焦三仙消食开胃，甘草调和诸药。

呃逆案

案例1：李某某，男，65岁，因阵发性呃逆30年，加重5天，于2011年9月3日初诊。现症见：呃声低弱，进食生冷或受凉后易诱发，遇热后减轻，四肢不温，心下痞满，矢气少，纳差，二便调。舌质淡，苔薄白腻，脉沉细弱。

中医诊断：呃逆（中焦虚寒，气逆不降）。治法：温补脾胃，和中降逆。

处方：理中丸、丁香柿蒂汤、旋覆代赭汤加减。党参15g，苍白术各15g，干姜12g，丁香6g，柿蒂20g，旋覆花（包煎）10g，代赭石12g，姜半夏12g，姜厚朴15g，陈皮15g，大枣10g，甘草6g。6剂，水煎服。

二诊：呃逆等症好转，时觉上腹部隐痛，热敷后减轻。守上方加高良姜12g，香附12g以温中散寒，理气止痛。6剂，水煎服。

三诊：呃逆等症明显减轻，上腹隐痛已止，守上方再服6剂。

四诊：偶尔受凉后出现呃逆，余症基本消失，舌淡红，苔薄白，脉沉细。守上方6剂，共为细末，每次服6g，每日2次口服以资巩固。

按：脾胃职司受纳运化，能升清降浊。若脾胃虚弱，虚气上逆，则呃声低弱，纳食减少；脾主肌肉四肢，若脾阳不振，四肢失于温煦，则四肢不温；寒得温则散，故遇寒重，得热则减；中焦虚寒，气机失调，浊气不降，则心下痞、矢气少；舌脉之象，均为阳衰气弱之征。方中党参、白术、甘草甘温益气，干姜扶阳温中，苍术、姜半夏燥脾祛湿，丁香、柿蒂温中止呃，旋覆花、代赭石和中降逆，陈皮、姜厚朴理气化湿，大枣健脾益气，诸药共奏温中、降逆、止呃之功。

案例2：刘某，17岁学生，于2013年1月2日，以呃逆1个月为主诉初诊。患者1月前过食油腻后出现呃逆不止，呃声洪亮有力，声震走廊。伴两侧太阳穴处酸痛，面红目赤，口臭烦渴，喜冷饮，腹满便秘，大便三日一行，小便黄赤，舌质偏红，舌苔黄，脉弦数。

中医诊断：呃逆（肝胃火气上逆）。治法：清胃解郁，降逆止呃。

处方：竹叶石膏汤合橘皮竹茹汤、半夏泻心汤加减。竹叶20g，生石膏30g，党参15g，陈皮10g，竹茹15g，清半夏20g，黄芩10g，黄连6g，干姜6g，炒枳壳10g，栀子10g，槟榔12g，柿蒂30g。

二诊：上方连服5剂，呃逆次数减少，口不臭，大便溏，腹部舒适。舌质红，舌苔薄黄，脉弦数，久呃肝胃之火上逆伤阴。守上方去石膏、栀子，干姜加至12g，续服5剂而愈。

按：呃逆以气逆上冲，喉间呃呃连声，声短而频为特点。《素问·宣明五气篇》说："胃为气逆为哕。"该患者平素嗜食肥甘厚味，湿热蕴结胃肠，困阻脾胃，胃火上冲，故呃声洪亮，胃热伤津，腑气不通，浊阴不降则口臭，便结而尿赤，浊气上冲则头痛，舌红苔黄，脉弦数为阳明火盛之象。方用竹叶石膏汤合橘皮竹茹汤加减，以清胃解郁，降逆止呃。方中石膏、黄连、黄芩、栀子、竹叶，清肝胃之火，竹茹、炒枳壳、槟榔理气泄热，清半夏、柿蒂降逆和胃止呃，少量干姜反佐，以防止苦寒药过量伤胃，诸药合用，共奏化湿和胃，清火降逆之功。

泄泻案

案例1：王某，男，60岁，干部，于2009年4月20日，以反复腹泻1年余为主诉初诊。患者1年前因饮食不节和房劳过度引起腹泻，曾服用氟哌酸胶囊、泻痢停、黄连素片等药治疗，效果不佳。现症见：泄泻每日5~6次，腹部隐痛，面色苍白，形体消瘦，畏寒，纳差，四肢不温，左下腹部有轻度压痛。舌淡，苔白腻，脉沉细弱。

中医诊断：泄泻（脾肾阳虚）。治法：温肾健脾，利湿止泻。

处方：参苓白术散加减。党参 20g，茯苓 15g，炒白术 15g，炒苡仁 30g，炒扁豆 30g，砂仁 6g，山药 30g，肉豆蔻 10g，补骨脂 12g，炮附子 10g，煨诃子 12g，赤石脂 15g，禹余粮 15g，甘草 6g。7 剂，水煎服，并嘱其忌生冷、油腻及不易消化的食物。

二诊：服上药后大便基本成形，唯食欲尚差。仍守上方加炒鸡内金 15g，焦山楂 30g。7 剂，水煎服。

三诊：腹泻已止，余症基本消失，予参苓白术散 300g，每日 12g，分 2 次口服，以资巩固。

按：唐老师认为慢性腹泻的主要发病机理是脾肾亏虚。脾为先天之本，脾主运化水湿，《素问．至真要大论》说："诸湿肿满，皆属于脾。"脾气虚，则运化失司，水反为湿，谷反为滞，混杂而下，发为泄泻；肾主水，司二便，肾阳虚则水液不能蒸腾气化，易潴留为患。方中参苓白术散健脾化湿，肉豆蔻、补骨脂、炮附子温肾助阳，煨诃子、赤石脂、禹余粮涩肠止泻，《本经逢原》记载诃子"生用清金止嗽，煨熟固脾止泻"。诸药相伍共奏温肾健脾、化湿止泻之功，以使肾阳得复、脾阳得健、湿化气畅，而泄泻得止。

黄疸案

案例 1：徐某，男，48 岁，2010 年 3 月 25 日初诊。患者平素嗜酒，既往有慢性丙肝病史 20 余年，近 5 年来反复出现黄疸，经 3 次住院治疗效果均不佳。现症见：目黄，面色无华，形体消瘦，右胁隐痛，饮食减少，食后脘腹作胀，体倦乏力，小便色黄，大便不爽。舌质红，苔黄腻，脉弦细。肝功能检查：白蛋白 28.2g/L，球蛋白 31.6g/L，谷丙转氨酶 628U/L，谷草转氨酶 325U/L，总胆红素 182.5μmol/L，直接胆红素 156.5μmol/L，谷氨酰转肽酶 197U/L，碱性磷酸酶 158U/L；HCV－Ab 阳性；彩超显示：脾大，肝实质弥漫性损伤，中等量腹水，胆囊壁厚、毛糙。

中医诊断：黄疸、鼓胀（脾虚肝郁，湿热内蕴）。治法：益气健脾，清肝利胆，疏肝理气。

处方：黄芪 30g，党参 12g，茯苓 20g，白术 12g，大腹皮 20g，虎杖 30g，垂盆草 30g，败酱草 30g，蚤休 15g，田基黄 15g，茵陈 15g，白芍 15g，郁金 10g，柴胡 6g，制龟板 30g，制鳖甲 30g，甘草 6g。10 剂，水煎服，日 1 剂，并嘱其禁饮酒，调情志，勿劳累。

二诊：服药后目黄、尿黄，右胁隐痛，乏力，纳差，脘腹胀满等症减轻，舌质红，苔薄腻微黄，脉弦细。肝功能检查：白蛋白 29.6g/L，球蛋白 30.8g/L，谷丙转氨酶 328U/L，谷草转氨酶 125U/L，总胆红素 98.2μmol/L，直接胆红素 83.7μmol/L，谷氨酰转肽酶 127U，碱性磷酸酶 148U；复查彩超显示腹水量已明显减少。守上方加炒山药 15g，炒鸡内金 10g，以健脾消食，再服 10 剂。

三诊：服药后黄疸已退，胁痛、乏力、腹胀、纳差等症基本消失，肝功能检查：谷丙转氨酶 65U/L，总胆红素 18.8μmol/L，余项大致正常。予逍遥散加减，嘱其隔日 1 剂，续服 10 剂以资巩固。

按：唐师认为，邪毒侵入机体，久羁伤正，正虚邪恋，脏腑功能失调，是本病的主要发病机制；而丙肝病毒和乙醇最易伤肝，肝病乘脾，致脾失健运，水湿不化，湿郁化热，湿热熏蒸，胆汁横溢而成黄疸，故治疗宜标本兼顾。方中柴胡、郁金、白芍疏肝、养肝，黄芪、党参、茯苓、白术、甘草健脾利湿，补而不腻，虎杖、垂盆草、败酱草、蚤休、田基黄、茵陈清热解毒、利湿退黄而不伤正。诸药合用，通过扶正祛邪，达到保肝降酶、增强和调节机体免疫功能、抑制丙肝病毒复制的目的。

案例 2：患者陈某，男，62 岁，农民，于 2013 年 12 月 25 日，以发热、目黄、腹胀 10 天为主诉初诊。10 天前患者于外地打工期间，因劳累加之饮食不洁，突发身热，恶心呕吐，目黄、腹胀，到某诊所治疗，诊为急性黄疸型肝炎，给予 10 剂中药治疗，服后热退，但目黄未退，于是前来就诊。现症见：精神不振，皮肤、目睛、巩膜皆黄染，色不鲜明，恶心欲吐，不思饮食，口淡不渴，腹部冷痛，右胁压痛，大便溏，每日 3~4 次，小便黄赤而少，舌质偏红，舌苔厚腻，脉沉滑数。肝功能检查：谷丙转氨酶 328U/L，谷草转氨酶 326U/L，碱性磷酸酶 271U/L，谷氨酰转肽酶 96U/L，总胆红素 37μmol/L，直接胆红素 15μmol/L，IDBIL 25μmol/L。

询问病史，得知患者素日体弱，有胃病。综合分析，余认为病家脾胃素虚，加之劳累，饮食不当，易感疫毒，在治疗过程中过服苦寒清热之品，更伤脾胃，由阳黄转为阴黄。脾胃虚损，运化失司，湿从寒化，蕴结中焦，阻滞气机，肝失疏泄，胆汁不循常道，外溢肌肤，故现身肤及巩膜黄染。

中医诊断：黄疸（脾气亏虚，寒湿内盛）。治法：健脾利湿，温中退黄。

处方：方用六君子汤合茵陈术附汤加减。党参15g，白术12g，生山药20g，茯苓20g，泽泻30g，茵陈30g，陈皮10g，清半夏12g，白豆蔻10g，薏苡仁30g，砂仁6g，制附子12g，干姜10g，甘草6g，大枣3枚。

二诊：上方服6剂，精神好转，恶心减轻，目黄变浅，尿已不黄，体温正常，腹部转温，大便日1～2次，复查肝功能明显好转，再进10剂而愈。

按： 患者始起因劳累加之饮食不洁，伤及脾胃，运化失职，湿浊内生，郁而化热，熏蒸肝胆，胆汁外溢，故现皮肤、目睛黄染，口渴发热等症。开始在诊所按阳黄治疗，因过服苦寒药品，脾胃受损，黄疸未退，但色变晦暗，黄不鲜明，恶心欲吐，腹部冷痛，而湿从寒化，由阳黄转为阴黄，故应健脾利湿，温中退黄，方中六君子汤健脾开胃，化湿和中，茵陈、泽泻、薏苡仁利湿退黄，附子、干姜温中散寒，清半夏、白豆蔻化湿和中。诸药相伍使中焦运，寒湿祛则黄疸自退，此乃脾土自旺，肝木难乘之理。

湿阻案

一、湿阻肌表

案例1：陈某，男，50岁，农民，于2009年6月15日，以发热，头懵，周身困痛2天为主诉初诊。患者前天外出淋雨后出现发热，微恶风寒，头蒙，身困，自服复方阿司匹林片、感康片后发热稍减。现症见：发热，微恶风寒，头蒙，眼眶痛，周身困重而痛，纳呆，大便稀溏。舌质淡红，苔厚腻微黄，脉浮缓。

中医诊断：湿阻（湿阻肌表，脾气亏虚）。治法：发汗祛湿，健脾益气。

处方：九味羌活汤加减。羌活15g，防风10g，荆芥10g，细辛3g，苍术10g，白芷10g，川芎10g，黄芩12g，白术10g，薏苡仁30g，竹叶10g，甘草3g，党参15g，茯苓15g，山药30g。服药3剂而愈。

按： 近来气候潮湿，患者淋雨后感受风湿之邪，且有化热之象，风湿困表，须以汗解，故予九味羌活汤加减以发汗祛湿。方中羌活祛风胜湿，苍术祛内外之湿邪，荆芥、防风、细辛发汗解表，党参、茯苓、白术、山药健脾化湿，白芷、川芎祛风通络、活血止痛，湿初化热，故予黄芩、薏苡仁、竹叶清热利湿，使湿邪从小便而去。

案例2：白某，男，35岁，工人，于2009年6月26日，以发热、头身困重2天为主诉初诊。患者前天洗头后外出受凉，当晚即出身发热，体温37.5℃左右，头蒙，周身困重，纳呆，心烦失眠。舌淡红，苔黄厚腻，脉滑稍数。

中医诊断：湿阻（湿阻肌表，湿郁化热）。治法：发汗祛湿，清热利水。

处方：麻杏薏甘汤加减。麻黄 10g，杏仁 12g，生薏苡仁 30g，羌活 15g，甘草 3g，黄芩 15g，苍术 15g，莲子芯 10g，茯苓 15g，滑石 15g，焦三仙各 20g。4 剂，水煎服。

二诊：服上方 2 剂后发热已止，食欲明显增加，舌苔薄腻，脉滑，继服 2 剂而愈。

按：麻杏薏甘汤为治疗风湿在表之方。该患者感受风湿之邪，以湿邪为重，且有化热之象，热扰心神则心烦失眠，故治以发汗祛湿，清心利水。方用麻黄、杏仁、甘草、羌活发汗祛湿，黄芩、苍术、莲子芯清热燥湿，薏苡仁、茯苓、滑石淡渗利湿，焦三仙健胃消食，甘草调和药性。诸药配合相得益彰，故能效如桴鼓。

二、湿阻中焦

案例 1：赵某，男，40 岁，农民，于 2009 年 6 月 24 日，以恶心呕吐、胃脘胀痛 5 天为主诉初诊。患者 5 天前因贪凉饮食生冷，导致恶心呕吐，胃部胀痛，低热。在附近医院诊为急性胃炎，予斯达舒、吗丁啉等药口服乏效。现症见：恶心呕吐，胃脘胀痛，发热，微恶风寒，周身酸困，纳呆，语声重浊。舌质淡，体胖大，苔白腻，脉滑数。

中医诊断：湿阻（湿阻中焦，兼有表邪）。治法：化湿和胃，解表散邪。

处方：藿香正气散加减。藿香 15g，茯苓 15g，白术 10g，薏苡仁 30g，白豆蔻 10g，佩兰 12g，炒白扁豆 30g，陈皮 10g，姜半夏 10g，厚朴 12g，白芷 10g，苏叶 10g，大腹皮 12g，生姜 10g，大枣 20g，竹茹 10g，柿蒂 15g。4 剂，水煎服。

二诊：服药后患者发热，微恶风寒已止，恶心呕吐，胃部胀痛大减，纳食仍差，舌质淡，体胖大，苔白稍腻，脉滑。予基本方加党参 15g，焦三仙各 20g，以健脾消食。4 剂，水煎服。

三诊：患者纳食明显好转，胃已不痛，但稍胀，舌质淡红，体稍胖大，苔薄白，脉沉细。改为香砂六君子汤加减，处方：党参 15g，茯苓 15g，白术 10g，木香 6g，砂仁 6g，佛手 10g，香橼 10g，焦三仙各 20g，甘草 6g。继服 3 剂而愈。

按：患者饮食生冷，外感风寒，使脾胃升降失常，水湿不运，湿阻中焦，胃气上逆，故见恶心呕吐，胃脘胀痛；风寒外束则见发热，微恶风寒。基本方中藿香、白芷、苏叶芳香化湿，外散风寒，茯苓、白术、薏苡仁、白豆蔻、佩兰、炒白扁豆健脾运湿，陈皮、厚朴、大腹皮理气祛湿，生姜、大枣调和脾胃，甘草调和诸药。

案例 2：张某某，女，35 岁，市民，于 2009 年 6 月 30 日，以口苦、口臭、恶心欲吐半年为主诉初诊。患者半年前过食油腻后出现上症，检查肝功能正常，B 超提示胆囊壁后毛糙，曾服消炎利胆片、三黄片等药效果不佳。现口苦、口臭，恶心欲吐，腹胀纳呆，小便黄，大便调，舌质红，苔黄腻，脉濡数。

中医诊断：湿阻（湿热中阻）。治法：清热燥湿，理气和中。

处方：芩连温胆汤加味。清半夏 12g，陈皮 12g，茯苓 15g，枳实 10g，竹茹 12g，黄芩 10g，黄连 6g，厚朴 12g，佛手 10g，香橼 10g，甘草 6g，生姜 6g。7 剂，水煎服，每日 1 剂。

二诊：服药后口苦、口臭、恶心、腹胀明显减轻，但纳食乏味，舌质稍红，苔薄黄腻，脉濡。守上方加焦三仙各 20g，砂仁 6g。续服 7 剂而愈。

按：湿邪化热，困阻中焦，上犯于口则口苦、口臭；阻滞气机，使气机升降失常、运化受纳功能障碍，则恶心欲吐、腹胀纳呆，舌脉之象均为湿热之征。处方中温胆汤加厚朴、佛手、香橼理气化湿，黄芩、黄连清热燥湿，生姜、砂仁和中止吐，焦三仙消食健胃。唐老师指出：湿阻之证，最易化热，湿热交阻，多难速效，必须守方调治，使湿热分消而愈。同时须嘱患者清淡饮食，多渴开水，忌食生冷、辛辣、油腻之品，以防复发。

三、湿阻下焦

案例 1：李某，男，39 岁，农民，于 2009 年 7 月 1 日，以双下肢酸困、乏力 3 个多月为主诉初诊。患者 3 个月前因涉水淋雨导致双下肢酸困、乏力，双下肢皮肤湿疹，迭经中西医治疗效果不佳。现症见：双下肢酸困、行走乏力，双下肢皮肤湿疹、此起彼伏，面色淡黄，纳食减少，大便稀溏，小便不利，尿有少量白浊。舌质淡，苔白厚腻，脉濡细。

中医诊断：湿阻（湿阻下焦，兼有脾虚）。治法：分利湿浊，健脾理气。

处方：三仁汤加减。杏仁 15g，薏苡仁 30g，冬瓜仁 30g，白豆蔻 10g，厚朴 6g，佛手 10g，香橼 10g，通草 6g，滑石 15g，茯苓 15g，竹叶 10g，半夏 10g，苍术 15g，白术 15g，甘草 6g。6 剂，水煎服。

二诊：2009 年 7 月 10 日，患者双下肢酸困、皮肤湿疹明显减轻，纳食仍少，大便稍稀，舌质淡，苔薄白腻，脉濡细。故予基本方加红参 10g（另炖），山药 30g，焦三仙各 15g 以健脾益气，消食开胃。服药 6 剂而愈。

按：脾主运化，又主四肢，脾失健运，水聚为湿，湿阻下焦而见上述病症。唐老师认为："治湿不健脾，非其治也；治湿不利小便，非其治也；治湿不理气，非其治也；治湿不温阳，非其治也。"因水赖气以动，气行则水行，水停则气阻，祛湿药中加少量理气药以鼓荡气机，用量虽小，而作用较大。如《景岳全书·杂证谟·肿胀》所说："水气本为同类，故治水者，当兼理气……以水行气亦行也。"基本方中杏仁宣利上焦肺气，气化则湿化；白豆蔻化湿行气，畅中焦之脾气；薏苡仁、冬瓜仁、通草、滑石、茯苓利水渗湿而健脾，使水湿之邪从下焦而去；竹叶甘寒淡渗以清热利湿，半夏、厚朴、佛手、香橼行气化湿。诸药相伍，气畅湿行，三焦通畅，而诸症自除。

奔豚气案

案例 1：薛某，女，54 岁，2011 年 7 月 5 日初诊。发作性自觉有气从少腹上冲心胸 1 年余，平时郁郁不乐，易发脾气，腹胀纳差，口苦，心烦失眠，腰部隐痛，舌质淡，苔白，脉沉细。

中医诊断：奔豚气（肝郁脾虚，气机失调）。治法：疏肝健脾，理气降逆。

处方：甘李根皮 50g，葛根 30g，柴胡 15g，黄芩 12g，党参 15g，白术 15g，云苓 15g，清半夏 12g，陈皮 10g，郁金 10g，炒枳实 10g，焦三仙各 12g，甘草 6g。6 剂，水煎服。

二诊：气上冲等症好转，时泛吐酸水，胁胀不适，守上方加黄连6g，吴茱萸3g，以清热止酸。6剂，水煎服。

三诊：患者精神好，饮食已可，睡眠仍差，其余诸症均明显好转，舌质暗红，苔薄黄腻，脉弦细。守上方去焦三仙，加炒枣仁20g，夜交藤30g以镇静安神。6剂水煎服。

四诊：患者气冲已止，余症基本消失。舌质暗红，苔薄黄，脉弦细。守上方续服6剂以资巩固。

按： 肝主疏泄，脾主运化，肝郁乘脾，使脾失健运，则见腹胀、纳呆；中焦为气机升降之枢，中气亏虚，浊气上逆，则发奔豚；肝与胆相表里，肝郁则少阳之气不和，胆汁排泄不畅，故见胁胀痛、口苦等症；舌脉之象均为脾虚肝郁之征。方中甘李根皮清热除烦，平冲降逆；葛根、黄芩清火平肝；党参、白术、云苓健脾益气，半夏、陈皮降逆和胃，柴胡、郁金、枳实疏肝理气，焦三仙消食开胃，甘草调和诸药，全方共奏疏肝健脾、理气降逆之功。

案例2：张某，女，42岁，于2014年11月5日初诊。自述近一周来时常出现小腹部有一股气上冲至心胸，其状如豚之奔跑，每日发作7~8次，苦不堪言。平素常感上腹部痞满不适，间有嗳气反酸，食欲不振，大便溏泄。每当脘腹受凉或进食寒凉食物后，上述症状即加重，出现胃脘疼痛，同时小腹部会频频有一股气上冲心胸，搅得心烦不宁。近来就因脘腹受凉而引发。舌质淡，边有齿印，苔白微腻，脉弦缓。年初曾查胃镜示：慢性表浅性胃炎（黏膜充血、水肿、出血）。

中医诊断：奔豚气（脾胃虚寒）。治法：温中散寒，平冲降逆。

处方：桂枝加桂汤合黄连汤加减。桂枝15g，白芍15g，炙甘草10g，生姜10g，大枣6枚，肉桂6g，党参20g，炒白术15g，茯苓20g，黄连6g，制吴茱萸6g，干姜10g，姜半夏

15g，姜厚朴 10g，炒九香虫 10g。7 剂，每日 1 剂，连续水煎 2 次，共取汁 500ml，混匀后分早、中、晚 3 次服完，嘱其忌食寒凉和肥腻之品。

复诊：气上冲心不再发作，无心烦不宁，胃脘不痛，食欲改善，精神爽朗。偶有嗳气反酸，大便较软。舌质淡红，苔白，脉缓。守上方加入乌贼骨 20g，再服 7 剂而愈，随访半年未见复发。

按： 本病主要是由于七情内伤、寒水上逆所致。其上冲之理与冲脉有联系，因冲脉起于下焦，循腹部至胸中。其病理是由下逆上，而有气、寒、水之别。气逆多由情志所引起，证候表现亦常有情志不能之状，寒水则由于阴盛或阳衰而引起。但气、寒、水三者又有密切的联系，水因寒凝，而寒水之逆又莫不因于气，故理气降逆为治疗本证的主要法则。本例有典型奔豚气发作，故治疗方中也用有桂枝加桂汤，此根据章虚谷在《伤寒论本旨》中所云："相传方中或加桂枝，或加肉桂。若平肾邪，宜加肉桂，如解太阳之邪，宜加桂枝也"。由于本例为寒邪阻滞中焦，引动下焦肾脏阴寒之气上攻发为奔豚，故方中不加桂枝而加肉桂。另外，由于本例患者素有胃脘胀痛，大便溏泄，证属上热下寒，肝脾失调，故用黄连汤加制吴茱萸、姜厚朴、炒九香虫以调和肝脾，温中理气。中焦寒邪去，则无下焦肾脏阴寒之气上攻，奔豚气遂止。

感冒案

杨某，女，68 岁，家庭主妇，于 2009 年 2 月 20 日，以经常感冒发热为主诉初诊。患者平素体虚，经常感冒低热，头晕头重。近1周来受凉后出现咳嗽咯痰，头痛汗出，流清鼻涕，精神萎靡，少食懒言，自觉发冷，舌淡红，苔薄白，脉浮缓。

中医诊断：感冒（气虚外感风寒）。治法：补益中气，疏风散邪。

处方：补中益气汤加味。黄芪30g，白术12g，陈皮10g，升麻6g，柴胡10g，党参12g，当归12g，荆芥10g，防风10g，桔梗12g，甘草6g，生姜3片，大枣3枚。

二诊：服药5剂后病情明显好转，仍有咳嗽咽痒，吐少量白痰。风邪虽散，但肺气仍不宣畅，守上方加紫菀12g，百部12g，炒杏仁12g。

三诊：服上药5剂后感冒、咳嗽已愈，嘱其服用补中益气丸以巩固疗效。

按：脾胃属土，为气血生化之源，肺属金，肺主气以卫外抗邪。脾胃健则能生肺气以卫外抗邪，不易感冒；若脾胃虚，中气不足，土不能生金，则肺气虚卫外不固，常易感冒。本病患者身体虚弱、中气不足，感受风邪后往往缠绵难愈，用一般的疏风宣肺散邪之法难于奏效，必须在补脾胃、益中气的基础上加疏风宣肺散邪之品方可治愈，故用补中益气汤以健脾胃、补中气，加荆芥、防风以疏风散邪，加桔梗以宣肺利咽止咳，脾胃健、中气足、风邪散、肺气宣则感冒自愈。二诊病情明显好转，风邪虽散，但肺气仍不宣畅，故加紫菀、百部、杏仁以宣降肺气、止咳化痰。三诊以补中益气丸以巩固疗效，培土生金以固本，以达"正气存内，邪不可干"之效。

咳嗽案

案例1：李某，男，29 岁，2010 年 3 月 16 日初诊。患者诉半月前受凉感冒引起咳嗽，经服西药抗生素和止咳药治疗，效果不佳，随来求中医诊治。现症见：咳嗽受凉后加重，咽痒，咯量白痰带黄色，舌淡稍红，苔薄黄，脉沉细。

中医诊断：咳嗽（风寒化热，肺失宣降）。治法：宣肺解表，清肺化痰。

处方：华盖散加减。炙麻黄 9g，炒杏仁 12g，炒苏子 12g，炙桑皮 15g，赤茯苓 15g，橘红 10g，桔梗 10g，浙贝母 10g，白前 15g，炙百部 15g，紫草 10g，蝉蜕 6g，知母 12g，炙甘草 10g。

二诊：服上方 5 剂，咳嗽除，仍咽喉稍痒，畏寒，舌质淡，苔白滑，脉细弱。

处方：黄芪 30g，白术 15g，防风 10g，茯苓 15g，橘红 10g，清半夏 12g，炒杏仁 10g，炒苏子 12g，炙桑皮 10g，赤茯苓 15g，炙百部 15g，桔梗 10g，炙甘草 6g。续服 4 剂而愈。

按：患者素体虚弱，故受凉感冒后咳嗽迁延不愈，证属风寒束肺，风火内郁，肺失宣降，治以华盖散宣肺解表，祛痰止咳。桔梗、浙贝母、白前、炙百部宣利肺气，止咳化痰。知母、川贝合桑皮可润肺止咳，清肺中伏火。加紫草、蝉蜕以疏风清热，解毒利咽止痒。诸药共凑扶正祛邪、宣肺止咳之效。二诊，咳嗽除，咽稍痒，合玉屏风散以益气固表。

案例2：黄某，男，32 岁，2010 年 8 月 20 日，以咳嗽 1

月余为主诉初诊。患者既往有反流性食管炎病史，1月前无明显诱因出现咳嗽，经服中药止嗽散效果不佳。现症见：咳嗽骤作，干咳或少痰，夜间平卧易发作，饭后嗳气，脘腹胀满，恶心泛酸，食道有灼热感。舌淡红，苔薄白，脉弦稍滑。

中医辨证：肝胃气逆，胃酸伤肺。治法：清肝和胃，降逆止咳。

处方：小柴胡汤加减。柴胡 20g，黄芩 10g，清半夏 15g，党参 15g，乌梅 15，五味子 12g，姜厚朴 10g，炒杏仁 10g，枇杷叶 12g，甘草 6g，生姜 10g，大枣 5 枚。

二诊：服上方 5 剂咳嗽止，嘱其续服 3 剂以巩固疗效。

按：消化性溃疡、食道炎、浅表性胃炎及慢性萎缩性胃炎等疾病，常因胃酸返流导致支气管受刺激而发生咳嗽。唐师认为胃喜和降，肝喜疏泄，胃肠疾患日久，土壅则木郁，郁久化热则气机上逆，同时脾胃功能失调，影响营养吸收，使肝失柔润，其气愈逆。肝应木，木气作酸，其气易升易动，因而挟胃酸上逆侮肺，肺失肃降而作咳。方中柴胡、黄芩、清半夏、党参、甘草、生姜、大枣为小柴胡汤，能清肝和胃，通调津液。正如陈修园《医学实在易》治咳论中有"胸中支饮咳源头，方外奇方勿漫求，更有小柴加减法，通调津液治优优"；五味子收敛止咳，姜厚朴、炒杏仁、枇杷叶降气止咳，全方共奏清肝降逆、和胃止咳之功。若兼有胁痛，口苦，大便秘结者，为胆胃郁热上犯、肺失宣降所致，治宜大柴胡汤加减以清利肝胆，和胃止咳。

案例 3：王某，女，64 岁，2001 年 11 月 1 日初诊。患者有变异性哮喘病史 3 年余，每因季节变换而咳嗽发作，干咳无痰，昼轻夜甚，舌质淡红，苔薄白，脉沉细。

中医诊断：咳嗽（风邪伏肺，痰瘀痹阻）。治法：祛风化痰，活血通络。

处方：紫草 10g，防风 15g，蝉衣 15g，牛蒡子 15g，清半夏 15g，川贝 6g，桃仁 15g，丹参 30g，川芎 12g，炙百部 25g，炙枇杷叶 10g，乌梅 15g，五味子 10g，炙甘草 10g。

二诊：服上方 7 剂，咳嗽止，续服 3 剂以资巩固。

按语：变异性哮喘是以慢性咳嗽为主要表现的一种特殊类型的哮喘。在变异性哮喘开始发病时，大约有 5% ～6% 是以持续性咳嗽为主要症状的，多发生在夜间或凌晨，常为刺激性咳嗽。现代医学认为其发病与呼吸道的高敏反应有关，中医认为与血瘀、痰阻及风邪伏肺有关。方中桃仁、丹参、川芎活血化瘀，清半夏、川贝、枇杷叶、百部燥湿化痰，止咳平喘，紫草、防风、蝉衣、牛蒡子以疏风散邪，乌梅、五味子以敛肺止咳。诸药配伍，活血与化痰共用，辛散与酸敛结合，故能效果明显。

喘证案

案例 1：严某某，女，34 岁，于 2008 年 9 月 8 日，以阵发性喘促、咳吐黄痰 1 月余为主诉初诊。患者 1 月前外感后出现发热、喘促、咳痰色黄量多，附近诊所诊为急性支气管哮喘，予氨茶碱片、头孢氨苄胶囊等药治疗，经治发热已止，咳吐黄痰量减少。现症见：阵发性喘促，咳吐黄痰，胸闷气急，喉中痰鸣，口干而渴，面红唇紫，烦躁不安，舌质红，苔黄腻，脉滑数。

中医诊断：喘证（痰热壅肺，肺失宣降）。治法：清热化痰，止咳平喘。

处方：麻杏石甘汤合华盖散加减。麻黄 10g，杏仁 10g，石膏 30g，浙贝母 12g，炙桑白皮 15g，赤茯苓 15g，紫苏子 12g，全瓜蒌 20g，橘红 12g，桔梗 10g，前胡 12g，甘草 6g。6 剂，水煎服。

二诊：服药后喘息已平，痰色稍黄，痰量已明显减少，痰黏难咯，时觉口渴，食欲不振。舌稍红，苔薄黄腻，脉弦滑。守上方加炙百部 12g，炙款冬花 12g，天花粉 15g，焦三仙各 15g。再服 6 剂，诸症尽除而愈。

按：本病为外感风热之邪，或风寒入里化热，未经正规治疗，热邪灼津成痰，痰火交阻于气道，使肺失宣降，故致喘促、咳嗽、胸闷气急；热盛伤津，则见口渴；痰黄量多及舌脉之象，均为痰热壅盛之征。方中重用石膏之辛寒，合麻黄共奏清里达表，宣肺平喘之效；桑白皮、浙贝母、紫苏子清肺、降气、化痰；赤茯苓健脾化湿；全瓜蒌、橘红、桔梗、前胡理气宣肺，止咳化痰；甘草止咳化痰，且调和药性。诸药配合恰当，故获良效。

肺胀案

李某，男，68 岁，农民，于 2014 年 12 月 29 日，以咳喘、胸闷反复发作 10 余年，加重 3 天为主诉初诊。患者于 10 天前外感风寒后咳逆喘满，咯痰稀白。在当地服中药治疗无效，近 3 天来患者出现心悸喘息不能平卧，胸部憋闷如塞，气不接续，夜不能眠，故来求诊。现症见：神志清楚，精神不振，烦躁不安，面目水肿，端坐体位，语声低弱，呼吸极度困难，鼻扇唇绀，喉中痰鸣。舌质暗红，舌底筋脉瘀紫，舌苔白腻，脉弦滑数。查体：颈部静脉怒张，桶状胸，肋间隙饱满，双肺可闻及干湿性啰音。心音低，心率120次/分，心律齐。腹胀，肝大肋下3cm，剑突下5cm，质韧边钝，肝颈静脉回流征阳性。双下肢按之有指凹性浮肿。心电图报告：窦性心动过速，肺型P波，右心室肥厚及劳损。

中医诊断：肺胀（痰瘀互结，阻遏肺气）。治法：涤痰平喘，利湿化瘀。

处方：葶苈子30g，苏子15g，白芥子15g，莱菔子10g，车前子30g（包煎），炒杏仁10g，清半夏30g，茯苓皮30g，丹参30g，桃仁10g，赤芍15g，大枣6枚，甘草6g。

二诊：服上方7剂后病势趋向大减，但仍宿疾未除，肺虚肾不纳气，气血瘀阻，遂改用补肺纳气，益肾活瘀。处方：黄芪50g，生晒参10g（另炖），茯苓30g，陈皮10g，清半夏30g，百合15g，蛤蚧1对，五味子10g，山萸肉20g，枸杞20g，桃仁10g，赤芍15g，水蛭粉3g（冲服），甘草6g。

三诊：服上方服10剂后精神振奋，咳喘已平，胸部舒畅，坐卧自如，口唇紫绀减轻，纳食正常，二便调。后用六君子汤、参蛤散合定喘汤加减调治一个月，诸症基本消失。

按：肺胀有虚实之分：实证多由邪气壅肺、肺气不降，虚证多由肺肾两虚、肾不纳气而肺气上逆。西医多见于慢性阻塞性肺病。《灵枢·胀论》曰："肺胀者，虚满而喘咳。"本案患者年近古稀，病程迁延十余年，每遇寒冷而发，尝试多种疗法均未获效，病情逐年加重，病机亦愈趋复杂多变，唐老师从纷纭复杂的症状中提炼出该病的发病关键在于痰瘀互结、阻遏肺气，因此涤痰平喘、利湿化瘀便成为该病先期的治疗大法。待病情稳定后，肺肾两虚之本证显露出来，再予补肺纳气，益肾活瘀之法从本而治以善其后。方中葶苈子利气、定喘、除痰，《开宝本草》言其"疗肺壅上气咳嗽，定喘促，除胸中痰饮"。大枣补脾益胃，缓和药性以制约葶苈子的苦寒伤胃；三子养亲汤方中白芥子温肺利气、快膈消痰；紫苏子降气行痰，使气降而痰不逆；莱菔子消食导滞，使气行则痰行；清半夏燥湿化痰，车前子、茯苓皮渗湿利水；炒杏仁平喘，丹参、桃仁、赤芍化瘀。

不寐案

案例1：田某，女，38岁，2011年9月15日初诊。患者失眠伴头晕、健忘半年，曾服中药酸枣仁汤、天王补心丹等药乏效。现症见：失眠严重，每夜仅睡3~4小时，时有头晕，心悸健忘，面色萎黄，精神倦怠，纳谷不馨，月经量少。舌质淡，苔薄白，脉沉细弱。

中医诊断：不寐（心脾两虚，心神失养）。治法：补益心脾，宁心安神。

处方：黄芪50g，党参12g，白术12g，当归12g，朱茯神15g，制远志10g，炒枣仁20g，木香6g，龙眼肉12g，怀小麦30g，夜交藤30g，生龙骨30g，生牡蛎30g，甘草10g，大枣5枚。中药每日1剂，水煎早晚分服。7剂，水煎服。

二诊：睡眠逐渐好转，头晕心悸等症减轻，但近几天出现口疮，大便稍干。中药守上方加清半夏20g，黄芩10g，黄连3g，干姜10g，甘草加至20g。7剂，水煎服。

三诊：失眠等症明显减轻，又守方调治 20 余天，诸症消失而愈。

按：患者思虑过度，劳伤心脾，以致心脾两虚，气血不足，血不养心，心不舍神，则见失眠，头晕，心悸健忘，面色萎黄，精神倦怠，月经量少等症。归脾汤中黄芪、党参、白术、甘草、怀小麦、大枣健脾益气；酸枣仁、远志、朱茯神、龙眼肉、夜交藤补益心脾，安神定志；当归滋阴养血；生龙骨、生牡蛎镇静安神；木香理行气醒脾，使补而不滞。全方合用，养血以宁心神，健脾以资化源，共奏气血双补、健脾养心之功。

案例 2：王某，女，52 岁，2012 年 5 月 20 日初诊。患者近 2 年来失眠逐渐加重，服用西药阿普唑仑效差。现症见：心烦失眠，每晚仅睡 2～3 小时，头晕耳鸣，手足心热，口干咽燥，腰酸肢懒，纳食呆滞，大便稍干。舌质暗红，少苔，脉细数无力。

中医诊断：不寐（阴虚内热，心神被扰）。治法：滋阴补血，清热宁神。

处方：百合 30g，生地 15g，麦冬 20g，当归 15g，白芍 15g，知母 12g，炒枣仁 30g，朱茯神 20g，夜交藤 30g，合欢皮 30g，清半夏 20g，川芎 6g，甘草 6g，大枣 5 枚。7 剂，水煎服。

二诊：头晕、口干减轻，睡眠好转，每晚能睡 4～5 小时，仍觉四肢乏力，食欲欠佳。处方：百合 30g，生地 15g，麦冬 20g，当归 15g，白芍 15g，知母 12g，炒枣仁 30g，朱茯神 20g，夜交藤 30g，合欢皮 30g，清半夏 20g，川芎 6g，醋香附 12g，太子参 15g，甘草 6g，大枣 5 枚。10 剂，水煎服。

三诊：患者诸症明显减轻，每晚能睡 6 小时余，守上方续服 10 剂而愈。

按： 顽固性不寐患者多有心烦失眠，头晕耳鸣，手足心热，口干咽燥，精神抑郁寡欢等心肺阴虚、虚火内生之症，故用百合、生地、麦冬、当归、白芍、知母养心肺之阴，清心肺虚火，除烦安神。因心肺居上焦，具有宣五谷味，润肤、充身、泽毛，若雾露之溉之功，养心肺阴津，恰若久旱之甘露，枯木之逢春，从而达到润养脏腑、交通心肾的目的；炒枣仁、朱茯神、夜交藤、合欢皮宁心安神；少量川芎行气活血，引药上行；太子参、甘麦大枣汤养心脾，润脏躁，缓脏急。全方共奏滋阴清热，交通心肾，宁心安神之功。

案例 3：赵某，男 52 岁，以顽固性失眠、头痛 5 年余为主诉，于 2012 年 10 月 27 日初诊。患者 5 年前外伤后出现失眠、头痛，迭经中西医治疗效果不佳，每晚需服艾司唑仑 3 ~ 4mg方能入睡 3 小时左右，伴头痛、头蒙，心烦、急躁，面色黧黑，舌质暗红，有瘀点，苔薄黄，脉沉滞。

中医诊断：不寐（血瘀气滞，瘀阻脑窍）。治法：活血通络，镇静安神。

处方：当归 15g，川芎 10g，生地 15g，桃仁 12g，红花10g，枳壳 10g，赤芍 15g，柴胡 10g，醋香附 12g，桔梗 10g，川牛膝 30g，生龙骨 30g，生牡蛎 30g，朱茯神 20g，夜交藤30g，柏子仁 20g，炒枣仁 30g，甘草 6g。6 剂，水煎服。

二诊：服药 6 剂后失眠、头痛、头蒙减轻，自述心烦、口苦，舌质暗红，有瘀点，苔薄黄，脉弦细。守上方加竹茹12g，焦栀子 10g，淡豆豉 30g。7 剂水煎服，并嘱其逐渐减量停服艾司唑仑。

三诊：药后已能入睡约 5 个小时，但入睡仍困难。守上方去栀子、豆豉，加煅磁石 30g，合欢皮 30g。服药 12 剂而愈。

后予血府逐瘀口服液 5 盒以巩固疗效，防止复发。

按： 患者头部外伤后出现失眠、头痛、头蒙、心烦急躁，舌质暗红、有瘀点等症，为血瘀气滞、瘀阻脑络所致。因此应用血府逐瘀汤行气活血，祛瘀通络，通过调整人体脏腑的气血功能从而达到治疗不寐的目的。方中柴胡、枳壳、桔梗、醋香附调理气机，使气机疏畅，气为血之帅，气畅则血行；当归、生地、赤芍、川芎、桃仁、红花、川牛膝活血祛瘀，朱茯神、夜交藤、柏子仁、炒枣仁养心安神，生龙骨、生牡蛎镇静安神，竹茹、焦栀子、淡豆豉清热除烦。诸药合用，共奏行气活血、养心安神、清热除烦之功。

案例 4：陈某，女，33 岁，因失眠、头痛半年余，于 2011 年 2 月 25 日就诊。患者半年来精神不振，每晚入睡困难，睡后多梦易醒，有时彻夜不眠，性情急躁易怒，时有心悸、胸闷不舒，头痛头晕，记忆力下降，纳差，神疲乏力，测血压正常，查舌质淡红，苔薄黄，脉弦细，心电图、脑血流图均无异常。

中医诊断：不寐（肝郁血虚）。治则：疏肝解郁，养血宁神。

处方：逍遥散加减。当归 15g，白芍 15g，柴胡 10g，茯神 15g，白术 15g，麦冬 15g，枸杞子 15g，五味子 12g，酸枣仁 30g，合欢皮 30g，夜交藤 30g，甘草 6g。取 7 剂，每日 1 剂，分早晚 2 次温服。

二诊：服药后睡眠明显改善，精神转佳，时急躁易怒。守上方加郁金 15g，香附 15g，继续服用。

三诊：再服 7 剂后精神佳，面色红润，睡眠基本正常，其他症状消失，于是守二诊方加琥珀粉（冲服）3g 续服 7 剂而愈，半年后随访，无复发。

按：不寐的发生病变涉及心神、脑窍和肝脾肾脏，与情志过激、脏腑阴阳失调密切相关，因此，疏肝理气，调整阴阳，养血安神是治疗本病的基本法则。方中当归、白芍滋阴、养血、柔肝，柴胡、香附、郁金疏肝理气，麦冬滋养阴液，清心除烦，枸杞子滋养肝肾，酸枣仁善养心阴，益肝血而宁心神，五味子、琥珀宁心安神，更用合欢皮、夜交藤养心安神，诸药配合，补其不足，泻其有余，调整脏腑气机和阴阳平衡，共奏奇效。另外本症的发生与精神因素和个性特征有很大关系，在服药的同时，要进行适宜的心理疗法，方可增进疗效。

案例5：何某，女，36岁，2011年3月20日初诊。患者近半年来因工作繁忙，精神极度紧张，出现头昏失眠，头胀痛，烦躁易怒，心悸阵作，时有便秘。查其唇红口干，舌质红，苔薄，脉弦数。

中医诊断：不寐（肝阳上亢）。治则：平肝潜阳，宁心安神。

处方：生龙蛎各30g（先煎），珍珠母30g，钩藤15g，生白芍15g，菊花15g，天麻10g，酸枣仁30g，茯神15g，夜交藤30g，甘草6g。每日1剂，水煎服。

二诊：服药1周后，夜寐好转，头昏胀痛减轻，患者出现大便秘结，守上方加龟板20g，决明子30g，以滋阴潜阳、润肠通便。

三诊：睡眠已基本正常，二便已调，头昏胀痛明显减轻，又守二诊方调治1周，诸症缓解，后嘱服杞菊地黄丸以善其后。

按：本病的发生为肝阳上亢，心神失宁所致，故治宜平潜肝阳，宁心安神。现代医学认为失眠的发生与精神负担过重密不可分，中医认为其发生与肝和心的关系最为密切，盖心藏神，主宰人体精神意识、思维活动，肝主谋虑，调节人体情志活动，若劳心过度，肝用有余，常导致肝阳上亢，心神失宁之证。若阳亢化火者宜佐苦寒之品直折肝火，而后再以柔肝宁心之法对证处治。方中生龙骨、珍珠母、钩藤、菊花、天麻、决明子平肝潜阳，白芍、生牡蛎、龟板滋阴潜阳，酸枣仁、茯神、夜交藤宁心安神，诸药共奏潜阳安神之功。

多寐案

张某，女，32 岁，于 2011 年 4 月 3 日，以多眠嗜睡 2 年余为主诉初诊。平素患者每日睡眠多达 10 小时以上，常感困倦，困意发作不能自控。河南省人民医院诊断为多眠性神经官能症，中西医药物治疗效果不佳，遂来求治。现症见：多眠嗜睡、多梦，食欲不振，大便溏，小便清长，精神疲倦，面色萎黄，懒言且语声低弱，舌质淡嫩，苔薄白，脉沉缓。

中医诊断：多寐（中气不足，清阳不升）。治法：益气升清，开窍醒神。

处方：补中益气汤加减。黄芪 30g，党参 20g，白术 15g，茯苓 15g，当归 15g，陈皮 10g，柴胡 10g，升麻 3g，桂枝 10g，节菖蒲 15g，甘草 10g。6 剂水煎服，每日 1 剂。

二诊：患者连服 6 剂后，食欲增加，精神好转，睡眠逐渐减少至 9 个小时，守上方续服 7 剂。

三诊：患者服药后，精神大有好转，睡眠时间渐趋正常，纳食可，二便调，予补中益气丸以资巩固。

按：多寐在临床中并不少见，与中医文献中"但欲寐"

"喜眠""嗜卧"相似。《灵枢·大惑论》说："夫卫气昼日常行于阳，夜行于阴，故阳尽则卧，阴尽则寤。"《脾胃论·卷上》提出："脾胃之虚，怠惰嗜卧。"明确指出脾气虚弱、清阳不升、阳气不足、气机痹阻是造成多寐的主要病机，故唐老师在治疗上应用益气升阳之法，选用补中益气汤而收功。方中黄芪、党参、白术、茯苓、甘草健脾益气，柴胡、升麻升举阳气，桂枝振奋阳气，菖蒲开窍醒神，当归养血使补而不燥，陈皮理气，使补而不滞，诸药配合精当，故获佳效。

头痛案

案例1：侯某，女60岁，于2011年7月10日以间断性右侧头痛2年余，加重1周为主诉初诊。患者2年前劳累后出现间断性右侧头痛，开始服头痛粉治疗有效，近1周来服药效差，且逐渐加重。现症见：阵发性右侧头痛，头昏沉，腹胀纳差，周身乏力，泛吐酸水，大便稀溏。舌质暗红，苔白腻，脉沉弱。

中医诊：头痛（脾虚湿滞，痰蒙清窍）。治法：健脾运湿，化痰通络。

处方：党参15g，白术15g，清半夏10g，云苓15g，陈皮10g，葛根30g，桂枝10g，藿香10g，佩兰10g，乌贼骨20g，川芎10g，柴胡10g，甘草6g。5剂，水煎服。

二诊：头痛、腹胀减轻，仍纳呆、乏力、便溏，舌质暗红，苔白厚腻，脉沉弱。守上方加苍术15g，厚朴10g。7剂，水煎服。

三诊：患者泛酸已止，头痛等症明显减轻，守上方去党参、乌贼骨，加太子参15g，续服7剂而愈。

按：脾主运化，脾失健运，则水聚为湿，湿聚为痰，痰湿上蒙清窍，则见头痛昏沉；湿邪阻遏气机，致气机升降失常，则见腹胀；湿郁化热，则见泛酸；纳呆、乏力、大便稀溏及舌脉之象，均为脾虚湿盛之征。方中六君子汤健脾、理气、化湿，藿香、佩兰芳香化湿、和胃，桂枝温经通阳，以助湿化，葛根升举阳气，乌贼骨制酸和胃，川芎偏走上窍，以活血化瘀，柴胡引药入少阳经，为治疗偏头痛的要药，后加苍术、厚朴以增强燥湿之功，党参久服有温燥之弊，故以太子参代之。经云："凡治病必求其本。"唐老师从脾胃论治头痛，可谓治本之法，为中医辨证施治之精髓所在，颇值得我们借鉴。

案例2：李某某，男，32岁，2009年12月16日以阵发性右侧头痛1月余为主诉初诊。患者1月前劳累及受凉后出现右侧头痛，在附近医院诊为偏头痛，予芬必得、正天丸等药口服，头痛时轻时重。现症见：右侧头痛，恶心欲吐，畏光，畏声，急躁易怒，睡眠差。舌质红，苔薄黄，脉弦。

中医诊断：头痛（风邪束表、郁久化热）。治法：祛风通络，清热平肝。

处方：川芎茶调散加味。川芎12g，羌活12g，荆芥10g，防风10g，细辛3g，白芷10g，薄荷6g（后下），地龙10g，谷精草15g，蔓荆子12g，柴胡6g，黄芩12g，决明子15g，炒枣仁20g，夜交藤30g，甘草6g。4剂，水煎服。

二诊：服药后头痛明显减轻，睡眠亦可，畏声畏光减轻，仍急躁易怒。舌淡红，苔薄黄，脉弦。守上方去炒枣仁、夜交藤，加郁金15g，醋延胡索15g，续服4剂而愈。

按：患者劳累后汗出受风，风中少阳经络，经络受阻，不通则痛，风邪郁久则易化热致疼痛缠绵不愈。方中川芎茶调散祛风通络止痛，柴胡、黄芩、谷精草、蔓荆子、决明子散阳蕴热，且柴胡、黄芩能引药入阳经，地龙通络止痛，炒枣仁、夜交藤镇静安神，甘草调和药性，二诊时加郁金、醋延胡索以理气活血止痛。

案例3：张某某，女，42岁，于2008年12月19日以间断性头痛2年余为主诉初诊。患者2年前生气后出现头痛，时作时止，发作时前额眉棱处疼痛，曾经西医检查，诊为紧张性头痛，予对症治疗效果不佳。现症见：前额眉棱处剧痛，目胀且痛，夜眠不安，急躁易怒，大便干结，连续3日未解大便。舌质红，苔薄黄，脉弦滑。

中医诊断：头痛（肝阳上亢，热结肠腑）。治法：平肝潜阳，泻热通腑。

处方：天麻钩藤饮加减。天麻12g，钩藤20g，石决明30g，决明子30g，菊花15g，谷精草15g，黄芩12g，生龙牡各30g（先煎），怀牛膝20g，茯神15g，夜交藤30g，生大黄12g（后下），甘草6g。3剂，水煎服。

二诊：头痛、睡眠等症明显好转，大便已通。舌质稍红，苔薄白，脉弦。守上方去大黄，决明子减至15g，再服5剂而愈。

按：患者症见头痛目胀，夜眠不安，急躁易怒，大便干结等，结合脉象弦滑，故诊为肝阳上亢，热结肠腑证。方中天麻、钩藤、石决明、决明子、菊花、谷精草、黄芩、生龙牡平肝潜阳，祛风降逆；怀牛膝活血化瘀，滋补肝肾，且能引热下行；生大黄通腑泻热；茯神、夜交藤安神镇静，缓解失眠；甘草调和药性。

眩晕案

案例 1：王某某，男，46 岁，于 2009 年 11 月 27 日，以阵发性眩晕 1 年余为主诉初诊。患者 1 年前劳累后出现眩晕，发作时头晕目眩，如坐车船，视物旋转，不能睁眼，伴恶心呕吐。在附近医院诊为梅尼埃病，予对症治疗（具体用药不祥）后好转，以后每因劳累或熬夜即复发。现症见：头晕目眩，耳鸣如蝉，腰痛膝酸，心烦易怒，大便秘结。舌质红，苔薄黄，脉弦细。

中医诊断：眩晕（肝肾阴虚，肝阳上亢）。治法：滋阴补肾，平肝潜阳。

处方：镇肝熄风汤加减。白芍 15g，天冬 12g，麦冬 15g，玄参 15g，生地 15g，龟板 30g，磁石 30g，生龙牡各 30g（先煎），川楝子 10g，天麻 12g，钩藤 20g，甘草 6g。7 剂，水煎服。

二诊：眩晕、耳鸣明显减轻，腰痛膝酸，心烦易怒亦减，仍大便干结，舌红而干，苔薄白，脉弦细。守上方加杞果 15g，野菊花 15g，草决明 30g。7 剂，水煎服。

三诊：眩晕已止，大便调，余症明显减轻，近几天与家人生气后出现胁胀不适。舌质稍红，苔薄白，脉弦。守上方草决明减至 15g，并加柴胡 6g，郁金 12g。7 剂，水煎服。

四诊：诸症消失，偶有耳鸣、腰酸，为巩固疗效嘱其口服杞菊地黄丸 20 天。

按：患者平素肝肾阴虚，阴虚则阳易亢，且有动风之势；

阳亢上扰清窍，则见眩晕、耳鸣；气有余便是火，肝火扰心，则心烦易怒；火劫津液，肠燥津亏，则便秘；肝藏血，肾藏精，精血互生，二者相互影响；肾主骨、生髓，髓充于脑，肾虚则肝亦虚，故致腰痛膝酸，眩晕、耳鸣反复不已。舌脉之象，均为阴虚阳亢之征。方中白芍、天冬、麦冬、玄参、生地、杞果滋养肝肾，龟板滋阴潜阳，磁石、生龙牡、天麻、钩藤、野菊花、草决明平肝潜阳，川楝子、柴胡、郁金疏肝理气，甘草调和药性。诸药标本兼顾，故能获得良效。

案例2：周某，女，58岁，退休干部，于2009年12月18日，以阵发眩晕、恶心呕吐1个月为主诉初诊。患者长期嗜食肥甘厚味及伏案工作，1月前出现上述症状，在郑州市骨科医院拍颈椎立位片示颈椎生理曲度变直，颈5~6、颈6~7椎间孔变窄，诊为颈性眩晕，予推拿、牵引和静滴扩血管药物效果不佳。现症见：头晕目眩，恶心呕吐，转头时加重，右侧颈、肩部酸痛，纳呆，眠差。舌质紫暗，苔白腻，脉弦。

中医诊断：眩晕（痰瘀痹阻）。治法：化痰熄风，活血通络。

处方：半夏白术天麻汤合桃红四物汤加减。制半夏12g，白术12g，泽泻12g，天麻12g，茯苓15g，橘红12g，桃仁12g，红花10g，当归15g，生地15g，赤芍15g，川芎10g，葛根30g，甘草6g，生姜6，大枣10g。5剂，水煎服。嘱其清淡饮食，配合颈部功能锻炼。

二诊：恶心呕吐已止，眩晕发作次数明显减轻，纳食增加，颈肩痛和睡眠好转，伴腹胀、嗳气。舌质暗红，苔白腻，脉弦滑。守上方加佛手10g，香橼10g，焦三仙各15g。7剂，水煎服。

三诊：偶有眩晕，其余症状基本消失。舌质暗淡，苔白，

脉弦滑。守上方去泽泻、焦三仙加党参20g，山药15g。服药7
剂而愈。

按： 患者长期嗜食肥甘厚味，伤于脾胃，脾运失司，以致
水谷不化精微，聚湿生痰；又长期伏案工作，易使颈部经络受
损，影响经络气血的运行，而致瘀血内阻，出现颈、肩部酸
痛；痰瘀互结，清阳不升，浊阴不降，胃气失和，故致头晕目
眩，纳呆，恶心呕吐；舌脉之象，均为痰瘀痹阻之征。方中二
陈汤燥湿祛痰，桃红四物汤养血和血，白术、泽泻健脾渗湿，
天麻熄风止眩，葛根升举阳气，诸药共奏化痰熄风、活血通络
之功。

面瘫案

李某，女，64岁，教师，于2009年9月7日，以口眼歪
斜5天为主诉初诊。患者5天前吹空调受凉后出现口眼歪斜，
在当地诊所贴膏药治疗效差。现症见：右侧额纹消失，右眼眼
裂扩大，闭目露白，右侧面部麻木，口角下垂，常自汗出，周
身乏力，纳呆，睡眠可，二便调。舌质暗淡，苔薄白腻，脉
细涩。

中医诊断：面瘫（气虚血瘀，风痰阻络）。治法：益气活
血，熄风化痰。

处方：牵正散、玉屏风散合四君子汤加味。黄芪30g，防
风12g，白附子10g，僵蚕10g，全蝎6g，蜈蚣3g，蝉衣10g，
天麻12g，川芎15g，赤芍12g，红花6g，党参15g，白术15g，
茯苓15g，甘草6。每日1剂，水煎服。

二诊：服药 7 剂后患者右眼已能闭合，并能完成鼓腮、皱额、吹气等动作，口歪也明显减轻，续服 7 剂后诸症消失而愈。

按： 唐老师认为面瘫的病因病机为正气不足，风邪入中，夹痰、夹瘀痹阻经络所致。如《金匮要略》所说："络脉空虚，贼邪不泻，或左或右，邪气反缓，正气即急；正气引邪，喎僻不遂。"故治疗应以益气扶正，祛风化痰，活血通络为主。基本方中黄芪益气扶正，防风祛风解肌；白附子入阳明经而走头面，善祛头面之风痰；僵蚕、全蝎、蜈蚣、蝉衣均为虫类药物，善于熄风解痉、化痰通络。其中白僵蚕气味较薄，轻浮而升，能解络中之风；全蝎、蜈蚣入肝经，风气通于肝，为搜风之要药；蝉衣清轻升散，善走皮腠，祛皮腠之风而缓解痉挛。天麻息风通络，可祛内外之风。四君子汤健脾化湿以绝生痰之源；川芎、赤芍、红花活血化瘀以助熄风通络，《医学心悟》有"治风先治血，血行风自灭"之说，正合此意。

中风案

案例 1：郑某某，男，48 岁，因左侧肢体麻木、无力 2 个多月为主诉，于 2011 年 8 月 16 日初诊。现症见：左侧偏瘫，行走不稳，言语謇涩，口舌歪斜，时头晕，自汗，饮食、睡眠正常，二便调。舌质紫暗，苔白，脉沉细。

中医诊断：中风（气虚血滞，脉络瘀阻）。治法：益气活血，通经活络。

处方：补阳还五汤加减。黄芪 30g，党参 20g，当归 15g，川芎 12g，赤芍 15g，桃仁 15g，红花 15g，牛膝 30g，桂枝 10g，地龙 10g，乌梢蛇 15g，全蝎 10g，蜈蚣 3g，木瓜 30g，甘草 6g。7 剂，水煎服。

二诊：服药后自觉左侧肢体较前有力，守上方加白芍 15g 以滋阴柔肝，白芥子 15g 以化痰涤浊。7 剂，水煎服。

三诊：患者左侧偏瘫、言语不清等症均有减轻，久坐后感到腰部酸痛，舌质暗红，苔薄白，脉沉细。守上方加杜仲炭 30g 以补肝肾、壮筋骨。7 剂，水煎服。

四诊：诸症进一步好转，守上方续服 10 剂以资巩固。

按：患者久患中风，正气渐虚，不能运血，致气血瘀滞，脉络瘀阻，肌肉经筋失于濡养，则见肢麻无力、行走不稳；肝风内动，则见言语謇涩、口舌歪斜、头晕等症；气虚卫外不固，则见自汗；舌脉之象，均为气虚血滞之征。方中黄芪、党参益气扶正，当归、川芎、赤芍、桃仁、红花、牛膝活血化瘀，全蝎、地龙、乌梢蛇、蜈蚣通经活络，桂枝温通经络，木瓜舒筋柔肝，甘草调和诸药，共奏益气活血、通经活络之功。

癫病案

李某，女，21 岁，学生。于 2014 年 1 月 15 日，以整夜失眠、精神抑郁 2 个月为主诉初诊。患者于 2 个月前，夜晚在宿舍休息时突然听到室内有异常声响，睁眼看到一只蝙蝠在室内盘旋乱飞，当即受到惊吓，不知所措，从此后开始整夜失眠，精神抑郁，喜怒无常，家人将其送往精神病医院，诊为精神分裂症，并给予镇静安神和抗抑郁西药治疗，效果不佳。经人介绍，前来门诊求治。现症见：两眼直瞪，面无表情，双上肢肘部弯曲，两手紧握，沉默痴呆，出言无序，多思善感，喜怒无常，不思饮食，失眠多梦，大便不畅，舌质红，舌苔白腻，脉弦滑。

中医诊断：癫病（肝郁气滞，痰蒙心神）。治法：理气化痰，解郁醒神。

处方：温胆汤加味。清半夏20g，竹茹15g，陈皮10g，炒枳实10g，郁金15g，石菖蒲10g，茯神15g，茯苓15g，制远志10g，胆南星15g，生龙齿30g，炒枣仁20g，甘草6g。

二诊：上方服6剂，两眼较前灵活，睡眠好转，大便偏干，2~3天一次，此为大肠气闭，燥屎内结，上方加生大黄10g，厚朴12g，以泄浊开闭，使升降复常，气血调畅，神智自复。

三诊：上方服4剂，大便每日1次，较顺畅，心情烦躁减轻，双上肢不强直，纳谷已馨，夜寐尚可，守上方去大黄加赤芍20g。

四诊：上方服7剂，精神好转，言语有序，面带笑容。月经两月未潮，仍用温胆汤加活血调经药，以畅通气血。

处方：清半夏20g，竹茹12g，陈皮10g，枳实10g，茯神15g，远志10g，丹参30g，郁金10g，石菖蒲10g，胆南星15g，炒枣仁30g，桃仁10g，红花12g，川芎10g，益母草30g，甘草6g。

五诊：上方服10剂，月经来潮，精神状态已如正常人。又随证加减服药30剂，一切复常，随访至今，癫病未再发作。

按：《素问·举痛论》云："惊则心无所倚，神无所归，虑无所定，故气乱矣……思则心有所存，神有所归，正气留而不行，故气结矣。"患者突受惊吓，气机逆乱，心神浮越则彻夜不寐，久则思虑过度，脾气受伐，痰湿内生，气郁痰凝，上扰清窍，蒙蔽心神，则癫疾作矣。方中温胆汤理气化痰，加郁金、菖蒲、远志、胆南星增其化痰醒神开窍之力，炒枣仁、生龙齿养肝血，安魂魄；大黄、厚朴泻下陈腐，使气机升已而降。四诊时病情明显好转，唯月经未至，究其原因仍为气郁痰凝，阻滞包络所致，故加桃仁、红花、益母草、丹参以活血化瘀，且有醒神开窍之功。盖心主血脉，神明之居也，血脉通利则神明自安兮。

狂病案

司某，女，20 岁，学生，于 2014 年 1 月 27 日，以狂躁不安、哭笑无常 3 天为主诉初诊。患者于 3 天前看电影时，一男子突然拉其手而受惊吓，此后狂躁不安，时轻时重，哭笑无常，弃衣而走，睁目握拳，骂詈不避亲疏，不纳不寐，口苦胸闷，大便 3 日未行，来诊时家人无奈，以绳索束缚。舌质红，舌苔黄，脉弦滑。

中医诊断：狂病（肝郁化火，痰热内扰）。治法：豁痰定狂，平肝泻火。

处方：温胆汤合调胃承气汤加减。清半夏 30g，陈皮 10g，竹茹 15g，茯苓 15g，郁金 15g，石菖蒲 10g，天竺黄 10g，黄芩 15g，枳实 10g，生大黄 10g，厚朴 12g，芒硝 10g（冲），甘草 6g。

二诊：上方服 2 剂，大便日解 3 次，患者较前安静，仍拟豁痰定狂，平肝泻火。

处方：清半夏 20g，陈皮 10g，竹茹 15g，茯苓 15g，丹参 15g，郁金 15g，石菖蒲 10g，天竺黄 10g，黄芩 15g，生龙齿 30g，珍珠母 30g，龙胆草 10g，夏枯草 30g，甘草 6g。

三诊：上方服 10 剂，病人表情较自然，无狂躁发作，言语有序，纳食增多，两目有神，上肢不强直，大便日解 1 次，但仍睡眠欠佳，舌质偏红，舌苔薄黄，脉弦细数。此为虚火上炎，伤及肺阴，扰乱心神，治宜滋阴清热，养心安神。

处方：百合 30g，生地黄 15g，当归 15g，白芍 15g，知母 12g，麦冬 20g，石斛 10g，桔梗 10g，炒枣仁 30g，小麦 30g，大枣 5 枚，甘草 9g。

四诊：上方服 15 剂，已如正常人，精神振奋，纳食增加，入寐安稳，二便通畅。两个月后恢复学习，随访一年狂病未再复发。

按：患者突受惊吓，引动肝胆木火上升，横逆犯胃，中焦受克，痰浊内生，火与痰合，扰乱心神，神明失守，则苦笑无常，登高而歌，弃衣而走，打人骂詈，不避亲疏，肝克脾土则不纳，火邪扰心则不寐，火邪灼津，肠失濡润则大便不行，此为肝胆气郁，痰浊闭阻，郁而化火，扰乱神机所致。治疗以温胆汤加黄芩、天竺黄、郁金、菖蒲清热涤痰，醒神开窍；调胃承气汤泄热通腑，釜底抽薪，服药两剂后病情明显减轻，说明药合病证。二诊大便已通，去调胃承气汤，加龙胆草、夏枯草直折火势，龙齿、珍珠母镇心安神。三诊时火势已衰其大半，火邪为患，阴液必伤，故用甘寒清热，酸甘化阴之剂以善后。

百合病案

张某，女，66 岁，于 2014 年 10 月 22 日初诊。自述两年多来心绪烦乱，纳食不香，心悸汗出，胆怯易惊，失眠多梦，腹胀纳差，大便时干时稀。曾按焦虑抑郁综合征给予抗焦虑、抗抑郁药及中药、针灸等治疗，效果不好。刻下症见：神清，忧郁，时而寡言少语，时而滔滔不绝，面色萎黄，形体较胖，脘腹胀满，纳呆，便溏，舌质灰暗，少津，苔薄白，脉沉细。

中医诊断：百合病（阴虚内热，津亏气耗）。治法：养阴清热，生津益气。

处方：百合 30g，生地 15g，知母 12g，炒枣仁 20g，川芎 10g，茯苓 15g，生龙骨 30g，生牡蛎 30g，清半夏 30g，高粱米 30g，浮小麦 30g，生甘草 15g，大枣 5 枚。5 剂，水煎服。

二诊：5 剂服完，胆怯易惊好转，失眠略有改善，但大便较稀，并有腹痛。上方加炒白扁豆 30g，沉香粉 3g（冲服）。再服 7 剂，腹痛消失，胆怯明显好转，每晚可睡 5 个小时，夜间醒两次，但能很快入睡，并嘱逐步减少抗焦虑、抗抑郁药物用量。

三诊：守上方去沉香，清半夏减少至 15g，续服 30 余剂，症状消失，随访半年，病未复发。

按：百合病是以神志不宁、精神恍惚为主要表现的情志病。本病多起于平素情志不遂，而遇外界精神刺激，或伤寒大病之后，余热未解。对百合病的治疗，《金匮要略》立方以百合地黄汤、百合知母汤等，"皆取阴柔之品，以化阳刚，为泄热救阴之法也"。临床所见，热病之后百合病较少见；情志不遂，化火伤阴所致百合病较多见，正所谓"合方治疑难病"，本案患者性情刚烈，所愿不遂，郁火伤阴。肝血虚则胆气怯，胆气怯突出表现为遇事惊怕，甚则不敢独居一室。"肝藏魂"，肝血不足，魂不守舍，故不能寐，或寐而不安；肝气横逆，伤脾害胃，故出现纳呆腹泻。以百合地黄汤、百合知母汤养阴兼清气分、血分之热，以酸枣仁汤补肝血、敛肝气，以甘麦大枣汤补益心脾，安神宁心。四方组合，共奏养阴、清热、补肝、健脾、宁心之效。

心悸案

案例1：李某某，男，15岁，2008年11月4日，以阵发性心悸、胸闷、气短半年余为主诉初诊。患者半年前劳累、感冒后引起心肌炎，未及时正规治疗，半年来心悸反复发作，胸闷、气短，心神不宁，曾服用胺碘酮、心律平和稳心颗粒等药效果不佳。现症见：精神倦怠，阵发性心悸、胸闷、气短，伴头晕，纳差，乏力，心烦失眠。舌尖红，边有齿痕，中部少苔，脉细数。查体：BP：126/80mmHg，HR：120次/分，听诊可闻及早搏，每分钟少则6~8次，多则16~20次，心脏各瓣膜区未闻及病理性杂音。心电图提示：频发房早，且大部分呈二联律。

中医诊断：心悸（气阴两虚、心神失养）。治法：益气养阴、除烦安神。

处方：天王补心丹合四君子汤加减。黄芪30g，太子参

20g，白术 15g，茯神 15g，苦参 12g，炒枣仁 30g，柏子仁 20g，丹参 15g，百合 30g，桔梗 10g，麦冬 15g，生地 15，生龙齿 30g，远志 15g，黄连 10g，夜交藤 30g，甘草 6g。7 剂，水煎服。

二诊：服上药 7 剂后，精神好转，心悸、胸闷等症较前明显减轻，唯纳食仍差，守上方加山药 15g，生山楂 15g，生麦芽 20g。10 剂，水煎服。

三诊：心悸、胸闷、气短、失眠等症状基本消失，复查心电图提示偶发房性早搏，予上方续服 7 剂，后予天王补心丹口服 20 余天以资巩固。

按：本病为劳累、感冒后未及时治疗，导致心脾两脏受损。心脾气虚，则见气短、乏力，纳差，精神倦怠，舌边有齿痕；阴虚生内热，虚火扰心，则心烦失眠；火盛伤阴，阴虚阳亢，则见头晕；阴虚血少，心神失养，则心悸胸闷；舌尖红少苔，脉细数，均为阴虚内热之征。方中黄芪、太子参、茯神、白术、甘草益气健脾，太子参、百合、麦冬、生地滋阴养血，壮水以制虚火，黄连、苦参清热除烦，茯神、酸枣仁、柏子仁、远志、夜交藤养心安神，丹参清心活血，与滋阴补血药相合使补而不滞，龙齿镇心安神，桔梗载药上行心经以为使。

胸痹案

案例 1：王某，男，48 岁，2011 年 4 月 14 日就诊。患者发作性心前区闷痛半年余，每日发作持续时间 2～3 分钟，每次发作多与情绪不佳或劳累有关，近 5 天来经常心悸、失眠，

唐宋医论医案集

间断服用鲁南欣康等药治疗。现症见：心悸失眠，心前区疼痛，每日发作 1~2 次，两胁胀满，善太息，舌质暗红，苔白，脉弦而结。心电图显示：下侧壁心肌呈缺血性改变，频发性房性早搏。

中医诊断：胸痹（气滞血瘀）。治法：行气活血，养心通脉。

处方：当归 15g，柴胡 10g，生地 15g，桔梗 10g，牛膝 15g，枳壳 10g，丹参 20g，川芎 10g，红花 10g，桃仁 10g，瓜蒌皮 15g，炒枣仁 20g，生龙骨 30g，生牡蛎 30g，甘草 6g。7 剂，水煎服，每日 1 剂。

二诊：服药后心悸、两胁胀满、心前区疼痛明显减轻，舌质暗淡，苔白，脉弦稍结。原方加桂枝 10g，柏子仁 20g，茯神 15g。7 剂，水煎服。

三诊：患者连续服药 14 剂后，心悸、心前区闷痛消失，舌质暗淡，苔白，脉沉弦。嘱其继服上月 7 剂以资巩固，两月后复查，病未复发。

按：肝气不舒，心血瘀阻之胸痹在临床中每可见到，可采用行气活血、养心通脉之法，用血府逐瘀汤加减治疗，每获良效。气为血之帅，气行则血行，肝喜条达，主疏泄，若情志不舒，肝气郁结，气机运行失常，则气滞血瘀，心脉不通，不通则痛。本例患者心前区疼痛，两胁胀满，善太息。查舌质暗红，苔白，脉弦结，辨为肝气不舒，心血瘀阻，治宜采用行气活血、养心通脉，方选血府逐瘀汤加减。方中柴胡、枳壳、桔梗、瓜蒌皮疏肝理气、宽胸散结，当归、川芎、丹参、牛膝、桃仁、红花祛瘀止痛，炒枣仁、生龙牡、柏子仁、茯神养心安神、镇静催眠，甘草调和诸药，诸药配合，使气机调达，瘀血消散，则诸症自除。

案例2：孙某，男，47岁，2011年5月9日初诊。患者1年前开始出现间断性胸部憋闷、气短等，因心前区憋闷疼痛难忍，于郑州大学一附院住院治疗，诊断为冠心病。由于疼痛时间及程度呈加重之势，行心脏支架手术（PCI），术后心绞痛等症状好转，血压控制在120/80mmHg左右。近半年来劳累后又出现胸闷气短，且有加重趋势，现患者胸闷气短，活动后或因情绪变化而加重，口干不欲多饮，饮食、二便正常，查其形体肥胖，面色萎黄，舌质淡，舌体稍胖大，边有齿痕，苔薄白，脉弦滑。

中医诊断：胸痹（痰湿阻滞）。治法：健脾化湿，通阳宣痹。

处方：全瓜蒌30g，酒薤白15g，檀香6g，丹参30g，白豆蔻10g，白术15g，茯苓15g，陈皮12g，法半夏12g，砂仁6g，乌药10g，桂枝10g，枳壳10g，节菖蒲10g，甘草3g。7剂，水煎服。

二诊：患者自述药后气短明显改善，但仍有乏力，咳痰，色白量多，查舌体胖大，苔白腻，效不更方，继用上方，并加党参15g以健脾益气，川芎10g以助丹参活血之功。10剂，水煎服。

三诊：患者胸部不适消失，湿邪渐祛，气机较前通畅，守二诊方去砂仁，加佛手、丝瓜络以理气化湿，通络止痛，续服7剂以巩固疗效。

按：胸痹属痰湿阻滞者，治以通阳化湿，豁痰开结之法，可获良效。胸痹的病位在心，与肝、脾、肾三脏功效失调密切相关，病理变化复杂多样，但主要为本虚标实，虚实夹杂。心脏支架手术可改善心肌缺血，但术后未整体调治，故胸痹易于复发。根据患者年龄、体质、病史，本案属痰湿阻滞型胸痹，故治用通阳化湿，豁痰开结之法。方中用瓜蒌、薤白、檀香、桂枝以通阳散结，行气止痛；白术、茯苓、党参、甘草健脾利湿，加陈皮、半夏燥湿化痰；白蔻仁、砂仁、节菖蒲、佛手化湿醒脾；乌药、枳壳行气止痛；病久多有瘀血之象，配合丹参、川芎、丝瓜络以活血、通络止痛。全方配伍，共收健脾化湿祛痰、通阳散结、行气活血止痛之功，达到标本兼治之目的。

案例3：徐某，女，60岁，2011年5月29日初诊。患者3年前曾因胸前憋闷疼痛，时而放射至肩背及两胁，常有嗳气，情绪波动后加重，在某医院诊治，诊断为冠心病，经服用万爽力、硝酸甘油片等药，胸闷、胸痛仍时发时止，病情不稳定。近来自觉阵发性喉间窒闷不适，似气管狭窄，生气后尤甚，曾经耳鼻喉科及消化科检查，未见明显异常，要求服中药治疗。查见患者舌边有瘀斑，舌苔薄白，脉弦细，心电图示：广泛前壁及下壁心肌呈缺血性改变。

中医诊断：胸痹（气滞血瘀）。治法：理气解郁，化瘀通痹。

处方：柴胡10g，广郁金10g，青皮10g，甘松10g，桔梗10g，赤芍15g，丹参15g，川芎15g，生甘草6g，三七粉6g（冲服）。

二诊：服药6剂后，自觉气畅神爽，喉间窒闷消失，胸闷胸痛明显减轻，唯纳食欠香，时有嗳气，再以原方加生三仙各10g，制半夏12g，连服10余剂，诸症悉除。

按：肝郁气滞，血瘀脉阻之胸痹，治当理气解郁，化瘀通痹。本例患者郁怒伤肝，肝失疏泄，肝郁气滞，气郁日久，瘀血内停，络脉不通，故见胸闷胸痛；肝气上乘，气机不利，故喉间窒闷不适，呈梅核气状；舌边有瘀斑，脉弦细均为肝郁气滞，血瘀脉阻之象。肝郁气滞、血瘀脉阻之胸痹，治当理气解郁，化瘀通痹。方用柴胡、青皮、甘松、桔梗疏肝理气、止痛，郁金、赤芍、丹参、川芎、三七活血化瘀通络，甘草调和诸药。如此配伍用药，诸症状明显减轻，唯纳食欠佳，时有嗳气，故加生三仙消食和胃，半夏化痰散结，使诸症悉除。

案例4：吴某，女，68岁，2011年6月2日初诊。患者曾在某医院诊治，诊断为冠心病，经服用万爽力、消心痛、复方丹参滴丸等药，胸闷胸痛仍时发时止，发作时左胸部闷痛，畏寒肢冷，汗出，心悸气急，不得平卧，查舌质暗淡，苔白，脉细代。

中医诊断：胸痹（心阳不振，痰瘀痹阻）。治则：通阳化浊，行气活血。

处方：炮附子10g，桂枝10g，红参15g（另炖），丹参30g，当归15g，川芎10g，全瓜蒌15g，薤白头15g，法半夏12g，降香6g。3剂，水煎服。

二诊：患者左胸部闷痛、心悸均见好转，气急渐平，已能平卧，稍感头晕，大便秘结，查舌苔薄，脉细已匀，此乃心阳渐振。肠燥则便秘，仍守前法出入，前方去党参，加火麻仁20g，再取5剂，水煎服。

三诊：患者左胸部闷痛未再发作，心悸亦平，大便通畅，舌苔薄，脉沉弦，心阳损伤渐复，痰湿未清，再拟通阳活血、滑利气机之法。

处方：桂枝10g，薤白12g，全瓜蒌15g，法半夏12g，茯苓15g，丹参15g，当归10g，红花10g，降香6g。服药7剂而愈。

按：胸痹心痛发作时，止痛治标为当务之急，然其病机总属本虚标实，故止痛治标的同时又当配合以治本。本案患者心绞痛发作时，病情危重，止痛为当务之急，故用通阳泄浊，化瘀理气等法治其标，"通则不痛也"。本证属本虚而标实，阴霾弥漫而心胸疼痛，缘由心阳不振，不振其心阳，阴霾安散？故于止痛治标的同时，又温振阳气以治其本，离照当空，则阴霾自散矣。方中炮附子、桂枝温振心阳，红参益气生脉，丹参、当归、川芎活血化瘀，瓜蒌、薤白、法半夏化痰降浊，行气止痛，火麻仁润肠通便，以防因用力排便而诱发真心痛。病情缓解后，复予通阳活血、豁痰理气的瓜蒌薤白半夏汤加味以巩固疗效。

案例5：王某，男，53岁，因胸闷、阵发性胸前区疼痛4月余，于2011年6月13日就诊。患者今年元月初以来，经常突发心前区刺痛，持续约5分钟，含服硝酸甘油或速效救心丸可迅速缓解。现胸闷不适，乏力，易烦躁，口苦，头面部出汗，左上臂内侧疼痛，小便多，大便秘结，舌质暗红，苔薄白，脉沉细。心电图示：V1～V5导联ST-T段呈缺血性改变。

中医诊断：胸痹（气阴两虚，心脉痹阻）。治法：益气养阴，活血通脉。

处方：西洋参10g（另炖），黄芪30g，麦冬10g，五味子10g，黄精20g，葛根30g，丹参30g，川芎10g，水蛭6g，降香6g，枳壳10g，三七粉3g（冲服），山楂30g。7剂，水煎服，同时嘱患者畅情志，慎饮食，适寒温，勿劳累。

二诊：患者自述服上药后胸闷减轻，胸痛症状已缓，仅轻度心悸、失眠，易紧张，查舌质仍暗红，苔薄白，脉沉细，原方加茯神15g，远志12g。7剂，继续服用。

三诊：患者胸闷已不明显，其他症状也明显减轻，胸痛未再发作，原方加减继续调服。

按：胸痹属气阴两虚、心脉痹阻者，当以益气养阴，活血通痹，兼以补虚安神为治法，确有佳效。唐老师指出，胸痹心痛乃本虚标实之证，早期以实为主，晚期以虚多见。《玉机微义·心痛》云："然亦有病久气血虚损及素作劳羸之人患心痛者，皆虚痛也。"虚以气虚为主，或兼阴血虚，实以痰瘀为常，或有寒凝，临床中气阴两虚、心脉痹阻的病例实不少见。本案患者胸痹心痛日久不愈，既有舌下络脉青紫等瘀象，又有劳累或情绪激动时加重，易疲劳，脉沉细等气阴两虚，心脉痹阻之征，故用益气养阴、活血通络之法治疗。方中黄芪、西洋参、麦冬、五味子、黄精益气养心，降香行气止痛，水蛭、丹参、川芎、葛根、三七粉、山楂活血祛瘀，通络止痛。二诊时胸痹心痛症状已缓，仅轻度心悸、失眠，易紧张，加用茯神、远志以养心安神。

案例6：赵某，女，58岁，2011年6月25日就诊。患者自述4年前因时感胸闷、憋气、胸痛彻背，西医诊断为冠心病，平时一直服用消心痛、长效心痛定等治疗，近2年来每因劳累而致心前区憋痛频繁，痛势隐隐，时作时止，并伴有心悸气短，纳呆食少，多梦少寐，舌苔薄白，脉沉细。查心电图示下侧壁 ST－T 段呈缺血性改变，近10天来服西药未见明显疗效，故来求中医诊治。

中医诊断：胸痹（气虚血瘀）。治法：益气健脾，活血通脉。

处方：归脾汤加减。黄芪30g，党参15g，白术12g，茯苓15g，木香5g，远志15g，当归12g，白芍15g，川芎10g，炒枣仁30g，丹参30g，三七粉6g（冲服），甘草6g，大枣10g。日1剂，水煎服。

二诊：患者连服7剂，心前区憋痛停发，余症悉减，再服中医汤剂 10 日，复查心电图恢复正常，遂以归脾丸和复方丹参滴丸调理善后，病情平稳满意。

按：中气不足、气虚血瘀之胸痹，治当健脾益气养心，活血化瘀止痛，方用归脾汤加减，可获较好疗效。本例患者已有 4 年冠心病史，近两年每因劳累而发作，按其症状当属心脾两虚之证，劳倦内伤则伤脾，脾虚则生化乏源，心血不足，血虚气滞，不通则痛。归脾汤能引血归源，以旺脾生化之源，心得血养，气血通畅，而诸症自除。方中黄芪、党参、白术、茯苓、甘草益气健脾，当归、白芍养血活血，且防甘温药太过伤阴，远志、枣仁养心安神，木香理气，使补而不滞，另加丹参、三七粉以助活血通瘀之力，并用川芎（血中气药）、白芍（血中之血药）配当归养血和营，活血止痛。病情缓解后，复予归脾丸和复方丹参滴丸益气扶下，活血通脉，以防止复发。

水肿案

案例 1：李某，男，59 岁，工人，于 2013 年 12 月 14 日，以双下肢水肿伴足踝部肿痛 1 个月为主诉初诊。患者 1 月前无明显诱因感两足踝部疼痛，双下肢水肿，某医院检查尿常规：蛋白（＋＋），红细胞（＋＋＋），白细胞（±），上皮细胞（＋）。查血生化：尿素氮 5.9mmol/L，血肌酐 61μmol/L，血尿酸 502μmol/L。按痛风性关节炎治疗效果欠佳。现症见：双下肢水肿，足踝部肿痛，关节屈伸不利，身困乏力，纳呆。舌质暗淡，苔白腻，脉弦滑。

中医诊断：水肿、痹证（脾虚湿滞，水瘀互结）。治法：

益气健脾，活血利水。

处方：黄芪 50g，党参 15g，白术 15g，山药 15g，防己 20g，茯苓皮 30g，土茯苓 30g，泽泻 30g，猪苓 12g，薏苡仁 30g，当归 20g，三七粉 6g（冲服），鸡血藤 30g，白茅根 30g，甘草 6g。7 剂，水煎服。

二诊：服上药 10 剂，下肢水肿明显减轻，足踝部肿胀亦减，但仍疼痛。守上方加醋元胡 15g，川牛膝 15g。

三诊：服上药 12 剂，诸症基本消失，复查尿常规：蛋白（±），红细胞（＋）。效不更方，续服上方 12 剂而愈。

按：本病之形成，主要是先天气血不足，气虚无力动血，血滞而为瘀；脾虚则水湿内生，湿停日久则聚为痰，再有饮食不节，膏粱厚味，酿生湿热，内外之邪互相搏结，闭阻经脉，深入筋骨，内舍犯肾，则诸症自现。中医诊为脾虚湿滞夹瘀之证，故从调理中焦入手，中焦为气血生化之源，中焦运，则气血得生，痰湿自去。方中黄芪、党参、白术、生山药、茯苓皮、薏苡仁益气健脾，渗湿利水，土茯苓、白茅根解毒除湿、止血，泽泻、猪苓、防己利尿渗湿，当归、三七粉、鸡血藤活血止痛，甘草调和诸药。

案例 2：张某，男，20 岁，学生，于 2014 年 2 月 15 日，以头面部及下肢水肿半月，加重 3 天为主诉初诊。患者半月前无明显诱因出现双下肢水肿，某医院诊为肾病综合征初期，予服百令胶囊、肾炎舒等药效果不佳。3 日前感冒后病情加重，特来门诊求治。症见：头面眼睑水肿，双下肢发凉、水肿，胃脘痞闷，纳差，畏寒，咳嗽。舌质暗红，苔薄，脉弦细。查血液生化：胆固醇：12.1mmol/L，甘油三酯：3.0mmol/L，白蛋白 22.5g/L。尿常规：蛋白（＋＋＋），潜血：（＋），红细胞 5～7 个 / HP，白细胞 4～6 个 / HP，管型（＋）。彩超：双肾实质回声稍增加。

中医诊断：水肿（脾虚湿盛，风水泛滥）。治法：祛风健脾，渗湿利水。

处方：苏叶15g，麻黄9g，防风10g，荆芥10g，茯苓皮30g，泽泻30g，玉米须30g，车前子30g（包煎），薏苡仁30g，党参15g，生山药30g，砂仁6g，大腹皮12g，丹参20g，穿山甲粉6g（冲服），白茅根30g。

二诊：服上方7剂，头面部浮肿消退，双下肢仍浮肿。尿检：潜血（＋），蛋白（＋＋），红细胞1～3个/HP，管型（＋）。舌质暗红，苔薄，脉沉细。守上方去麻黄。

本病是由于外感风邪，侵袭卫表，肺失宣降，上源不清，则水道难以通调，风水相搏，溢于肌肤，而形成水肿。

三诊：服药2周，症状减轻，下肢转温，双下肢水肿消退，现感腰酸痛，食欲不振。舌尖红，舌苔薄，脉沉细。尿检：蛋白（＋），二便正常。改用健脾益肾法。

处方：生山药30g，白术15g，薏苡仁30g，砂仁6g，山茱萸20g，补骨脂15g，巴戟天15g，枸杞子20g，菟丝子20g，覆盆子20g，车前子30g（包煎），白茅根30g，炒山楂15g，炒鸡内金15g，甘草6g。

服上方20剂，诸症悉平，尿常规检查，蛋白、红细胞、管型均已消失。原方续服7剂以巩固之。

按：患者以起病较急，面浮肢肿为主要临床特点，属祖国医学"风水"之范畴。《金匮要略》曰："诸有水者，腰以下肿，当利小便；腰以上肿，当发汗乃愈。"唐老师深悉此理，在辨证施治过程中，运用苏叶、麻黄、荆芥、防风解表宣肺、发汗祛邪，使卫气开达而邪从汗去。肺气降，水道通，则水液下流于肾，茯苓皮、泽泻、玉米须、车前子、薏苡仁利水渗湿，党参、山药、茯苓皮健脾祛湿，砂仁、大腹皮理气化湿，丹参、穿山甲活血化瘀，白茅根止血。药中病之要害，故而取效甚速，施治1周即肿退病缓，6周后诸症悉平。

案例3：马某某，女，46岁，因手足及面部浮肿1年，于2011年8月19日初诊。现症见：双手、双足及颜面部水肿，按之凹陷不起，四肢酸困、乏力，腹胀纳差，大便稀溏。舌质淡胖、有齿痕，苔薄白，脉沉弦。化验尿常规：有微量蛋白存在。

中医诊断：水肿（脾阳不振，水湿内停）。治法：益气温阳，健脾利水。

处方：六君子汤合真武汤加减。黄芪30g，党参20g，白术15g，茯苓15g，法半夏10g，陈皮10g，大腹皮10g，桂枝10g，制附子10g，泽泻10g，猪苓12g，炒苡仁30g，车前子30g（布包）。7剂，水煎服。

二诊：两手及面部水肿减轻，双足仍肿甚。舌质稍暗，苔白，舌边有齿痕，脉沉细。守上方加牛膝15g以活血化瘀、引经下行，木瓜15g以利湿消肿，再服7剂而愈。

按：脾主运化水湿，脾虚失于健运，水湿潴留，故见水肿；脾主肌肉四肢和运化水谷之精微，脾气亏虚则水谷不化、肌肉四肢无以濡养，故见四肢乏力、腹胀纳差、大便稀溏等症；舌脉之象，均为脾虚湿盛之征。方中黄芪、党参、白术、茯苓健脾利湿，泽泻、猪苓、车前子渗湿利水，陈皮、半夏燥湿涤浊，大腹皮行气利水，使气行则水行。医圣张仲景在《金匮要略》中说"病痰饮者，当以温药和之"，故予桂枝、制附子温阳行水，全方共奏益气温阳，健脾利水之功。唐老师在治疗下肢水肿时常用牛膝活血通经、引药下行，木瓜利湿消肿，每获佳效。

阳痿案

案例1：吴某，男，31 岁，于 2009 年 9 月 7 日，以性功能下降、勃起无力 1 年为主诉初诊。患者 25 岁结婚，婚后育有一子，近 1 年来饮酒过多，平均每日约半斤，而出现阳事不兴，依赖口服万艾可，方能勉强维持性生活。现症见：勃起无力，胁肋胀满，烦躁易怒，口苦咽干，小便时黄，大便偏干，阴囊潮湿。舌质红，苔黄腻，脉弦滑。

中医诊断：阳痿（湿热蕴结肝经）。治法：清热利湿，佐以通络。

处方：龙胆泻肝汤加减。龙胆草 10g，栀子 10g，黄芩 10g，柴胡 10g，生地 12g，泽泻 15g，当归 12g，通草 6g，车前子 30g（布包），萆薢 15g，薏苡仁 30g，甘草 6g。7 剂，水煎服。

二诊：诸症大减，心情好转，夜间阴茎有短时勃起。舌质稍红，苔薄黄腻，脉弦滑。守上方把龙胆草、栀子均减为 6g，并加蜈蚣 3g，九香虫 3g。7 剂，水煎服。

三诊：诸症均明显减轻，阴茎勃起已坚，性交多半能成功。舌质稍红，苔薄黄，脉弦缓。守二诊方续服 7 剂而愈。

按：本病为饮酒过多，湿热内蕴，下注肝经致宗筋弛纵而阳事不举，下注阴器则阴囊潮湿，肝的经脉布胁肋，其在志为怒，湿热内蕴肝经，故见胁肋胀满，烦躁易怒；热盛伤津，则见口干，大便干，小便黄；舌脉之象，均为湿热内蕴之征。方中龙胆草、栀子、黄芩清泻肝胆湿热，通草、泽泻、车前子、草薢、薏苡仁利水渗湿，使湿热从小便而出，肝为藏血之脏，故予当归、生地养血以防火郁伤及肝血，柴胡疏肝理气，甘草调和诸药。又加以正确引导，使患者解除思想顾虑，故获佳效。

案例2：王某，男，27岁，保安，于2009年11月6日，以阳事不举半年初诊。患者自14岁开始有手淫习惯，且较频繁，近年来常觉头昏耳鸣，腰酸膝软，即使手淫阴茎也举而不艰，半年前结婚后阳痿不能性交，其爱人常与之生气，并提出要离婚。现阳事不举，头部昏沉，腰酸耳鸣，畏寒肢冷，神疲乏力。舌淡，苔薄白，脉沉缓，右尺较弱。

中医诊断：阳痿（肾阳亏虚）。治法：温补肾阳，填精补髓。

处方：右归丸加减。熟地24g，山萸肉12g，山药12g，枸杞子12g，菟丝子10g，鹿角胶10g（烊冲），龟板胶10g（烊冲），仙茅10g，仙灵脾15g，肉苁蓉15g。7剂，水煎服，并嘱其心情开朗，解除思想顾虑。

二诊：服药后精神好转，头昏腰酸减轻，仍畏寒、手足冰冷，黎明时阴茎有短时勃起，守上方加炮附子6g，桂枝6g，再进7剂。

三诊：诸症均减，睡前有性冲动感，阴茎勃起已坚，性交多半能成功。舌淡红，苔薄白，脉沉缓，右尺较前有力。予10剂。

四诊：诸症消失，性交几无失败，予右归丸口服以资巩固。

按：唐老师指出：患者长期频繁手淫，使肾精亏耗，日久肾阳亦损。肾失二阴，肾虚失于濡养、温煦，故致阳痿。方中右归丸温补肾阳，填精补髓。其中鹿角胶、龟板胶为血肉有情之品，若用之得当可使人精血旺盛，而阳气自复。《景岳全书》云："善补阳者，必于阴中求阳，则阳得阴助而生化无穷。"更助仙茅、仙灵脾、肉苁蓉、炮附子、桂枝以温肾壮阳，药证相符，故能收到全效。

遗精、腰痛案

张某，男，45风，工人，于2014年12月12日，以遗精、腰痛3个多月这主诉初诊。3个月前患者无明显诱因出现遗精、腰痛，每周遗精约两次以上，伴有精神不振，倦怠乏力，手足心热，腰膝酸软，失眠多梦，小便短赤，舌质红，舌苔薄黄，脉象细数。

中医诊断：遗精、腰痛（气阴两虚，肾虚不固）。治法：益气固肾，滋阴清热。

处方：黄芪50g，生地黄15g，山茱萸20g，枸杞子20g，菟丝子15g，覆盆子15g，五味子10g，芡实30g，煅牡蛎30g，金樱子30g，炒枣仁15g，制远志10g，黄柏12g，牡丹皮12g，甘草6g。

二诊：上方服7剂，腰酸痛减轻，手足心不热，遗精次数减少，7天遗精1次，守上方加桑螵蛸10g。

三诊：精神振作，诸症均消，近8天未再遗精，药证相符，续服初诊方5剂以资巩固。

按：遗精之病机多从精关不固与精关受扰两方面立论，前者为虚，后者为实，亦有虚实结合者，即湿热下注，或相火妄动，伤及肾元，以致精关不固与精关受扰两者同时发生。本案患者，禀赋素虚，加之遗精频繁，时间3月有余，结合其舌、脉、症之表现，认为其属于气阴两虚，肾失固摄，相火扰动精关而致。方中黄芪益气，炒枣仁、远志安神，生地黄、山茱萸、枸杞子、菟丝子、覆盆子、五味子补肾摄精，黄柏、丹皮清热，甘草调和药性。

遗尿案

张某某，男，8岁，于2014年10月12日初诊，家长代诉：患儿夜间遗尿已4年余。近4年多以来，每夜必遗尿1~2次，经常咳嗽，口渴，大便正常，小便微黄。诊查：舌苔黄而微白，脉数，右脉偏大。

中医诊断：遗尿（肺热壅盛，肺气不宣）。治法：宣清肺热。

处方：拟麻杏石甘汤。麻黄6g，杏仁9g，生石膏18g，甘草3g。3剂，水煎服。

二诊：服上方后，未再遗尿，胃纳减少，余症同前。原方加山药10g，生谷芽10g。3剂，水煎服。

三诊：近三夜已未遗尿，咳嗽与口渴减轻，食量增加，二便正常，舌苔薄白，脉略数，右脉已无大象。原方再进两剂以清肺之余热。以后随访，得知患儿自服前方后，遗尿症已痊愈，未见复发。

按：唐老师据此案分析：本案遗尿缘于肺热，其辨证要点是遗尿伴有咳喘、口渴、苔黄、脉数，《素问·经脉别论》云肺"通调水道，下输膀胱"。肺治理调节水液的运行，若肺热壅盛，宣降失常，则水液运行紊乱，加之小儿肾气不充，固摄不足，更使膀胱开合失司，则致遗尿频频，治当清泄肺热，疏麻杏石甘汤为治。候肺热清，肺气宣降正常，水道固而遗尿自愈。此案辨证准确，用药不疑，故虽不用塞泉之法而泉自缩也。

尿浊案

高某，女，42岁，于2014年11月16日，以发现尿液混浊、泡沫增多1个月为主诉初诊。患者一月前因劳累后发现尿泡沫多，查尿常规：蛋白（＋＋＋），在某医院诊为慢性肾炎，用抗菌素配合中药治疗效不佳。今来门诊治疗，复查尿常规：蛋白（＋＋＋），红细胞1～3个/HP，上皮细胞（＋）。肾功能：尿素氮4.22mmol/L，血肌酐71μmol/L。现症见：面色萎黄，乏气少力，眼睑水肿，双下肢无浮肿，舌质暗红，苔薄白，脉沉细。

中医诊断：尿浊（脾肾亏虚，气虚血瘀）。治法：益气健脾，补肾活瘀。

处方：黄芪30g，党参15g，当归15g，生地15g，丹皮10g，生山药20g，莲子肉20g，肉苁蓉15g，山茱萸20g，枸杞子15g，菟丝子15g，覆盆子15g，芡实20g，丹参30g，砂仁6g，白茅根30g。

二诊：上方服10剂，面色转红润，精神佳。舌质红，苔薄白，脉沉细。尿常规：蛋白（＋），红细胞1～2个/HP，上皮细胞（±）。上方加煅牡蛎30g以固摄肾关，续服10剂而愈。

　　按：慢性肾小球肾炎属临床多发疾病，病情缠绵难愈，证型错综。本案患者主要表现为脾肾两脏的病变，脾气亏虚，水谷不化，精微难布，脾损及肾，肾虚精关不固，精微物质流失体外而成蛋白尿，气虚日久，必兼血瘀为据，以"益气健脾，补肾活瘀"这一扶正祛邪的特色治法，收到了较好的临床疗效，显示了中医药治疗慢性肾脏病的优势。方中黄芪、党参、山药、莲子、砂仁益气健脾，生地、肉苁蓉、山茱萸、枸杞子、菟丝子、覆盆子、芡实补肾摄精，丹皮、丹参、白茅根凉血止血，活血化瘀。

瘿瘤案

　　郭某，女，53岁，工人，于2013年11月25日以左侧颈部包块，伴心悸烦躁3个月为主诉初诊。患者于3月前发现左侧颈部有一包块，且逐渐增大，伴心悸烦躁，某医院诊断为甲状腺腺瘤，建议手术治疗，家人欲试用中医药治疗，故来就诊。现症见：颈部包块范围约为3.5cm×3.0cm，质中等硬，可随吞咽上下活动，时有心悸汗出，烦躁易怒，口干口苦，舌质红，舌苔薄黄，脉沉数。

　　中医诊断：瘿瘤（气滞痰凝，阴虚血瘀）。治法：疏肝化痰，养阴活血。

　　处方：柴胡15g，黄芩10g，炒枳实10g，白芍15g，清半夏20g，夏枯草30g，煅牡蛎30g，浙贝母12g，山甲粉6g（冲服），红花10g，三棱10g，莪术10g，牡丹皮12g，天花粉

20g，玄参 15g，陈皮 10g，甘草 6g。

二诊：服药 10 剂后口苦大减，食欲增加，项部肿块逐渐缩小，仍以软坚化瘀为主，加重养血生津之力，加当归 15g，生地黄 15g 养血活血，昆布 12g，海藻 12g 化痰软坚，消瘿散结。

三诊：服药 14 剂后项部肿块明显缩小，临床症状明显好转，药物对证，再守二诊去昆布、海藻、山甲粉，续服 30 剂后诸症全部消失而愈，随访两年，颈部瘿瘤未再复发。

按：瘿瘤之主要病理为气、痰、瘀互结，如《外科正宗》曰："夫人生瘿瘤之症，非阴阳正气结肿，乃五脏瘀血、浊气、痰滞而成。"又《医宗金鉴》云："多外因六邪，荣卫气血凝郁；内因七情，忧郁怒气，湿痰瘀滞，山岚水气而成。"为肝郁痰凝，气血瘀结，郁久化热，灼伤阴津所致。方用柴胡、黄芩、炒枳实、白芍、牡丹皮疏肝解郁，清热，清半夏、陈皮理气化痰，煅牡蛎、浙贝母、夏枯草、玄参软坚散结，山甲粉、三棱、红花、莪术活血软坚，消瘿散结，玄参、天花粉、当归、生地以滋阴养血，甘草调和诸药。

胃癌案

张某某，男，70 岁，2009 年 3 月 30 日以胃癌术后两个月为主诉初诊。现症见：面色萎黄，纳差，神疲乏力，腹胀时痛，大便溏，日 1~2 次。舌质淡，苔白，脉缓。

中医诊断：胃癌术后（脾胃虚弱，气血不足）。治法：健脾益胃，补气养血。

处方：生晒参 10g（另炖），白术 15g，茯苓 15g，陈皮 10g，清半夏 12g，砂仁 10g，焦三仙各 12g，黄芪 30g，桂枝 10g，炒白芍 15g，香附 10g，枳壳 12g，大腹皮 10g，佛手 10g，当归 12g，甘草 6g。

二诊：服上方两周，患者精神转佳，乏力减轻，饮食增加。舌红，苔白厚，少津，脉弦。守上方加升麻 3g，柴胡 6g，继续治疗。

三诊：患者服药 2 周，诸症明显减轻，已能料理家务。舌淡红，苔薄白，脉弦。效不更方，守上方继续治疗。

四诊：患者病大有好转。舌质淡红，苔白，脉弦细。

处方：生晒参 10g（另炖），白术 15g，茯苓 15g，陈皮 10g，清半夏 12g，砂仁 6g，木香 6g，枳壳 12g，黄芪 30g，升麻 3g，焦三仙各 12g，当归 15g，柴胡 10g，甘草 6g。

五诊：服上方 2 周，患者病情继续好转，时有便稀溏，苔白滑，脉弦。上方加炒山药 15g，炒白扁豆 20g，炒薏仁 30g，煨莲子 15g。继续治疗 3 周，临床症状基本消失，随访半年，病未复发。

按：本患者年高体虚，加之胃癌术后损伤正气，以致脾胃虚弱，气血不足。唐老师认为癌症是全身疾病的局部反应，在治疗上最突出的特点是辨证论治，治疗癌症应注意全身整体辨证与局部辨证有机结合。古人早就认识到正虚是发病的条件，如《医宗必读》说："积之成也，正气不足而后邪气踞之。"初诊用香砂六君子汤和当归补血汤加味治疗，并用生晒参固护正气，病情逐渐好转。后来据病情变化合用补中益气汤或参苓白术散化裁治疗，药证相符，故疗效显著。唐老师强调：癌症的治疗要注意辨证论治，不要一味清热解毒抗癌，不然会损伤正气，导致病情加重。

消渴案

案例1：马某，女，59岁，干部，于2014年9月10日以多饮、多食、多尿，形体消瘦3个多月为主诉初诊。患者素日喜食辛辣，甘甜鱼肉。入夏以来工作劳累，出汗多，更加口渴引饮，饮后复渴，尿频量多，倦怠乏力，腰酸肢困，形体逐渐瘦弱。舌质偏红，苔薄黄，脉细数。在某医院检查空腹血糖8.2mmol/L，餐后两小时血糖12.3mmol/L；尿常规：蛋白（－）尿糖（＋＋＋）。确诊为糖尿病，给予消渴丸等药治疗，虽血糖有所控制，但整体症状未减，特来诊治。

中医诊断：消渴（肺阴亏虚，胃热炽盛）。治法：养阴润肺，清泻胃热。

处方：二冬汤加味。北沙参20g，麦冬20g，天冬20g，石斛15g，天花粉30g，知母12g，葛根30g，生地黄20g，牡丹皮10g，黄连6g，乌梅15g，甘草6g。

二诊：服上方7剂，口干欲饮有所减轻，汗出减少，大便3日未行，舌脉同前。服药有效，守上方加玄参15g，大黄10g，以清泻胃火。

三诊：大便通畅，自觉胃热已减，控制食量亦不作饥，但仍口干渴，饮水较多。查餐前血糖6.9mmol/L，餐后2小时血糖8.8mmol/L，尿糖（＋）。守上方去大黄，黄连加至10g，继续治疗。

四诊：连服20剂，精神大为振作，面色转润，饮食正常，已无饥饿感，小便量正常，夜尿1～2次，大便日行一次，腰酸肢倦等症均有好转。唯夜间醒来口干欲饮，体重由 53 公斤增为 55 公斤。查血糖空腹 4.9mmol/L，餐后 2 小时血糖 7.9mmol/L，尿糖转阴。舌质淡红，舌苔薄，脉沉细。嘱患者禁食辛辣甘甜油腻之物，注意劳逸结合。治疗仍以养阴清肺益胃为主，续服 10 剂以巩固疗效。

处方：北沙参 20g，麦冬 15g，石斛 15g，天花粉 30g，知母 12g，葛根 30g，生地黄 15g，牡丹皮 10g，玄参 15g，枸杞 20g，生山药 20g，苍术 20g，甘草 6g。

按：《内经》云"二阳结谓之消"，上消主肺，肺热化燥，渴饮无度，是谓消渴；中消主胃，胃热善饥，能食而疲，是谓消谷，经所谓"瘅"；下消主肾，虚阳烁阴，引火自救，溺浊如膏，精髓枯竭，是谓肾消。而临床上三消之证并非泾渭分明，是以某一证为疾病的主要矛盾，可兼见余证。治疗当遵程钟龄"治上消者，宜润其肺，兼清其胃，治中消者，宜清其胃，兼滋其肾"之训，用二冬汤加减。二诊时热象仍著，宗《内经》"热淫于内，治以咸寒，佐以苦甘"之意，用咸寒之玄参清热养阴，大黄苦寒，直折胃火，三诊后燥热之象已退七八，重用养阴润肺、益胃健脾之品以收全功。方中沙参、麦冬、天冬、石斛、知母、花粉甘寒清热，养阴润肺；生地黄滋肾，有金水相生之意；葛根升发阳明之气，有生津止渴之效；黄连苦寒，泻火坚阴；牡丹皮为厥阴之药，清血分伏火；乌梅、甘草酸甘化阴，益胃生津。

案例 2：张某，女，62 岁，干部，于 2011 年 4 月 25 日以口渴多饮 1 个月为主诉初诊。患者诉 1 个月来，不明原因出现口渴多饮，伴小便量多，大便干结，3 日 1 次，舌质红，苔薄黄，脉洪大。检查空腹血糖 12.0mmol/L，在某医院诊为 2 型糖尿病，给予二甲双胍缓释片治疗效果不佳。

中医诊断：消渴（气阴两虚，热盛伤津）。治法：益气养阴，清热生津。

处方：玉女煎合增液汤化裁。石膏30g，黄连15g，麦冬20g，天冬20g，玄参20g，太子参12g，天花粉30g，知母15g，乌梅20g，升麻6g，葛根30g，玄参20g，生地20g。

二诊：服上方2周后，口渴多饮症状明显减轻，舌质红、苔薄白、脉细，查空腹血糖7.27mmol/L。守上方减黄连为10g继续服用。

三诊，服上方1个月后，口渴多饮等症状消失，查空腹血糖6.17mmol/L，诸症痊愈，予六味地黄丸口服以资巩固。

按： 本病以口渴多饮为主症，结合舌脉象，中医辨证为气阴两虚，热盛伤津。方中石膏、黄连以清热止渴，生地、麦冬、天冬、玄参以养阴清热生津，用天花粉、知母以清热养阴止渴，乌梅以酸敛生津固津止渴，太子参以益气养阴，妙在用升麻、葛根以升达，使水津上布，则口渴自止。特别是葛根能"起阴气"而升津液，正如叶天士所云："其主消渴者，葛根辛甘，升腾胃气，气上则津液生也。"

郁证案

徐某某，女，63岁，于2008年9月12日以精神抑郁，严重失眠5年余来诊。患者5年前因亲属病逝引起精神抑郁，严重失眠，在郑州市精神病医院诊为抑郁症，给予百忧解、黛立新等药治疗，症状一度缓解，后因与家人生气后复发。现症见：精神抑郁，严重失眠，每晚只能睡2~3小时，心烦，心悸易惊，屡欲自尽，纳呆乏力，嗳气，大便秘结。舌质淡，苔薄白，脉弦细。

中医诊断：郁证（肝郁脾虚、心神不宁）。治法：疏肝健脾，镇静安神。

处方：逍遥散加减。当归 15g，白芍 15g，柴胡 12g，白术 12g，茯神 15g，生龙牡各 30g（先煎），磁石 30g，党参 15g，郁金 12g，醋香附 12g，朱砂 0.6g（冲服），琥珀 3g（冲服），炒枣仁 30g，远志 12g，小麦 30g，甘草 6g，大枣 5 枚。7 剂，水煎服。

二诊：精神及睡眠好转，每晚能睡 3 ~ 4 个小时，心悸易惊减轻，仍纳呆乏力。守上方加合欢花 10g，焦三仙各 12g。7 剂，水煎服。

三诊：诸症继续好转，每晚能睡 4 ~ 5 个小时，守 9 月 19 号方续服 7 剂而愈。

按：患者生气后出现抑郁失眠，心悸易惊，纳呆乏力，时想自尽等症，结合舌脉象，可诊为郁证，证属肝气郁久，木气乘脾，心神被扰所致。方中当归、白芍、柴胡、白术、茯神、党参疏肝健脾，养心安神，生龙牡、磁石、朱砂、琥珀重镇安神，远志、枣仁养心宁神，郁金、醋香附行气解郁，甘麦大枣汤养心安神，和中缓急。

内伤发热案

黄某，男，43 岁，干部，于 2009 年 10 月 9 日以午后发热两年余为主诉初诊。患者两年前感冒愈后出现午后发热，体温

37.4℃左右，曾服中药汤剂 10 余剂效果不佳。平时汗出畏风，自汗出，气短乏力，食欲不振，腹部胀满。舌淡，苔薄白，脉细弱。

中医诊断：内伤发热（脾气亏虚、营卫失调）。治法：益气健脾，调和营卫。

处方：补中益气汤合桂枝汤加减。黄芪 30g，白术 15g，升麻 3g，当归 10g，柴胡 10g，党参 20g，陈皮 10g，防风 10g，桂枝 10g，白芍 15g，甘草 6g，生姜 3g，大枣 10g。5 剂，水煎服。

二诊：饮食增加，汗出减少，腹胀、低热减轻。且见咽干口燥，五心烦热，故守上方加制鳖甲 30g，地骨皮 12g，知母 12g。7 剂，水煎服。

三诊：饮食可，汗出已止，低热、咽干口燥、五心发热大减。嘱其减去党参、桂枝、白芍、知母，加太子参 15g，继服 7 剂后低热渐止，后改为补中益气丸续服月余以资巩固。

按：唐老师认为，低热辨治，当重脾胃。概中州健，谷精运，枢机转，气血和，阴阳调，自无寒热之弊。此即东垣甘温除大热之意。患者汗出畏风，气短乏力，食欲不振均为脾气亏虚、营卫失和之征，故予补中益气汤合桂枝汤加减以健脾益气、调和营卫。此后出现阴虚内热之象，遂加制鳖甲、地骨皮、知母以滋阴清热。党参久服有温燥之显，故以太子参代替以益气养阴，予补中益气丸久服是恐其病久复发。

脱发案

贺某，女，48 岁，工人，于 2014 年 8 月 15 日以脱发半年余为主诉初诊。患者半年前因先天性房间隔缺损行手术，术后出现脱发，且逐渐加重，在当地内服及外用药物治疗效果不佳，前来就诊。症见：头发稀疏短少，成片无发，面色萎黄，精神不振，头晕口干，月经色暗少有血块，饮食睡眠尚可。舌质淡紫，舌苔薄黄，脉沉细。

中医诊断：脱发（气血亏虚，阴虚血瘀）。治法：益气活血，养血滋阴。

处方：黄芪 50g，当归 15g，生地黄 20g，丹参 30g，赤芍 15g，益母草 30g，女贞子 20g，墨旱莲 20g，制何首乌 20g，枸杞 20g，黑芝麻 30g，黄精 15g，甘草 6g。

二诊：上方服 7 剂，脱发已减少，守上方再进 10 剂。

三诊：服药后脱发逐渐停止，月经刚来潮，量较前增多，无血块。诸症大减，效不更方，仍守原方去丹参、赤芍、益母草，继服 20 剂后脱发之处重新长出新发，已至耳垂，乌黑而光亮。

按：《内经》云："发乃血之余，血枯脱落者，血不足也。"《诸病源候论》亦云："血盛则荣于发，故发美；若血气衰弱，不能荣润，故发秃落。"本案患者之脱发即缘于手术之后，气血虚亏所致，然唐老师根据病人出现的口干、月经量少、色暗有块、舌质淡紫等征象，判断有阴虚血瘀存在，乃气虚日久，无以推动血行而致血瘀，血虚日久难以化津而阴亏所致。在用药时选用大补气血之黄芪、当归为主药，配以丹参、赤芍、益母草活血化瘀，何首乌、黑芝麻、枸杞、二至丸补益肝肾，再佐以生地黄滋阴清热以防阴亏变证，甘草调和诸药为使，全方共奏益气养血、调补肝肾、活血化瘀之功。药后气血渐复，阴足血运，气血上荣而新发渐生。

自汗、盗汗案

案例1：孙某，男，28岁，工人，于2014年5月16日以白天汗多，早泄3个月为主诉初诊。患者近3个月来无明显诱因出现汗多，近来白天吃饭或轻微活动时均易大汗淋漓，入寐迟，常有早泄，乏力身困，纳差，思想苦恼，精神紧张，二便尚可。舌质红，舌苔薄黄，脉沉细数。

中医诊断：自汗、早泄（气虚不固，肾阴亏虚）。治法：益气养阴，固护卫气。

处方：牡蛎散加味。黄芪50g，浮小麦30g，煅牡蛎30g，麻黄根15g，麦冬15g，白芍15g，山茱萸20g，枸杞子20g，生山药15g，五味子10g，甘草6g。

二诊：上方服7剂，自汗已愈，但仍有早泄，乏力，舌苔薄黄，质稍红，脉沉细，改为益气滋阴补肾法。

处方：黄芪50g，生地黄15g，牡丹皮10g，白芍15g，山茱萸20g，枸杞子20g，菟丝子20g，覆盆子15g，金樱子30g，煅牡蛎30g，煅龙骨30g，夜交藤30g，甘草6g。

三诊：上方服7剂后自汗愈，早泄症状好转。守上方加桑葚30g，续服6剂以资巩固。

按：本病为长期精神紧张、心理压力过大以及精神受到刺激所引起。《景岳全书·汗证》云："自汗盗汗，亦各有阴阳之证，不得自谓自汗必属阳虚，盗汗必属阴虚也。"患者的主要表现为自汗加剧、乏力、失眠、早泄等症状，属气虚卫外不固而汗出，肾虚失其封藏之职而早泄，且汗多阴液必伤，治疗亦应兼顾。方中用黄芪、山药、浮小麦补气固表止汗，伍以麦冬、白芍、山茱萸、枸杞子育阴和营，生牡蛎、五味子镇心敛神，药服6剂，自汗乃愈。复诊仍有早泄症状，宜补肾为主，唐老师喜用"补肾四子"（五子衍宗丸去车前子）加入益气养阴方中，使卫气更固，肾气更充而诸症痊愈。

案例2：林某某，男，37岁，于2014年11月24日以经常白天汗多1年余为主诉初诊。患者素体健壮，夏日午饭后，汗渍未干，侵入水中游泳，回家时汗出甚多，自此不论冬夏昼夜，经常自汗出。曾就诊数处，以卫阳不固论治，曾用玉屏风散加龙骨、牡蛎、麻黄根等药，均稍愈而复发。曾在当地医院诊治，疑有肺结核，经X线透视未见异常。经过年余，越感疲劳，皮肤被汗浸成灰白色，汗孔增大，出汗时肉眼可见。汗出虽多，但口不渴，尿量减少，汗出时间以下午、傍晚较多而上午较少，自觉肢端麻木，头晕，脉浮缓重按无力。

中医诊断：自汗（营卫失调）。治法：调和营卫，微发其汗。

处方：桂枝汤。桂枝15g，白芍15g，炙甘草10g，生姜10g，大枣6枚。嘱其煎取200毫升，清晨睡醒时服下，少顷再吃热粥一碗，以助药力，静卧数小时，避风寒。

二诊：患者服药1剂，全身温暖，四肢舒畅，自汗已止。仍照原方加黄芪50g，煅龙骨30g，煅牡蛎30g，服法如前，但不再吃热粥，续服3剂而愈。

按：自汗多因营卫不和、热炽阳明、暑伤气阴、气虚阳虚等引起，可见于外感六淫或内伤杂病。本病起于腠理疏松之时，水湿之邪直浸营卫之间，卫与营分，欲"司开合"而不能，致毛孔洞开不收，故自汗不止。然病延既久，当查有无变证，所幸汗虽多但口不渴、脉仍浮缓，可知脏气未伤，病仍在太阳营卫之间，正如《内经》所谓"病常自汗出……以卫气不共荣气谐和故尔"。唐老师针对此证，仍治以桂枝汤"先其时复发其汗，令营卫和则愈"。桂枝汤真可谓群方之祖魁，桂枝汤外能调和营卫，内可调理气血阴阳。后加煅龙骨、煅牡蛎收敛止汗，加黄芪以益气固表，共服药4剂而病愈。

案例3：刘某，女，24岁，以自汗、盗汗5年余为主诉，于2011年7月20日初诊。现症见：白天、夜眠时均易出汗，动则短气乏力，容易感冒，脱发，手足心热，舌质红，苔薄白，脉沉细。

中医诊断：汗证（气阴两虚，兼有内热）。治法：益气养阴，清热止汗。

处方：牡蛎散合当归六黄汤加减。黄芪30g，生龙牡各30g（先煎），浮小麦30g，麻黄根15g，当归12g，黄柏10g，黄芩10g，黄连6g，生熟地各15g，知母12g，甘草6g。7剂，水煎服。

二诊：盗汗、手足心热大减，自汗亦减，仍感乏力，守上方加白术15g，防风10g，以固表止汗。7剂，水煎服。

三诊：汗出、乏力等症均明显减轻，舌淡红，苔薄白，脉沉细。守上方加五味子12g，麦冬15g，以滋阴敛汗，续服7剂而愈。

按：脾肺气虚，营卫不和，卫外不固，则见自汗，短气，乏力；阴精亏虚，虚火内生，阴津被扰，不能自藏而见盗汗、手足心热；阴血亏虚，虚火上扰，则见脱发；舌脉之象，均为气阴两虚，虚火内扰之征。方中黄芪、白术、防风益气固表止汗，生龙牡、浮小麦、麻黄根、五味子收敛固涩，黄柏、生地、麦冬、黄芩、黄连滋阴清热，当归、熟地滋阴养血，甘草调和诸药。全方共奏益气养阴、清热止汗之功。唐老师强调：对于长期自汗的年轻患者，不可一味温补，应注意自汗久则伤阴，盗汗久则伤阳，从而出现气阴两虚或阴阳两虚之证，因此调理阴阳，益气和滋阴、清热并用，才能获得佳效。

乏力、纳呆案

黄某，男，31 岁，2014 年 10 月 15 日初诊。患者直肠息肉术后 3 个月。现症见：四肢乏力，纳食呆滞，面色萎黄，时有失眠，皮肤瘙痒，大便溏泄，每日 1～2 次。舌体胖大，苔白，脉沉细。B 超示：中度脂肪肝。

中医诊断：乏力、纳呆（中气亏虚）。治法：补中益气，扶正祛邪。

处方：补中益气汤加减。黄芪 30g，党参 20g，炒白术 12g，当归 12g，炒山药 20g，砂仁 6g，陈皮 6g，升麻 6g，柴胡 6g，焦三仙各 15g，白鲜皮 30g，夜交藤 30g，甘草 6g。每日 1 剂，水煎服。

二诊：服用 7 剂后，乏力、纳呆等症明显减轻，身仍痒，舌淡胖，苔白腻，脉弦细。守上方加土茯苓 30g，再服 7 剂而愈。

按：本例患者术后损伤正气，中气不足，脾失健运日久而致脾胃气虚，故面色萎黄，四肢乏力，饮食乏味，故选补中益气汤以补脾胃之气，升阳明之气，脾胃健，纳运旺，升降协，元气充，则诸病可愈。方中黄芪补中益气，升阳固表；党参、白术补气健脾，与黄芪合用，以增强其补中益气之功；当归养血和营，协党参、黄芪以补气养血；陈皮、砂仁理气和胃，使诸药补而不滞；升麻、柴胡升阳举陷，助君药以提升下陷之中气；甘草调和诸药；辅以夜交藤养心安神，白鲜皮、地肤子祛风止痒，经治 2 周，诸症悉平。

肌衄案

李某，男，30 岁，于 2013 年 12 月 15 日以双下肢紫斑 1 个月为主诉初诊。患者 1 月前饮酒后出现双下肢紫癜。尿常规检查：蛋白（＋＋＋），红细胞（＋）。在某医院肾穿示：局灶增生硬化型紫癜性肾炎。服用强的松每日 60mg 治疗，病情时轻时重。现症见：乏力身困，腰膝酸软，心烦口干，手心发热。舌质暗红，苔薄黄，脉沉细无力。

中医诊断：肌衄（气阴两虚，血热妄行）。治法：益气滋阴，凉血化瘀。

处方：黄芪 50g，生地 20g，丹皮 12g，赤芍 15g，地骨皮 15g，枸杞 20g，山茱萸 20g，菟丝子 20g，覆盆子 20g，桑葚子 30g，金樱子 30g，丹参 20g，鸡血藤 30g，白茅根 30g，甘草 15g。7 剂，水煎服，并嘱其逐渐减少强的松剂量。

二诊：服上药后下肢紫癜逐渐减少，大便溏，日 2 次，守上方加太子参 15g，山药 30g，大枣 5 枚，以益气健脾。10 剂，水煎服。

三诊：下肢紫癜基本消失，强的松片已减至每天20mg，中药守上方加减调治30天痊愈，化验尿常规正常。

按：近年来，原发性局灶性肾小球肾炎逐渐减少，而继发性局灶性肾小球肾炎日渐增多，见于系统性红斑狼疮、过敏性紫癜、细菌性心内膜炎等。局灶性节段性肾小球硬化症以部分肾小球发生节段性硬化为特征，是局灶性肾小球肾炎的特殊类型。对于此病理类型，糖皮质激素不甚敏感。根据病人因酒后积热，血不循常道而外溢脉外，又服强的松伤及肾阴，虽紫癜消退，但肾气未复的特点，给予益气滋阴，凉血活瘀治疗，并逐渐撤减激素，效果明显，病情逐渐平稳。方中黄芪、太子参、山药益气滋阴，生地、丹皮、赤芍、地骨皮滋阴凉血，枸杞、山茱萸、菟丝子、覆盆子、桑葚子、金樱子补肾摄精，丹参、鸡血藤、白茅根凉血止血，祛瘀，甘草清热解毒，调和药性。

尿血案

李某，男，21岁，学生，于2014年12月1日以间断出现肉眼血尿3个月为主诉初诊。患者无明显诱因间断出现肉眼血尿3个月，在某省级医院作膀胱镜检查：可见右侧输尿管喷血。后又作输尿管插管检查：发现右肾盂黏膜有小点状出血点。尿常规检查：红细胞（＋＋），潜血（＋＋＋），白细胞（＋）。现症见：间断性血尿，无尿急、尿痛，饮食正常，口干欲饮，手心发热，大便日一次，双下肢无浮肿。舌质暗红，舌苔薄黄，脉沉细。

中医诊断：尿血（阴虚内热，血热络损）。治法：滋阴清热，凉血活血。

处方：生地黄 30g，牡丹皮 15g，地骨皮 15g，白芍 20g，女贞子 20g，墨旱莲 20g，茜草 30g，三七粉 6g（冲服），仙鹤草 30g，藕节炭 30g，小蓟 30g，金银花 30g，蒲公英 30g，黄柏 12g，甘草 6g。

二诊：服上方 7 剂，肉眼血尿已消失。舌质红，舌苔薄黄，脉沉细。守上方加地榆炭 20g。

三诊：上方服 14 剂，尿色清淡，尿常规检查：红细胞（－）。病情已愈，继服 7 剂以巩固疗效。

按： 本患者为无明显诱因出现肉眼血尿，西医无从下手治疗，而中医却有证可辨。唐老师根据临床主症和舌脉象，将其辨为阴虚火旺，下焦血热，侵及肾络，外溢为血引起。方中生地黄、牡丹皮、地骨皮、白芍、女贞子、墨旱莲滋阴补肾，清热凉血，茜草、三七粉、仙鹤草止血散瘀，藕节炭、小蓟凉血止血，金银花、蒲公英、黄柏清热利湿，甘草调和诸药。全方共奏滋阴清热，凉血活血之功，共服药 3 周而愈。

积聚案

吴某，男，47 岁，农民，于 2014 年 7 月 16 日以左侧腰部酸困隐痛 4 个多月为主诉初诊。患者 4 个月前经 B 超检查发现左肾上极及中上极肾窦内各有一囊肿，大小为 26mm×15mm 和 24mm×16mm，曾在某医院经穿刺治疗效果不佳。患者饮食可，睡眠正常，二便无不适。舌质淡，舌苔薄润，脉沉细。

中医诊断：积聚（肾气亏虚，浊瘀互结）。治法：活血益肾，软坚利湿。

处方：丹参 30g，酒当归 15g，鸡血藤 30g，忍冬藤 30g，延胡索 12g，补骨脂 15g，续断 15g，狗脊 15g，制鳖甲 15g，牡蛎 30g，白芥子 20g，夏枯草 30g，茯苓 20g，石韦 30g，甘草 6g。

鳖甲煎丸，每次 5g，每日 3 次，口服。

二诊：上方服 10 剂。腰痛轻，大便偏干，血生化检查：尿素氮 7.90mmol/L，血肌酐 60μmol/L。上方加炒杜仲 15g，继服 10 剂。

三诊：患者服药 2 个月，腰部酸困隐痛症状消失。尿常规：红细胞 2 ~ 5 个/HP。B 超：左肾中上极见 14mm × 14mm 囊肿。舌质淡红，苔薄润，脉沉细。大便正常，原方略有加减如下：当归 15g，丹参 20g，鸡血藤 30g，补骨脂 15g，川续断 15g，鳖甲 15g，忍冬藤 30g，狗脊 15g，牡蛎 20g，石韦 30g，白芥子 12g，茯苓 20g，小蓟 30g，甘草 6g。

鳖甲煎丸继服，用法同前。

四诊：服上述汤药 20 天，B 超检查提示双肾、输尿管、膀胱、前列腺未见明显异常，左肾 B 超未查到囊肿。尿常规：红细胞 0 ~ 2 个/HP。嘱其续服鳖甲煎丸 1 个月以资巩固，随访 1 年病未复发。

按：该病为肾气不足，湿浊血瘀互结，发为积聚。治以补肾活血、软坚利湿为法。方中丹参、酒当归、鸡血藤活血祛瘀，忍冬藤、延胡索通络止痛，续断、补骨脂、狗脊补肾强腰，鳖甲、牡蛎、夏枯草软坚散结，白芥子去皮里膜外之痰，茯苓、石韦淡渗利湿。全方扶正祛邪，标本兼顾，故服药 3 个月而病愈。

痹证案

案例1：赵某，女，33岁，于2009年1月5日以四肢关节疼痛5年余，加重3个月为主诉初诊。患者5年前受凉后出现四肢关节疼痛，晨起僵硬，在某医院诊为类风湿性关节炎，曾服双氯灭痛、雷公藤片等药效果不佳，近3个月来逐渐加重。现症见：四肢关节疼痛，晨起僵硬，双手指呈梭形改变，膝踝关节肿胀，扪之灼热，微恶风寒，口干纳差。舌尖红，苔薄白，脉弦细数。

中医诊断：痹证（风寒湿痹、郁久化热）。治法：祛风散寒，清热化湿，通络止痛。

处方：桂枝芍药知母汤加减。桂枝10g，白芍15g，知母12g，黄柏10g，麻黄6g，制附子6g，防风10g，防己10g，白术15g，忍冬藤30g，青风藤30g，生姜6g，甘草6g。7剂，水煎服。

二诊：膝踝关节肿痛明显减轻，晨僵亦减，仍有纳差。舌淡红，苔薄白，脉弦细。守上方去麻黄，加山药15g，焦三仙各15g。7剂，水煎服。

三诊：诸症续减，舌淡红，苔薄白，脉弦细，守二诊方续服7剂而愈。后予大活络丸连服一个半月以资巩固，随访半年未见复发。

按：本病为外感风寒湿邪，留着不去，日久郁而化热，呈寒热错杂之证，故以桂枝芍药知母汤加减治疗。方中桂枝、麻黄、附子、生姜、防风温经通络，祛风散寒，忍冬藤、青风藤祛风胜湿止痛，黄柏、知母清热化湿，白术、防己健脾燥湿，白芍、甘草缓急止痛。诸药共奏祛风除湿、温阳散寒之功。

案例2：王某某，女62岁，于2008年12月15日以全身关节疼痛4年余为主诉初诊。患者4年前感寒后出现全身关节疼痛，疼痛呈游走性，在省人民医院检查血沉增快，类风湿因子阳性。曾四处求医，效果不佳。现症见：全身关节酸痛，晨起僵硬，阴雨天加重，颈、背、肘等部位亦痛，头晕，眼干涩，乏力，咽喉干痛，动则气喘，纳食尚可，二便调，舌质暗淡，苔白少津，脉沉细。

中医诊断：痹证（风湿痹阻、肾虚血瘀）。治法：祛风除湿，补肾活血。

处方：羌活胜湿汤加减。羌活12g，独活12g，桂枝10g，细辛3g，五加皮10g，川牛膝30g，桑寄生15g，川断12g，杜仲12g，五加皮10g，丹参15g，川芎10g，红花10g，甘草6g。14剂，水煎服。

二诊：全身关节疼痛明显减轻，晨僵等症亦减。舌质暗淡，苔薄白，脉沉细。守上方加山药20g，威灵仙15g。14剂，水煎服。

三诊：诸症大减，舌淡红，苔薄白，脉沉细。守二诊方续服10剂，而临床症状基本消失。

按：本病为感受风湿引起的痹证，患者年事已高，年高者阴气自半，故应用祛风湿药时宜选药性平和之品以免伤正，补肝肾之品应补而不燥，且久服方可收功。本例患者病程虽长，而关节尚未变形，属正邪相争之际。方中羌活、桂枝、细辛祛风湿、止痹痛，桑寄生、川断、杜仲、五加皮补肝肾、强腰膝，川牛膝、丹参、川芎、红花活血通络。药证相符，故易收功。

痿证案

邬某，男，48 岁，于 2014 年 12 月 3 日以双下肢痿软，走路无力 3 个月为主诉初诊。患者 3 月前无明显诱因出现双下肢痿软无力在某医院疑为格林巴利综合征，予输液治疗两周效果不佳。现症见：腰膝酸软，走路自觉腿软无力，睡眠稍差，纳食可，小便黄，舌质稍暗，苔薄黄腻，脉滑稍数。

中医诊断：痿证（湿热下注，瘀血阻络）。治法：清利湿热，活血通络。

处方：四妙散加味。苍术 20g，黄柏 12g，生薏米 30g，川牛膝 20g，木瓜 20g，丹参 20g，当归 20g，赤芍 15g，川芎 10g，路路通 12g，乌梢蛇 20g，全蝎 6g，土茯苓 30g，甘草 10g。每日一剂，水煎服。

二诊：服上方 14 剂后腰膝酸软，走路无力等症减轻，守上方加黄芪 50g，防己 20g，白术 15g。

三诊：续治 2 周后，除走路稍感无力外，其余症状均消失。守初诊方去全蝎，再服 7 剂以资巩固。

按：患者以下肢痿软乏力为主症，系痿病。肾主骨生髓，肝主血生筋，患者下肢痿软难行，当属肝肾不足，精血亏乏。患者肝肾素亏，筋骨失养，加以喜食肥甘，湿热壅结，气血阻遏，血行滞涩，故成痿证。方中苍术辛苦而温，燥湿健脾，黄柏苦寒，善清下焦湿热，牛膝补肝肾，强筋骨，引药下行，薏苡仁、防己黄芪汤健脾利湿，丹参、川芎、赤芍活血化瘀，路路通、木瓜祛风通络，利水除湿，全虫、乌蛇祛风通络，土茯苓除湿、利关节。诸药合用，共奏清热利湿、活血化瘀、通经活络之功。

转筋案

石某某，女，73 岁，退休干部，于 2009 年 8 月 3 日以左小腿及左足趾阵发性疼痛、抽筋 50 天为主诉初诊。患者 50 天前因吹空调过多引起左小腿及左足外侧 4 个足趾阵发性疼痛，疼痛部位肌肉明显痉挛、抽搐，夜晚尤剧，严重时影响睡眠，曾经针灸、理疗等治疗效果不佳。现诸症逐渐加重，伴腰痛，畏寒，腰膝酸软，舌质暗淡，苔薄白，脉细涩。

中医诊断：转筋（寒凝经络）。治法：温经散寒，缓急止痛。

处方：予桂枝附子汤加味。桂枝 10g，炮附子 10g，甘草 6g，生姜 6g，大枣 10g，川牛膝 30g，伸筋草 20g，木瓜 15g，白芍 20g，柏子仁 15g，炒枣仁 30g。6 剂，水煎服。

二诊：抽筋次数已明显减少，仍有畏寒、腰痛，炮附子加至 15g 先煎半小时以上，再服 7 剂而愈。后予桂附地黄丸 2 盒以巩固疗效，随访半年，病未复发。

按：本病患者年老体弱，精血亏损，筋失濡养，加之风寒之邪外袭，寒性凝滞，易阻碍气血的运行，不通则痛。方中桂枝、炮附子温经通络，散寒止痛，木瓜、伸筋草舒筋活络，芍药、甘草缓急止痛，川牛膝补肝肾、壮筋骨，活血化瘀，引药下行，柏子仁、炒枣仁养心安神，肝主筋，柏子仁又能涵养肝木而缓解拘急。诸药合用，故能收到良效。

不宁腿综合征案

张某，女，62 岁，退休干部，于 2009 年 7 月 24 日以夜晚出现左下肢难受不适 8 年为主诉初诊。现病史：近 8 年来每晚 7 点以后出现左下肢难以名状和忍受的不适感，迫使患者须不停地拍打或走动，才能缓解症状。曾在河南省人民医院住院治疗，诊为不宁腿综合征，迭经中西医治疗效果不佳。最近有加重趋势，每晚睡眠时间 3～5 小时，睡眠中患肢仍在不停活动，手足心热，双膝酸软，心烦，纳差，舌质暗红，少苔，脉弦细。

中医诊断：抽动证（肝肾阴虚）。治法：滋养肝肾，缓急止痛。

处方：左归丸合芍药甘草汤、酸枣仁汤加减。生地 20g，山药 15g，山茱萸 12g，川牛膝 30g，枸杞子 15g，鹿角胶 15g（烊冲），酸枣仁 30g，川芎 10g，知母 12g，茯神 15g，夜交藤 30g，白芍 30g，甘草 6g。

二诊：服药 7 剂后心烦失眠，下肢不适症状减轻，仍纳差，舌质暗红，少苔，脉弦细。守上方加生麦芽、建曲以健脾开胃，继服 10 剂。

三诊：服药后已能安睡 5～6 小时，下肢不适症状明显减轻，纳食增加。守上方去生麦芽、建曲，加琥珀粉 3g（冲服），继服 10 剂而病愈。

按：唐老师认为，本证属肝肾阴虚所致。因肝主筋，肾主骨，肝肾阴虚，无以濡养，则下肢拘急不适。阴虚生内热，热扰心神则心烦失眠，手足心热。方中生地、山药、山茱萸、川牛膝、枸杞子、鹿角胶滋补肝肾，强壮筋骨，酸枣仁汤合夜交藤、琥珀滋阴补肝，清热安神，芍药甘草汤滋阴柔肝，缓急止痛。

阴阳毒案

岳某，女，46岁，工人，于2014年10月23日初诊。患者近3月来面部出现蝶形红斑，乏力，头晕，口干，上肢肘部及膝关节痛，齿龈出血，低热，体温37.5℃~38℃。在某医院诊为狼疮性肾炎，用激素治疗效不佳，故来求诊。尿检：蛋白（＋），红细胞少量。查自身抗体、抗核抗体均为（＋）（滴度1：100），抗双链DNA（＋＋），血沉50mm/h。肝肾功能均在正常范围，血压：140/80mmHg。舌质暗红，苔薄黄，脉弦细。

中医诊断：阴阳毒（热毒侵袭，燔灼营血）。治法：清热凉血，通经活络。

处方：金银花30g，蒲公英30g，半枝莲30g，半边莲30g，升麻15g，鳖甲30g，生地30g，丹皮12g，当归15g，鸡血藤30g，土茯苓30g，菟丝子30g，羌活10g，独活10g，甘草10g。

二诊：患者服上药20剂，体温已恢复正常，关节不痛，齿龈出血已止，面部蝶形红斑颜色变浅，时有头昏，口干，睡眠差，大便偏干，尿检无异常。查抗核抗体、抗双链DNA抗体均为弱阳性，血沉 11mm/h。病情已得到控制，而肝肾阴虚证较明显。守方去羌活、独活，加蒸山茱萸 20g，枸杞子 20g，炒枣仁 15g。并禁食辛辣刺激之物，防紫外线照射。

三诊：服药 30 剂，临床症状基本消失，复查尿常规正常，自身抗体转阴。

按：狼疮性肾炎是继发性肾病，属中医阴阳毒范畴，其病机复杂，证变多端，治疗颇为棘手。本例患者曾在外院用激素治疗，未能控制病情发展，无奈求唐老师诊治。患者长期发热，面部有蝶形红斑，伴有关节痛、牙龈出血等症，结合舌脉象，唐老师认为是热毒侵袭，流窜关节，燔灼营血，伤及肝肾，故用清热解毒之金银花、蒲公英、半枝莲、半边莲、土茯苓、升麻清热解毒以控制毒邪蔓延，鳖甲、生地、丹皮滋阴凉血，当归、丹参、鸡血藤活血化瘀，枸杞子、菟丝子益肾，羌活、独活祛风活络，甘草调和诸药。药证相符，服 20 剂后症状减轻，后因肝肾阴虚证明显，去祛风活络药，加益肝肾药如蒸山茱萸、枸杞等，又服 30 剂而愈。

狐惑病案

患者，女，56 岁，于 2014 年 10 月 26 日以口腔溃疡反复发作 5 年为主诉初诊。现症见：两眼涩痛，视物不清，行走困难，口腔黏膜、舌边尖等处有多个绿豆大圆形溃疡。患者咽干口苦，心烦，头晕失眠，自汗盗汗，五心烦热，腰膝酸软，大便干，小便黄，舌红苔少，脉细数。

中医诊断：狐惑病（阴虚火旺，热毒内蕴）。治法：滋阴清热，凉血解毒。

处方：黄连阿胶汤加减。生地20g，熟地20g，麦冬15g，白芍15g，阿胶6g（烊冲），龟板胶9g（烊冲），石斛12g，当归12g，黄芩10g，黄连3g，竹叶10g，丹皮12g，生甘草20g。

复诊：服药10剂后，口腔疼痛大减，心烦、口苦已减，精神较佳，检查口腔溃疡面也大为好转。

三诊：继服上方10剂，症状基本消失，口腔溃疡基本愈合。前方去生地、丹皮、柴胡、竹叶、石斛，加茯苓15g，白术12g。

四诊：续服上方6剂，诸症痊愈，嘱其服知柏地黄丸两盒以防复发。

按： 狐惑病是一种与肝脾肾湿热内蕴有关的口、眼、肛（或外阴）溃烂，并有神志反应的综合征，相当于现代医学的白塞氏综合征。狐惑病首载于《金匮要略·百合病狐惑阴阳毒篇》："狐惑之为病，状如伤寒，默默欲眠，目不得闭，卧起不安，蚀于喉为惑，蚀于阴为狐，不欲饮食，恶闻食臭，其面目乍赤、乍黑、乍白、蚀于上部则声嘎，甘草泻心汤主之。"本病常见口腔、外阴或两目溃烂，中医诊为狐惑病，为湿热内蕴引起，治用甘草泻心汤以清热燥湿解毒。本病是由阴虚火旺，热毒内蕴引起，治疗宜滋阴清热，凉血解毒为主，方用黄连阿胶汤加减。药用生地、熟地、麦冬、白芍、龟板胶、阿胶、石斛、当归滋补肝肾之阴，黄芩、黄连、竹叶、丹皮、生甘草清热解毒。诸药相伍，滋阴降火，水火相济，故取得良好效果。

风疹案

杨某某，女，20岁，于2014年10月26日以皮肤上出现瘙痒性红疹，发作无定处，骤起骤退3个多月为主诉初诊。患者3个月前无明显诱因出现周身皮肤泛起红疹，色红成片，奇痒难忍，用手搔抓之后化缕成痕而高出皮肤。迭经中西医治疗效果不佳，刻下症见：微恶风寒，小便短赤不利，舌苔白而略腻，切其脉浮弦。

中医诊断：风疹（风湿客表，郁久化热）。治法：疏风解表，清热利湿。

处方：拟予麻黄连翘赤小豆汤加减。麻黄10g，连翘30g，杏仁15g，桑白皮30g，赤小豆30g，炙甘草6g，生姜15g，大枣6枚。仅服2剂，微见汗出而诸症皆消。

按："麻黄连翘赤小豆汤"为《伤寒论》退黄三方之一，本方治疗"伤寒，瘀热在里"，即治疗外有表邪，内有湿热蕴结之黄疸。本方由麻黄、赤小豆、连翘、杏仁、桑白皮、大枣、生姜、甘草等7味药组成，其中麻黄与连翘相伍，发汗之中有解热之效，既可发表邪，又可解里热；杏仁与麻黄相伍，宣肃相合以利肺气，肺气通利，通调水道以利小便；赤小豆既可解毒，又可解毒利湿，针对表有邪而内有湿热之证最为适宜；桑白皮具有清热利湿之效，同时亦具有泻肺气之功；另外生姜、大枣和中调营，甘草具有扶中益气之功。由此可见本方外能解表，内能清热利湿解毒，既可开鬼门，又可洁净府。因此本方针对之病机关键在于外有表邪束表，内有湿热蕴结之证。上述病案，患者虽表现为荨麻疹，但据主症、舌脉象可知为湿热蕴结肌腠之证，符合麻黄连翘赤小豆汤的证治病机，用之效如桴鼓。由此病案可知，学习《伤寒论》不能死守其条文，当参悟方证之机，才可运用自如以治百病。

湿疹案

白某，女，35岁，2014年10月13日初诊。患者1月前无明显诱因出现两股内侧及外阴部皮肤起红色丘疹，瘙痒夜晚加重，经皮肤科内服、外用药物治疗后仍反复发作。舌质红，苔薄黄腻，脉弦滑。

中医诊断：湿疹（湿热下注）。治法：清利湿热。

处方：龙胆泻肝汤加减。龙胆草10g，栀子10g，黄芩12g，柴胡12g，生地15g，车前子30g（包煎），泽泻20g，当归15g，通草6g，苦参20g，紫花地丁20g，公英20g，二花15g，土茯苓30g，甘草6g。每日1剂，水煎服。

二诊：服用7剂后，外阴部及下肢瘙痒未再发作。舌质稍暗，苔白，脉弦细。守上方加地肤子30g，续服14剂而愈。

按：肝经绕阴器，布胁肋，连目系，入巅顶。本证为肝经湿热不得宣泄，而随经脉下注所致，治宜清肝经郁热，利下焦湿热，方用龙胆泻肝汤加味。方中龙胆草泻肝胆郁热，清下焦湿热，栀子、黄芩苦寒清泻肝经湿热，泽泻、通草、生地清利湿热，柴胡引诸药入肝胆、达病所，苦参燥湿止痒，土茯苓、地肤子除湿祛风，二花、地丁、公英以加强清热解毒之效。诸药相配直中病机，故收佳效。

月经量少案

案例1：向某，女，39岁，干部，于2014年12月21日以月经量少、腹部坠胀5个月为主诉初诊。患者既往有肾病综合征20年，经中西医结合治疗病情缓解。5个月前无明显原因出现月经量少，白带量多，腹部坠胀，乳房稍胀，伴见下肢轻度水肿，心悸，面色暗黄，舌质淡暗，苔薄白，脉沉细涩。B超检查提示：输卵管积液。

中医诊断：月经不调（气虚血瘀，冲任失调）。治法：补益气血，活血逐瘀。

处方：十全大补汤合少腹逐瘀汤加减。当归15g，川芎10g，白芍15g，熟地24g，党参15g，白术15g，茯苓12g，黄芪30g，桂枝10g，小茴香12g，干姜12g，香附15g，延胡索15g，蒲黄10g，五灵脂10g，益母草15g，二丑10g，甘草6g。嘱其经前2周开始服用，并忌食生冷辛辣之物。

二诊：服上方14剂，月经来潮时量已增多，腹部已无坠胀感，心悸消失，浮肿减轻，舌质淡暗，苔薄白，脉细涩，守上方续服2周而愈。

按：本病患者以月经量少、白带量多、腹部坠胀为主症，结合舌脉象辨证为气虚血瘀，冲任失调，治宜补益气血，活血逐瘀，理气止痛，调理冲任。方中十全大补汤去肉桂之温燥，加桂枝以调补气血，小茴香、干姜温经散寒，香附疏肝理气，延胡索、蒲黄、五灵脂、益母草理气活血止痛，二丑泻水通便，消痰涤饮。

案例2：贾某，女，31岁，2014年10月24日初诊。患者平素月经量少，经期基本规律，少腹冷痛，伴腰酸，睡眠差，白天易出汗，舌质淡，苔白，脉沉细。

中医诊断：月经量少（脾气亏虚，生化乏源）。治法：补中益气，养血调经。

处方：补中益气汤合四物汤加减。黄芪30g，炒白术12g，陈皮6g，升麻6g，柴胡6g，当归15g，太子参15g，熟地20g，白芍15g，川芎10g，制何首乌20g，夜交藤30g，枸杞12g，甘草6g。每日1剂，水煎服。

按：患者素体脾虚，或饮食劳倦，或思虑伤脾，脾虚气血生化乏源，冲任血海不足，则导致月经量过少；气虚不固则腰酸，易自汗。唐老在治疗月经不调时常以治脾胃为先，补后天以调先天，治脾胃可以安五脏，促进月经病痊愈。方中黄芪味甘微温，补中益气，入肺脾经，升阳固表；太子参、白术、甘草补气健脾，与黄芪合用增强补中益气之功；当归养血和营，助参、芪补气养血；陈皮理气和胃，使诸药补而不滞；川芎、熟地、白芍补血活血，佐以首乌、枸杞、夜交藤以滋肾安神。

案例3：王某，女，28岁，2014年10月22日初诊。患者平素月经量少，失眠多梦，时头晕心悸，食少乏力，口干，大便溏。舌淡胖，苔薄白，脉沉细。

中医诊断：月经量少（心脾两虚，气血不足）。治法：气补血，健脾养心。

处方：归脾汤加减。黄芪30g，党参20g，白术12g，茯苓15g，当归20g，远志10g，炒枣仁15g，木香6g，龙眼肉15g，沙参15g，麦冬15g，甘草6g。每日1剂，水煎服。

二诊：服上方14剂，月经来潮时量已增多，颜色稍暗，口已不干，头晕心悸等症消失，浮肿减轻。舌质淡红，苔薄

白，脉沉细。守上方去沙参、麦冬，加益母草 30g，续服 2 周
而愈。

按：心藏神而主血，脾主思而统血，患者或因思虑过度，
心脾气血暗耗，脾气亏虚则体倦、食少，心血不足则见不寐；
后天不足，血海亏虚则月经量少；舌质淡胖，苔薄白，脉沉细
均属气血不足之象，故以归脾汤益气健脾，养血安神，滋其化
源。方中党参、黄芪、白术、甘草甘温之品补脾益气以生血，
使气旺而血生，当归、龙眼肉甘温补血养心，茯苓、枣仁、远
志宁心安神，木香辛香而散，理气醒脾，与大量益气健脾药配
伍，复中焦运化之功，又能防大量益气补血药滋腻碍胃，使补
而不滞，滋而不腻，佐以沙参、麦冬甘寒生津以治其标。

痛经案

彭某，女，30 岁，职员，于 2013 年 6 月 28 日以月经期腹
痛 2 年为主诉初诊。患者 2 年前一次洗澡时水温较低，当时正
值经期，月经突然中断，且出现腹痛，在当地医院予服乌鸡白
凤丸、妇科调经片等药，效果不佳。现症见：经期少腹凉痛，
得热稍舒，月经色暗有块，白带量多，色白，稍有异味，舌质
稍暗，苔白，脉沉涩。B 超检查未见明显异常。

中医诊断：痛经（寒凝血瘀）。治法：活血化瘀，温经
散寒。

处方：血府逐瘀汤合少腹逐瘀汤加减。当归 15g，生地
15g，桃仁 15g，红花 15g，川芎 10g，川牛膝 15g，益母草
30g，柴胡 10g，炒枳壳 10g，炒白芍 20g，小茴香 12g，延胡索

15g, 五灵脂 15g, 桂枝 10g, 干姜 12g, 甘草 6g。并嘱其忌食生冷和刺激性食物, 月经前 1 周开始服用, 加红糖 20g, 白酒 5ml 为引。

二诊: 服上药 1 周, 经期腹痛明显减轻, 效不更方, 再取上方 7 剂而愈。

按: 患者月经期受寒引起腹部凉痛, 中医辨证为寒凝血瘀, 治宜活血化瘀, 温经散寒, 佐以理气止痛。方中当归、生地、桃仁、红花、川芎、川牛膝、益母草活血化瘀, 柴胡、炒枳壳、炒白芍疏肝理气, 缓急止痛, 小茴香、延胡索、五灵脂理气止痛, 桂枝、干姜、红糖、白酒以温经散寒, 甘草调和药性。

闭经案

案例 1: 孙某, 女, 25 岁, 干部, 于 2015 年 5 月 9 日以月经 4 个月未潮为主诉初诊。患者 4 个月前由于考研学习压力大, 且经期又与母亲生气后, 导致月经至今未行, 伴见心烦郁闷, 急躁易怒, 时有乳房胀痛, 舌质暗红, 苔薄白, 脉弦。B超未显示异常。

中医诊断: 闭经 (肝郁化热, 气滞血瘀)。治法: 疏肝清热, 行气活血。

处方: 方用丹栀逍遥散加味。柴胡 15g, 当归 15g, 赤芍 15g, 白芍 15g, 白术 15g, 茯苓 15g, 牡丹皮 12g, 栀子 10g, 薄荷 (后下) 6g, 醋香附 15g, 炒桃仁 15g, 红花 15g, 酒大黄 10g, 益母草 30g, 甘草 6g。

二诊：服用上方 10 剂，月经来潮，但量少色暗，大便溏，日 2 次。守上方去酒大黄，加党参 12g，嘱其在下次月经来潮前 10 天开始服用。

三诊：服上方 9 剂，月经来潮，量已增多，经色稍暗。嘱其每次经行前 1 周续服 7 剂，并连服 2 个周期以资巩固。

按：女孩经期生气后郁怒伤肝，肝气郁结，疏泄失常，气滞则血瘀，导致月经闭止，治以丹栀逍遥散疏肝清热，行气活血；加桃仁、红花、益母草以加强活血通经之力，醋香附畅行十二经之气血，妙在于用熟大黄以凉血活血，通经逐瘀，推陈致新。诸药合用，切中病机，故收良效。

案例 2：王某，女，27 岁，2010 年 7 月 2 日初诊。患者停经已半年，伴少腹冷痛，热敷后疼痛减轻，进食生冷后加重，腰部酸痛，舌质暗淡，苔白，脉沉细。

中医诊断：闭经（冲妊虚寒，瘀血内阻）。治法：温经散寒，活血化瘀。

处方：少腹逐瘀汤合四物汤加减。当归 15g，元胡 12g，小茴 10g，五灵脂 12g，桂枝 10g，干姜 10g，川芎 12g，赤芍 15g，没药 10g，蒲黄 10g，香附 12g，怀牛膝 15g，甘草 6g。

二诊：患者服上药 7 剂后，月经未至，但少腹冷痛，腰痛均减轻，守上方加熟地 24g，益母草 30g。

三诊：患者服药 7 剂后，月经仍未至，腰痛已止，少腹冷痛明显减轻，舌质暗红，苔薄白，脉沉细，守上方加红花 10g。

四诊：患者服药 7 剂后，月经已至，经量少，色灰暗，时感少腹隐痛，予桃红四物汤加味 5 剂而愈。后予四物合剂、右归丸养血活血，温肾散寒，以资巩固。

按：本病为瘀滞少腹，冲任虚寒引起。瘀阻胞宫则经闭，阻于腰部则腰痛；冲任虚寒，失于温煦则见少腹冷痛，寒得热则散，故热敷后减轻；舌脉之象，均为阳虚、瘀滞之征。方中当归、赤芍、川芎、益母草活血化瘀，当归、熟地养血活血，五灵脂、蒲黄、元胡活血止痛，桂枝、干姜温经散寒，香附疏肝理气，诸药共奏温经散寒、行气止痛、养血活血之功。

崩漏案

任某，女，45岁，干部，于2014年10月21日以月经淋漓不止20余天为主诉初诊。患者20天前无明显诱因出现月经淋漓不止，自服宫血宁等药效差。现症见：月经淋漓不止，气短，乏力，头晕，心悸，腰酸痛，小腿酸胀沉困，舌体胖大有齿印，苔白，脉沉细。B超提示：子宫内膜稍厚。

中医诊断：崩漏（气血不足，脾肾亏虚）。治法：益气补血，健脾养心，补肾收涩。

处方：归脾汤加味。炙黄芪50g，炒白术15g，红参10g（另炖），当归15g，茯苓15g，远志10g，炒枣仁12g，木香6g，龙眼肉10g，炒川断15g，墓头回15g，杜仲炭30g，荆芥炭10g，地榆炭20g，煅龙骨30g，煅牡蛎30g，茜草15g，炙甘草6g。

二诊：服上药7剂，月经已止，唯感腰酸，乏力，舌脉同前，守上方去红参，加党参15g，熟地20g，制首乌15g，续服7剂而愈。

按：患者月经淋漓不断当责之于脾气虚弱，统摄失职，气短乏力责之于心不主血，气血不足，故治疗宜用归脾汤以补气养血，健脾养心；加地榆炭，荆芥炭，茜草以化瘀止血，墓头回以清热止血，煅龙骨、煅牡蛎以收敛止血，炒川断，杜仲炭以补肾止血。辨证准确，效果显著。